皮膚疾患ペディア

監修 片山一朗
編集 浅井俊弥　岩月啓氏　横関博雄

日本医師会 発行／医学書院 発売

序

　日常診療において，何らかの皮膚のトラブルを抱えた患者を診る機会は多い．皮膚疾患は，小児から高齢者まであらゆる年齢の患者に生じうることから，実地医家にとって，診療の要点を押さえておくことは不可欠であると言える．

　一方で，皮膚疾患の診療に苦手意識を持つ臨床医も少なくないのではないだろうか．皮膚疾患はきわめて種類が多いうえに，出現部位も全身にわたる．また，病名が難解で，皮疹の把握も一筋縄ではいかない．こうした点が非専門医にとって診療を難しくしているゆえんであろう．

　そこで，本書は「皮膚疾患」をテーマとし，皮膚科を専門とする先生方に，実地医家向けに診療のポイントを解説いただいた．よくみる疾患から，まれであっても見逃せば命を落としかねない疾患まで，臨床写真を多数提示し，目で見て疾患の特徴を理解できる構成となっている．

　臨床現場において必要な知識が網羅されており，まさに皮膚疾患の"エンサイクロペディア"と言って差し支えない1冊である．皮膚病変の診療の際には，常に本書を参照いただき，鑑別診断や治療法選択の参考としてご活用いただければ幸いである．

　最後に，本書の刊行にあたり，企画から編集までご尽力をいただいた監修の片山一朗先生，編集の浅井俊弥先生，岩月啓氏先生，横関博雄先生，そしてご執筆いただいた諸先生に心より御礼申し上げる．

平成28年10月

日本医師会会長
横倉義武

監修・編集のことば

　皮膚科を専門としない医師であっても，外来においては，しばしば皮膚疾患に遭遇していることと思われる．他疾患で受診した患者から，皮膚のトラブルの相談を受けることも，多くの臨床医が経験していることではないだろうか．頻度の高い皮膚疾患の診断・治療を理解することは，適切な診療を行ううえで必須である．

　総論では，まず「発疹の診かた」と題して，皮膚疾患診断に必要な基礎知識の整理を行った．皮膚の三次元構造から説き起こし，代表的な皮疹の特徴について解説を加えた．続いて，「疾患インデックス」と題した臨床写真から絵合わせ的に疾患を引くことができるページを設けた．本項目では，本書に収載した疾患の臨床写真を所見や部位で分けて掲載している．診断に困る皮疹に遭遇した際には，似た臨床像の写真を探して，各疾患の解説ページにあたっていただきたい．

　各論では，各疾患を病因・病態別に20章に分けて掲載している．すぐれた臨床写真を多数収載し，典型例は大きく示すとともに，病型，部位，経過，検査例，治療例，合併症などのバリエーションを示した写真を添え，図譜から疾患の特徴を把握できるものとした．また，診断の助けとなるよう，頻度と緊急度を5段階で示し，好発年齢がある疾患については，「幼小児に好発」「高齢者に好発」のアイコンで示している．

　また，日本皮膚科学会主導で提示されている診療ガイドラインについて，治療アルゴリズムを中心にコラムで紹介した．治療を行う際のご参考としていただければ幸いである．

　本書『皮膚疾患ペディア』は，書名に示すとおり日常診療に必要な最新の情報や知識を素晴らしい臨床写真とともに一冊にまとめた"皮膚疾患の百科事典"と言える内容となっている．本書が，診察室の机上に常備され，皮膚疾患を有する患者を診た際には，適宜，参照してもらえる1冊となることを期待している．

　刊行にあたり，お忙しいなか執筆にご尽力いただいた先生方に深く感謝申し上げる．

平成28年10月

監修・編集者を代表して
片山一朗

Contents

序	横倉義武	3
監修・編集のことば	片山一朗	4
監修・編集・執筆者紹介		13

総論

発疹の診かた	片山一朗	18

疾患インデックス

所見 原発疹

紅斑を示す疾患	岩月啓氏	21
紫斑を示す疾患	岩月啓氏	24
色素斑を示す疾患	岩月啓氏	25
脱色素斑を示す疾患	岩月啓氏	26
水疱を示す疾患	岩月啓氏	27
膿疱を示す疾患	岩月啓氏	29
膨疹を示す疾患	岩月啓氏	30
丘疹を示す疾患	岩月啓氏	31
結節を示す疾患	岩月啓氏	32
腫瘤を示す疾患	岩月啓氏	33
囊腫を示す疾患	岩月啓氏	34

所見 続発疹

鱗屑を示す疾患	横関博雄	35
痂皮を示す疾患	横関博雄	36
びらんを示す疾患	横関博雄	37
潰瘍を示す疾患	横関博雄	38
瘢痕を示す疾患	横関博雄	39
萎縮を示す疾患	横関博雄	39
亀裂を示す疾患	横関博雄	40
胼胝を示す疾患	横関博雄	40
角化を示す疾患	横関博雄	41

部位

顔面に生じる疾患	浅井俊弥	42
上肢に生じる疾患	浅井俊弥	44
下肢に生じる疾患	浅井俊弥	46
体幹に生じる疾患	浅井俊弥	48
陰部に生じる疾患	浅井俊弥	50

各論

1 湿疹と類症

接触皮膚炎	高山かおる	52
手湿疹	加藤則人	55
化粧品や日用品による皮膚障害	矢上晶子・松永佳世子	56
貨幣状湿疹	藤本智子	57
自家感作性皮膚炎	藤本智子	58
脂漏性皮膚炎	乾　重樹	59
異汗性湿疹(汗疱)	横関博雄	61
皮脂欠乏性皮膚炎	種井良二	63
蕁麻疹	森田栄伸	64
痒疹	佐藤貴浩	68
皮膚瘙痒症	根木　治・須賀　康	70
アトピー性皮膚炎	馬場直子	72
おむつ皮膚炎	馬場直子	75
うっ滞性皮膚炎	種井良二	76

COLUMN

接触皮膚炎診療ガイドライン	高山かおる	54
蕁麻疹診療ガイドライン	秀　道広	66
汎発性皮膚瘙痒症診療ガイドライン	佐藤貴浩	71
アトピー性皮膚炎診療ガイドライン	佐伯秀久	74

2 感染症

毛包炎，癤，癰	山﨑　修	77
多発性汗腺膿瘍	山﨑　修	79
慢性膿皮症	濱田利久	81
丹毒	梅村啓史	83
壊死性筋膜炎	梅村啓史	85
蜂窩織炎	大野貴司	87
白癬	三浦由宏	89
癜風	三浦由宏	91
カンジダ症	三浦由宏	92
スポロトリコーシス	三浦由宏	94
単純疱疹	山本剛伸	96

帯状疱疹	浅田秀夫	98
尋常性疣贅	浅越健治	101
尖圭コンジローマ	浅越健治	103
梅毒	妹尾明美	105
BCG 接種後の皮膚反応	眞部恵子	107
肺炎球菌ワクチン接種後の結節性紅斑	高山かおる	108
伝染性膿痂疹	山﨑 修	109
ブドウ球菌性熱傷様皮膚症候群	山﨑 修	111
伝染性軟属腫	三宅智子	113
水痘	片山治子	115
伝染性紅斑	三宅智子	117
手足口病	三宅智子	118
突発性発疹	馬場直子	119
麻疹	馬場直子	121
風疹	妹尾明美	123
Gianotti 病 / Gianotti(Gianotti-Crosti)症候群	浅越健治	124
伝染性単核(球)症	平井陽至	125
川崎病	片山治子	126

COLUMN ヘルペス診療ガイドライン　　　　渡辺大輔　100

3 動物による疾患

シラミ症	高橋健造・山口さやか	127
ケジラミ症	和田康夫	128
疥癬	和田康夫	129
虫刺症	夏秋 優	132
毛虫皮膚炎	夏秋 優	134
ハチアナフィラキシー	夏秋 優	136
皮膚爬行症	向井秀樹	137
海洋生物による皮膚障害	高橋健造	138
マムシ咬傷	中川浩一	140

COLUMN 疥癬診療ガイドライン　　　　浅井俊弥　131

4 紅斑と紅皮症

多形滲出性紅斑	伊藤宏太郎・今福信一	141
Stevens–Johnson 症候群	塩原哲夫	143
結節性紅斑	永井弥生	145
Bazin 硬結性紅斑	井川 健	147
Sweet 病	川上民裕	148
環状紅斑	人見勝博・伊崎誠一	149
紅皮症	花房崇明	151

5 紫斑と血管炎

慢性色素性紫斑	齊藤典充	153
播種性血管内凝固症候群	齊藤典充	155
高ガンマグロブリン血症	新井 達	156
クリオグロブリン血症	新井 達	157
蕁麻疹様血管炎	川上民裕	159
多発血管炎性肉芽腫症（Wegener 肉芽腫症）	川上民裕	160
好酸球性多発血管炎性肉芽腫症（Churg–Strauss 症候群）	川上民裕	161
閉塞性動脈硬化症	立花隆夫	162
IgA 血管炎（Henoch–Schönlein 紫斑病）	川上民裕	164
老人性紫斑	立花隆夫	166

6 色素異常症

尋常性白斑	片山一朗	167
肝斑（しみ）	大磯直毅	170
Vogt–小柳–原田病	大磯直毅	171
雀卵斑（そばかす）	大磯直毅	172
眼皮膚白皮症	鈴木民夫	173
老人性白斑	金田眞理	174
COLUMN 尋常性白斑診療ガイドライン	片山一朗	169

7 母斑・母斑症

母斑
- 表皮母斑 ……………………………………………………… 浅越健治 175
- 扁平母斑 ……………………………………………………… 大野貴司 176
- 母斑細胞母斑（色素細胞母斑） ……………………………… 浅越健治 177
- Sutton 母斑（白暈母斑） ……………………………………… 浅越健治 179
- 太田母斑 ……………………………………………………… 大野貴司 180
- 脂腺母斑（類器官母斑） ……………………………………… 浅越健治 181
- 蒙古斑，青色母斑 ……………………………………………… 浅越健治 182
- イチゴ状血管腫 ………………………………………………… 濱田利久 184
- ポートワイン母斑（毛細血管奇形，火炎状母斑，単純性血管腫） …… 浅越健治 185

母斑症
- 結節性硬化症 ………………………………………………… 金田眞理 186
- 神経線維腫症 1 型 …………………………………………… 加持達弥 187
- Sturge-Weber 症候群 ………………………………………… 加持達弥 188
- 静脈形成異常 ………………………………………………… 加持達弥 189

8 物理的障害および薬剤による疾患

- 鶏眼（うおのめ），胼胝（たこ） ……………………………… 浅井俊弥 190
- 熱傷，低温熱傷 ………………………………………………… 立花隆夫 191
- 凍瘡 …………………………………………………………… 山本俊幸 193
- 薬疹・中毒疹 ………………………………………… 松倉節子・相原道子 195
- 重症薬疹（TEN，DIHS） …………………………… 松倉節子・相原道子 197
- 下腿潰瘍 ……………………………………………………… 立花隆夫 199
- 褥瘡 …………………………………………………………… 立花隆夫 201

COLUMN 褥瘡診療ガイドライン …………………………… 立花隆夫 203

9 角化症

- 掌蹠角化症 …………………………………………………… 青山裕美 204
- 汗孔角化症 …………………………………………………… 浅越健治 206
- 乾癬 …………………………………………………………… 森実 真 208
- 扁平苔癬 ……………………………………………………… 森実 真 211
- Gibert ばら色粃糠疹 ………………………………………… 森実 真 213
- 摩擦黒皮症 …………………………………………………… 片山治子 214
- 柑皮症 ………………………………………………………… 片山治子 215

毛孔性角化症 ……………………………………………………………… 濱田利久　216
COLUMN　膿疱性乾癬(汎発型)診療ガイドライン …………………………… 小宮根真弓　210

10　代謝異常症

リウマチ結節 ……………………………………………………………… 山本俊幸　217
痛風結節 …………………………………………………………………… 濱﨑洋一郎　218
黄色腫 ……………………………………………………………………… 村上有香子　219
アミロイドーシス(アミロイド苔癬，斑状アミロイドーシス) ………… 寺尾美香　220
リポイド類壊死症 ………………………………………………………… 中島武之　221
亜鉛欠乏症 ………………………………………………………………… 川村龍吉　222
Fabry 病 …………………………………………………………………… 金田眞理　223
ペラグラ …………………………………………………………………… 濱﨑洋一郎　224

11　肉芽腫症

サルコイドーシス ………………………………………………………… 井川　健　225
環状肉芽腫 ………………………………………………………………… 井川　健　227

12　膠原病の皮膚症状

全身性エリテマトーデス ………………………………………………… 古川福実　229
強皮症 ……………………………………………………………………… 髙河慎介　231
皮膚筋炎 …………………………………………………………………… 沢田泰之　233
Sjögren 症候群 …………………………………………………………… 片山一朗　235
Behçet 病 ………………………………………………………………… 金蔵拓郎　237
関節リウマチ ……………………………………………………………… 山本俊幸　239

13　水疱症・膿疱症

尋常性天疱瘡，落葉状天疱瘡，水疱性類天疱瘡 ……………………… 青山裕美　241
掌蹠膿疱症 ………………………………………………………………… 村上正基　243

14　腫瘍

粉瘤，皮様嚢腫 …………………………………………………………… 野老翔雲　245
リンパ腫関連の疾患 ……………………………………………………… 濱田利久　247

Kaposi 肉腫	増澤真実子	249
白板症	髙河慎介	250
グロームス腫瘍	西澤 綾	251
基底細胞がん	山本俊幸	252
脂漏性角化症	福山國太郎	254
日光角化症	西澤 綾	256
Bowen 病	野嶋浩平	258
ケラトアカントーマ	種村 篤	260
有棘細胞がん	種村 篤	261
悪性黒色腫	並木 剛	263
乳房外 Paget 病	並木 剛	265
転移性皮膚がん	上野真紀子	267
アクロコルドン	田中まり	269

15 汗腺の疾患

Fox−Fordyce 病	室田浩之・片山一朗	270
多汗症	藤本智子	271
無(低)汗症	金田眞理	273
汗疹	室田浩之	275

COLUMN 原発性局所多汗症診療ガイドライン ……… 藤本智子 272

16 脂腺の疾患

マラセチア毛包炎	平井陽至	276
酒皶	妹尾明美	277
酒皶様皮膚炎	妹尾明美	279
顔面播種状粟粒性狼瘡	妹尾明美	281
新生児痤瘡	小林美和	282
尋常性痤瘡	谷岡未樹	284

COLUMN 尋常性痤瘡治療ガイドライン ……… 林 伸和 286

17 爪の疾患

爪の形態異常	東 禹彦	287
爪の色調の変化	東 禹彦	289

爪郭炎，陥入爪 ………………………………………………………… 東　禹彦　291

18　毛に関する疾患

　　　円形脱毛症 …………………………………………………………… 齊藤典充　293
　　　男性型脱毛症 ………………………………………………………… 齊藤典充　297
　　　外傷性脱毛 …………………………………………………………… 齊藤典充　299
　　　薬剤性脱毛症，内分泌・代謝障害による脱毛症，膠原病に伴う脱毛症 … 齊藤典充　301
　COLUMN　円形脱毛症診療ガイドライン ………………………………… 齊藤典充　295

19　粘膜の疾患

　　　口唇炎 ……………………………………………………… 人見勝博・伊崎誠一　303
　　　舌の疾患 ……………………………………………………………… 天笠光雄　305
　　　口腔粘膜アフタ，粘膜苔癬など ……………………………………… 川上民裕　307

20　全身疾患に伴う皮膚病変

　　　悪性腫瘍随伴性皮膚症 ………………………………………………… 佐野栄紀　309
　　　糖尿病・代謝障害と皮膚病変 ………………………………………… 山岡俊文　311
　　　内分泌疾患と皮膚病変 ……………………………………………… 濱﨑洋一郎　314
　　　消化管疾患と皮膚病変 ………………………………………………… 浅井俊弥　316
　　　肝・胆・膵疾患と皮膚病変 …………………………………………… 小豆澤宏明　318
　　　血液疾患と皮膚病変 ………………………………………… 小川浩平・浅田秀夫　320
　　　腎臓の障害による皮膚病変 …………………………………………… 沢田泰之　322
　　　心疾患と皮膚病変 …………………………………………………… 浅井俊弥　323
　　　肺疾患と皮膚病変 …………………………………………………… 浅井俊弥　325
　　　妊娠と皮膚病変 ……………………………………………………… 浅井俊弥　327
　　　整形外科疾患と皮膚病変 ……………………………………………… 林　美沙　329
　　　神経症状を伴う皮膚病変 …………………………………………… 金田眞理　331
　　　精神疾患と皮膚病変 ………………………………………………… 羽白　誠　333
　COLUMN　糖尿病性潰瘍・壊疽診療ガイドライン …………………………… 池上隆太　313

　　索引 ……………………………………………………………………………… 335

監修・編集・執筆者紹介

監修

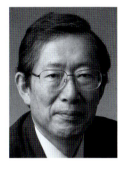

片山　一朗
かたやま いちろう
大阪大学大学院医学系研究科情報統合医学皮膚科学講座 教授

編集

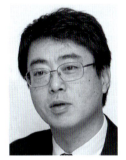

浅井　俊弥
あさい としや
浅井皮膚科クリニック 院長

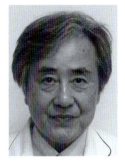

岩月　啓氏
いわつき けいじ
岡山大学大学院医歯薬学総合研究科
皮膚科学分野 教授

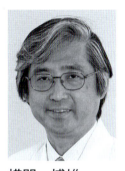

横関　博雄
よこぜき ひろお
東京医科歯科大学大学院医歯学総合研究科
皮膚科学分野 主任教授

執筆者(掲載順)

片山　一朗
かたやま いちろう
大阪大学大学院医学系研究科情報統合医学皮膚科学講座 教授

岩月　啓氏
いわつき けいじ
岡山大学大学院医歯薬学総合研究科皮膚科学分野 教授

横関　博雄
よこぜき ひろお
東京医科歯科大学大学院医歯学総合研究科皮膚科学分野 主任教授

浅井　俊弥
あさい としや
浅井皮膚科クリニック 院長

高山　かおる
たかやま かおる
済生会川口総合病院皮膚科 主任部長

加藤　則人
かとう のりと
京都府立医科大学大学院医学研究科皮膚科学 教授

矢上　晶子
やがみ あきこ
藤田保健衛生大学医学部皮膚科学講座 臨床教授

松永　佳世子
まつなが かよこ
藤田保健衛生大学医学部アレルギー疾患対策医療学講座 教授

藤本　智子
ふじもと ともこ
東京都立大塚病院皮膚科 医長

乾　重樹
いぬい しげき
心斎橋いぬい皮フ科 院長
大阪大学大学院医学系研究科皮膚科学 招聘教授

濱田　利久
はまだ としひさ
岡山大学大学院医歯薬学総合研究科皮膚科学分野 講師

三宅　智子
みやけ ともこ
岡山大学大学院医歯薬学総合研究科皮膚科学分野 助教

種井　良二
たねい りょうじ
東京都健康長寿医療センター皮膚科 部長

梅村　啓史
うめむら ひろし
岡山大学大学院医歯薬学総合研究科皮膚科学分野 助教

平井　陽至
ひらい ようじ
岡山大学大学院医歯薬学総合研究科皮膚科学分野 助教

森田　栄伸
もりた えいしん
島根大学医学部皮膚科学講座 教授

大野　貴司
おおの たかし
岡山赤十字病院皮膚科 部長

片山　治子
かたやま はるこ
高梁市国民健康保険成羽病院皮膚科

秀　道広
ひで みちひろ
広島大学大学院医歯薬保健学研究院統合健康科学部門皮膚科学 教授

三浦　由宏
みうら よしひろ
三浦皮膚科医院 院長

高橋　健造
たかはし けんぞう
琉球大学大学院皮膚病態制御学講座 教授

佐藤　貴浩
さとう たかひろ
防衛医科大学校皮膚科学講座 教授

山本　剛伸
やまもと たけのぶ
川崎医科大学皮膚科学教室 講師

山口　さやか
やまぐち さやか
琉球大学大学院皮膚病態制御学講座

根木　治
ねぎ おさむ
順天堂大学医学部附属浦安病院皮膚科 准教授

渡辺　大輔
わたなべ だいすけ
愛知医科大学皮膚科学講座 教授

和田　康夫
わだ やすお
赤穂市民病院皮膚科 部長

須賀　康
すが やすし
順天堂大学医学部附属浦安病院皮膚科 教授

浅田　秀夫
あさだ ひでお
奈良県立医科大学皮膚科学教室 教授

夏秋　優
なつあき まさる
兵庫医科大学皮膚科学講座 准教授

馬場　直子
ばば なおこ
神奈川県立こども医療センター皮膚科 部長

浅越　健治
あさごえ けんじ
国立病院機構岡山医療センター皮膚科 医長

向井　秀樹
むかい ひでき
東邦大学医療センター大橋病院皮膚科 前教授・客員教授

佐伯　秀久
さえき ひでひさ
日本医科大学大学院皮膚粘膜病態学 教授

妹尾　明美
せのお あけみ
三豊総合病院皮膚科 主任部長

中川　浩一
なかがわ こういち
大阪府済生会富田林病院皮膚科 部長

山﨑　修
やまさき おさむ
岡山大学大学院医歯薬学総合研究科皮膚科学分野 講師

眞部　恵子
まなべ けいこ
国立病院機構岡山医療センター皮膚科

伊藤　宏太郎
いとう こうたろう
福岡大学医学部皮膚科学教室 講師

今福　信一
いまふく しんいち
福岡大学医学部皮膚科学教室 教授

立花　隆夫
たちばな たかお
大阪赤十字病院皮膚科 部長

小宮根　真弓
こみね まゆみ
自治医科大学皮膚科学講座 准教授

塩原　哲夫
しおはら てつお
杏林大学 名誉教授

大磯　直毅
おおいそ なおき
近畿大学医学部皮膚科学教室 准教授

濱﨑　洋一郎
はまさき よういちろう
獨協医科大学皮膚科学教室 准教授

永井　弥生
ながい やよい
群馬大学医学部附属病院医療の質・安全管理部 部長・准教授

鈴木　民夫
すずき たみお
山形大学医学部皮膚科学講座 教授

村上　有香子
むらかみ ゆかこ
大阪大学大学院医学系研究科情報統合医学皮膚科学講座 特任研究員

井川　健
いがわ けん
東京医科歯科大学大学院医歯学総合研究科皮膚科学分野 准教授

金田　眞理
かねだ まり
大阪大学大学院医学系研究科情報統合医学皮膚科学講座 講師

寺尾　美香
てらお みか
大阪大学大学院医学系研究科皮膚毛髪再生医学 助教

川上　民裕
かわかみ たみひろ
聖マリアンナ医科大学皮膚科学教室 准教授

加持　達弥
かじ たつや
岡山大学大学院医歯薬学総合研究科皮膚科学分野 助教

中島　武之
なかじま たけし
大阪府立急性期・総合医療センター皮膚科 部長

人見　勝博
ひとみ かつひろ
埼玉医科大学総合医療センター皮膚科 講師

山本　俊幸
やまもと としゆき
福島県立医科大学医学部皮膚科学講座 教授

川村　龍吉
かわむら たつよし
山梨大学医学部皮膚科学講座 准教授

伊崎　誠一
いざき せいいち
埼玉医科大学 名誉教授

松倉　節子
まつくら せつこ
横須賀市立うわまち病院皮膚科 部長

古川　福実
ふるかわ ふくみ
和歌山県立医科大学皮膚科学教室 教授

花房　崇明
はなふさ たかあき
東京医科歯科大学大学院医歯学総合研究科皮膚科学分野 講師

相原　道子
あいはら みちこ
横浜市立大学大学院医学研究科環境免疫病態皮膚科学 教授

髙河　慎介
たかがわ しんすけ
川口工業総合病院皮膚科 部長

齊藤　典充
さいとう のりみつ
横浜労災病院皮膚科 部長

青山　裕美
あおやま ゆみ
川崎医科大学附属川崎病院皮膚科 教授

沢田　泰之
さわだ やすゆき
東京都立墨東病院皮膚科 部長

新井　達
あらい さとる
聖路加国際病院皮膚科 部長

森実　真
もりざね しん
岡山大学大学院医歯薬学総合研究科皮膚科学分野 助教

金蔵　拓郎
かねくら たくろう
鹿児島大学大学院医歯学総合研究科皮膚科学 教授

村上　正基
むらかみ まさもと
愛媛大学大学院医学系研究科皮膚科学 講師

上野　真紀子
うえの まきこ
東京医科歯科大学大学院医歯学総合研究科皮膚科学分野 助教

佐野　栄紀
さの しげとし
高知大学医学部皮膚科学講座 教授

野老　翔雲
ところ しょううん
東京医科歯科大学大学院医歯学総合研究科皮膚科学分野 助教

田中　まり
たなか まり
川津皮膚科

山岡　俊文
やまおか としふみ
大阪大学大学院医学系研究科情報統合医学皮膚科学講座 助教

増澤　真実子
ますざわ まみこ
北里大学皮膚科学教室 診療講師

室田　浩之
むろた ひろゆき
大阪大学大学院医学系研究科情報統合医学皮膚科学講座 准教授

池上　隆太
いけがみ りゅうた
独立行政法人地域医療機能推進機構大阪病院 皮膚科 診療部長

西澤　綾
にしざわ あや
防衛医科大学校皮膚科学教室 講師

小林　美和
こばやし みわ
こばやし皮膚科クリニック 副院長

小豆澤　宏明
あずきざわ ひろあき
奈良県立医科大学皮膚科学教室 准教授

福山　國太郎
ふくやま くにたろう
関西ろうさい病院皮膚科 部長

谷岡　未樹
たにおか みき
谷岡皮フ科クリニック 院長

小川　浩平
おがわ こうへい
奈良県立医科大学皮膚科学教室 助教

野嶋　浩平
のじま こうへい
東京医科歯科大学大学院医歯学総合研究科皮膚科学分野 助教

林　伸和
はやし のぶかず
虎の門病院皮膚科 部長

林　美沙
はやし みさ
大阪大学大学院医学系研究科情報統合医学皮膚科学講座 特任助教

種村　篤
たねむら あつし
大阪大学大学院医学系研究科情報統合医学皮膚科学講座 講師

東　禹彦
ひがし のぶひこ
東皮フ科医院 院長

羽白　誠
はしろ まこと
はしろクリニック 院長

並木　剛
なみき たけし
東京医科歯科大学大学院医歯学総合研究科皮膚科学分野 講師

天笠　光雄
あまがさ てるお
日高病院歯科口腔外科顧問
東京医科歯科大学名誉教授

総論

- 発疹の診かた
- 疾患インデックス
  - 所見 原発疹
  - 所見 続発疹
  - 部位

総論

発疹の診かた
Diagnosis of eruption

片山 一朗
Ichiro Katayama

　皮膚疾患の診察にあたっては，皮膚の三次元構造を理解することが求められる（図1）．

　皮膚に現れる病変を総称して皮疹（発疹）と定義され，その最小単位を個疹とする．皮膚疾患の診断には皮疹の分布や皮膚に現れるその性状を認識し，皮疹を構成する個疹がどのような病理所見を反映しているか，その変化が炎症，腫瘍，循環障害，代謝異常，沈着症など，どのような病因に基づき生じるかを認識することが重要である（図2, 3）．皮疹の成り立ちを理解し，病歴を整理することで皮膚疾患の診断と治療が可能になる．

　皮疹は，健常皮膚に一次的に出現するもの［原発疹（表1）］とほかの発疹から二次的に生じるもの［続発疹（表2）］に大別される．皮膚面にあるもの，皮膚より隆起しているもの，皮膚面より陥凹しているもの，発疹の上にのっているものに分類されることもある．

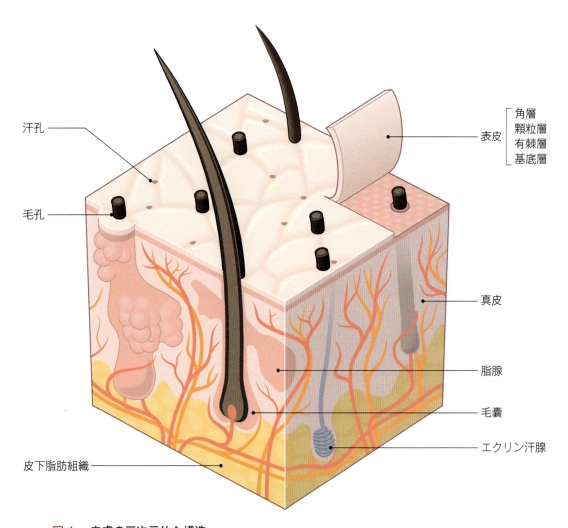

図1 ■ 皮膚の三次元的な構造
皮疹をよく観察し，背景にある全身疾患を考える．発疹の成り立ちは，常にその病理所見を想起しながら考え，診断に結びつける．

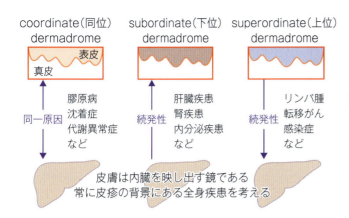

図2 ■ 全身疾患と皮膚．デルマドロームの考え方

外界からの刺激による皮膚炎の発症機序を示す．皮膚疾患は炎症，腫瘍，循環障害，代謝異常，沈着症，遺伝性疾患，感染症などが主体をなす．その中で外界からの刺激による皮膚炎は最も多い．その機序を考え，的確な検査を行うことで原因を特定できる．

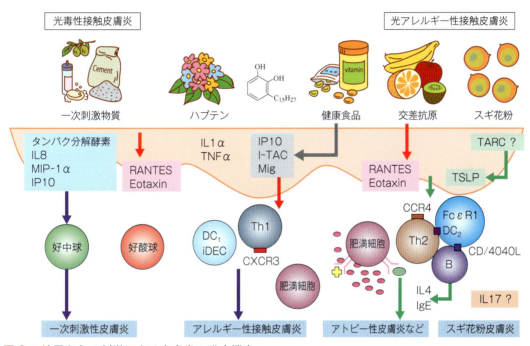

図3 ■ 外界からの刺激による皮膚炎の発症機序

表1 ■ 皮膚の発疹学―原発疹

原発疹 primary eruption：一次的に生じ，疾患の病因と関連する発疹		
紅斑	erythema	皮膚細小血管の炎症性の血管拡張性病変．硝子圧で退色する
紫斑	purpura	皮膚組織内の出血による病変．硝子圧で退色しない
色素斑	pigmented macula	メラニン色素の増加による皮膚病変．黒褐色（基底層），紫褐色（真皮乳頭層），青色（真皮網状層）
白斑	leukoderma	メラニン色素の減少，消失による病変
膨疹	wheal	真皮上層の一過性の浮腫
丘疹	papule	主として炎症性の細胞成分の増加による径1cm未満の隆起性病変
結節	nodule	主として浮腫性，沈着症による径1cm以上の隆起性病変
小水疱	vesicle	径0.5cm以下の内容が透見できる液体を含む病変
水疱	bulla	径0.5cm以上の内容が透見できる液体を含む病変
膿疱	pustule	膿性の内容物を含む隆起性病変
囊腫	cyst	真皮内に生じた空洞性の病変

皮膚面にあり，皮膚より隆起している．一次的に生じ，疾患の病因と関連する発疹である．

表2 ■ 皮膚の発疹学—続発疹

続発疹 secondary eruption：原発疹より二次的に生じた発疹	
びらん erosion	限局性の表皮の欠損
表皮剝離 excoriation	真皮乳頭層に及ぶ表皮欠損
潰瘍 ulcer	真皮に及ぶ表皮の欠損
亀裂 fissure	角層から真皮乳頭層に及ぶ断裂性の病変
鱗屑 scale	剝離した角層が皮膚面に固着した状態
痂皮 crust	血漿成分，膿，細胞成分などが表皮に固着した状態
萎縮 atrophy	皮膚全体が菲薄化した状態
胼胝 ylosis	角質層が限局性に肥厚した状態
瘢痕 scar	欠損皮膚に薄く表皮が再生して被う状態

皮膚面より陥凹している，または発疹の上にのっている．原発疹より二次的に生じた発疹である．

表3 ■ 皮膚の発疹学—粘膜疹

粘膜疹 enanthema	
アフタ aphtha	粘膜のびらんで表面に偽膜を付着する
白板症 leukoplakia	粘膜の角化症病変で白色にみえる

表4 ■ 理学的検査

硝子圧診（diascopy）	プラスチックないしガラスで皮疹を圧迫する．紅斑は消退，紫斑は消退しない
皮膚描記法（dermography）	先端が鈍なもので皮膚をこすることにより正常部皮膚に膨疹形成などの皮膚変化を認める（皮膚描記症 dermographism，蕁麻疹，病変部に膨疹形成を認める（Darier 徴候，色素性蕁麻疹）場合がある
知覚検査（Hansen 病，糖尿病など）	毛筆による感覚，針による痛覚，温水，氷を用いた温度感覚検査など
Rumpel-Leede 現象（Rumpel-Leede phenomenon）	上腕に陽圧を加えることにより点状の出血を認める（紫斑病）
Nikolsky 現象（Nikolsky phenomenon）	正常部皮膚を軽くこすることにより容易に表皮剝離を生じる現象（尋常性天疱瘡，TEN，SSSS）
Köbner 現象（Köbner phenomenon）	摩擦による正常部皮膚に同様皮疹を生じる現象（乾癬，扁平苔癬，疣贅）
Auspitz 現象（Auspitz phenomenon）	爪などでこすると点状の出血を認める現象（乾癬）
MED（minimal erythema dose）	光線照射で紅斑を生じるのに必要な最小の光線エネルギー
Wood 灯検査	365 nm の光源（Wood 灯）照射により癜風などでは黄色を発する
針反応	注射部に一致して24～48 時間後に発赤，膿疱を形成する（Behçet病）
細胞診	天疱瘡では水疱部をこすり Giemsa 染色を行うと棘融解細胞を認める（Tzanck 試験）．ウイルス性水疱では巨細胞を認める

　紅斑，紫斑，白斑，色素斑など皮膚面にある皮疹，膨疹，丘疹，結節，膿疱，水疱など皮膚より隆起している皮疹は一次的に生じ，疾患の病因と関連する発疹が主体をなす．

　萎縮，びらん，潰瘍，亀裂や鱗屑，痂皮は原発疹より二次的に生じた発疹である．

　注意する点として，結節は直径1 cm 以上の大きな皮膚の盛り上がりからなる皮疹で，腫瘍，肉芽腫性炎症，沈着症により生じる．小さな発疹でも腫瘍性であれば小結節とし，丘疹とは呼ばない．

　症候学，診断学の知識があれば，本書掲載疾患の皮膚症状を理解しやすいかと考える（表4）．

紅斑を示す疾患
diseases manifesting erythema

岩月 啓氏
Keiji Iwatsuki

■ 顔面・頸部

環状

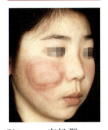
Sjögren 症候群
➡ S 235 頁

滲出性

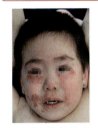
アトピー性皮膚炎
➡ S 72 頁

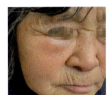
丹毒 ➡ S 84 頁

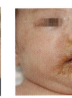
ブドウ球菌性熱傷様
皮膚症候群
➡ S 111 頁

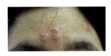
Sweet 病 ➡ S 148 頁

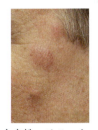
全身性エリテマトーデス ➡ S 230 頁

限局性

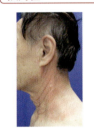
接触皮膚炎
➡ S 53 頁

対称性

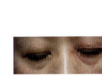
接触皮膚炎 ➡ S 52 頁

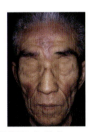
脂漏性皮膚炎
➡ S 59 頁

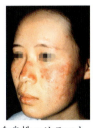
全身性エリテマトーデス ➡ S 229 頁

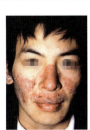
全身性エリテマトーデス ➡ S 230 頁

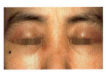
皮膚筋炎 ➡ S 233 頁

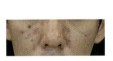
落葉状天疱瘡
➡ S 242 頁

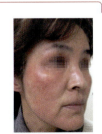
酒皶様皮膚炎
➡ S 279 頁

紅斑を示す疾患

■四肢

環状
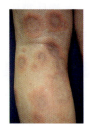
環状紅斑 ➡ S 149 頁

滲出性
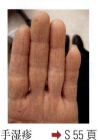
手湿疹 ➡ S 55 頁

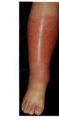
蜂窩織炎 ➡ S 88 頁

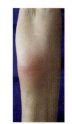
肺炎球菌ワクチン接種後の結節性紅斑 ➡ S 108 頁

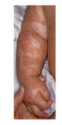
川崎病 ➡ S 126 頁

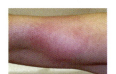
毛虫皮膚炎 ➡ S 135 頁

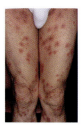
多形滲出性紅斑 ➡ S 141 頁

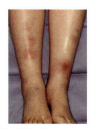
結節性紅斑 ➡ S 145 頁

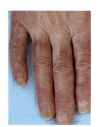
凍瘡 ➡ S 193 頁

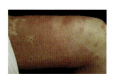
水疱性類天疱瘡 ➡ S 242 頁

播種性
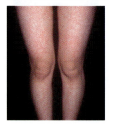
伝染性単核(球)症 ➡ S 125 頁

限局性
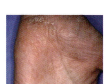
手湿疹 ➡ S 55 頁

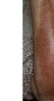
化粧品や日用品による皮膚障害 ➡ S 56 頁

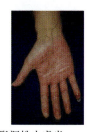
脂漏性皮膚炎 ➡ S 62 頁

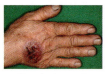
スポロトリコーシス ➡ S 94 頁

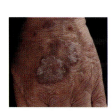
扁平苔癬 ➡ S 211 頁

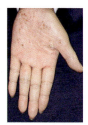
掌蹠膿疱症 ➡ S 243 頁

対称性
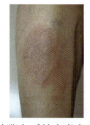
皮脂欠乏性皮膚炎 ➡ S 63 頁

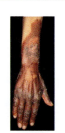
ペラグラ ➡ S 224 頁

■ 間擦部・陰部

環状

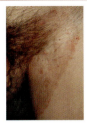
股部白癬 ➡ S 90 頁

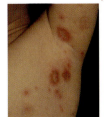
伝染性膿痂疹 ➡ S 109 頁

滲出性

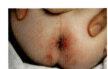
おむつ皮膚炎 ➡ S 75 頁

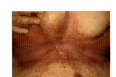
カンジダ症 ➡ S 92 頁

限局性

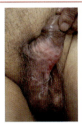
乳房外 Paget 病 ➡ S 265 頁

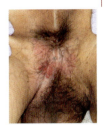
乳房外 Paget 病 ➡ S 266 頁

■ 体幹

滲出性

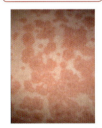
Stevens-Johnson 症候群 ➡ S 144 頁

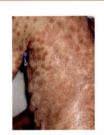
中毒性表皮壊死症重症薬疹（TEN） ➡ S 197 頁

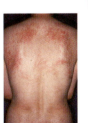
関節リウマチにみられた好中球性皮膚炎 ➡ S 239 頁

対称性・播種性

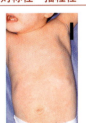
突発性発疹 ➡ S 119 頁

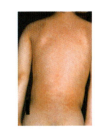
麻疹 ➡ S 122 頁

限局性

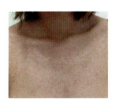
播種状紅斑丘疹型中毒疹 ➡ S 195 頁

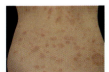
Gibert ばら色粃糠疹 ➡ S 213 頁

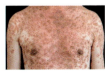
落葉状天疱瘡 ➡ S 242 頁

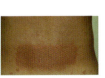
自家感作性皮膚炎 ➡ S 58 頁

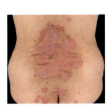
乾癬 ➡ S 208 頁

総論　疾患インデックス　所見　原発疹

紫斑を示す疾患
diseases manifesting purpura

岩月 啓氏
Keiji Iwatsuki

■ 下腿・足

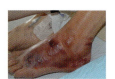
壊死性筋膜炎
➡ S 86 頁

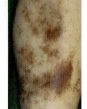
慢性色素性紫斑
➡ S 153 頁

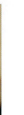
高ガンマグロブリン血症
➡ S 156 頁

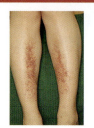
クリオグロブリン血症
➡ S 157 頁

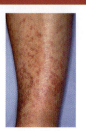
蕁麻疹様血管炎
➡ S 159 頁

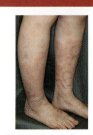

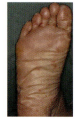
多発血管炎性肉芽腫症（Wegener 肉芽腫症）
➡ S 160 頁

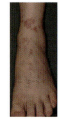
好酸球性多発血管炎性肉芽腫症（Churg-Strauss 症候群）
➡ S 161 頁

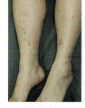
IgA 血管炎（Henoch-Schönlein 紫斑病）
➡ S 164 頁

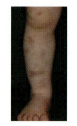
Hermansky-Pudlak 症候群
➡ S 173 頁

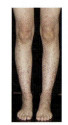
Sjögren 症候群
➡ S 236 頁

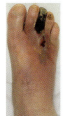
糖尿病性壊疽
➡ S 311 頁

■ 前腕

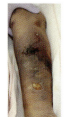
播種性血管内凝固症候群
➡ S 155 頁

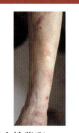
老人性紫斑
➡ S 166 頁

■ 体幹・そのほか

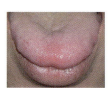
Fabry 病　➡ S 223 頁

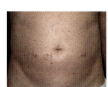
アミロイドーシス
➡ S 331 頁

総論　疾患インデックス　所見　原発疹

色素斑を示す疾患
diseases manifesting pigmented macule

岩月 啓氏
Keiji Iwatsuki

■ 黒色調

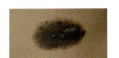
母斑細胞母斑（色素細胞母斑）
➡ S 177 頁

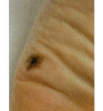
母斑細胞母斑（色素細胞母斑）
➡ S 178 頁

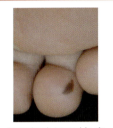
母斑細胞母斑（色素細胞母斑）
➡ S 178 頁

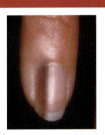
母斑細胞母斑（色素細胞母斑）
➡ S 178 頁

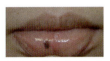
母斑細胞母斑（色素細胞母斑）
➡ S 178 頁

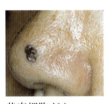
基底細胞がん
➡ S 252 頁

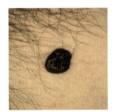
脂漏性角化症
➡ S 255 頁

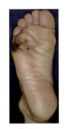
悪性黒色腫
➡ S 263 頁

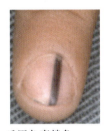
爪甲色素線条
➡ S 289 頁

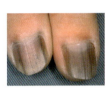
爪甲色素線条
➡ S 289 頁

■ 褐色調

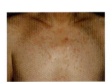
癜風　➡ S 91 頁

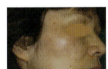
肝斑（しみ）
➡ S 170 頁

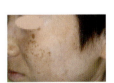
雀卵斑（そばかす）
➡ S 172 頁

表皮母斑　➡ S 175 頁

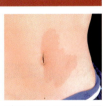
扁平母斑　➡ S 176 頁

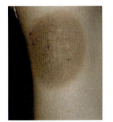
固定薬疹　➡ S 196 頁

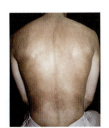
斑状アミロイドーシス　➡ S 220 頁

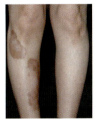
リポイド類壊死症
➡ S 221 頁

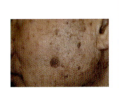
脂漏性角化症
➡ S 254 頁

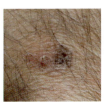
Bowen 病
➡ S 258 頁

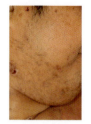
腎障害に伴う色素沈着と毛包炎 ➡ S 322 頁

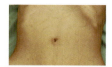
アミロイドーシス ➡ S 332 頁

■ 青色調

太田母斑 ➡ S 180 頁　　蒙古斑 ➡ S 183 頁　　青色母斑 ➡ S 184 頁　　神経線維腫症 1 型 ➡ S 188 頁

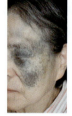 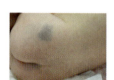 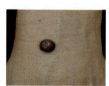 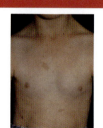

■ 黄色調　　■ さまざまな色素異常

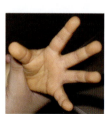 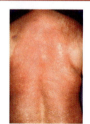

柑皮症 ➡ S 215 頁　　皮膚筋炎 ➡ S 234 頁

総論　疾患インデックス　所見　原発疹

脱色素斑を示す疾患
diseases manifesting loss of pigmentation

岩月 啓氏
Keiji Iwatsuki

■ 完全脱色素斑

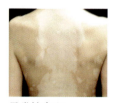 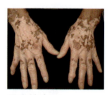 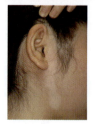 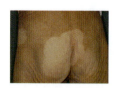 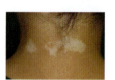

尋常性白斑 ➡ S 167 頁　　尋常性白斑 ➡ S 167 頁　　尋常性白斑 ➡ S 168 頁　　Vogt-小柳-原田病 ➡ S 171 頁　　Vogt-小柳-原田病 ➡ S 171 頁

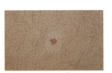
Sutton 母斑（白暈母斑） ➡ S 179 頁

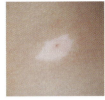
Sutton 母斑（白暈母斑） ➡ S 179 頁

■ 不完全脱色素斑

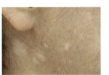
化粧品や日用品による皮膚障害 ➡ S 56 頁

癜風 ➡ S 91 頁

老人性白斑 ➡ S 174 頁

結節性硬化症 ➡ S 187 頁

■ 膠原病・腫瘍

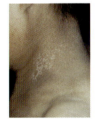
強皮症 ➡ S 232 頁

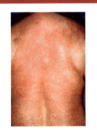
皮膚筋炎 ➡ S 234 頁

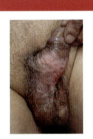
乳房外 Paget 病 ➡ S 265 頁

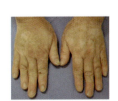
Basedow 病 ➡ S 314 頁

総論　疾患インデックス　所見　原発疹

水疱を示す疾患
diseases manifesting bulla

岩月 啓氏
Keiji Iwatsuki

■ 小水疱

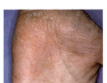
手湿疹 ➡ S 55 頁

異汗性湿疹（汗疱） ➡ S 61 頁

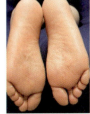
異汗性湿疹（汗疱） ➡ S 62 頁

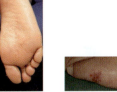
白癬 ➡ S 89 頁

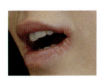
単純疱疹 ➡ S 96 頁

水疱を示す疾患

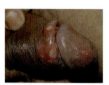 単純疱疹 ➡ S 97 頁
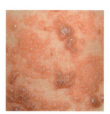 帯状疱疹 ➡ S 98 頁
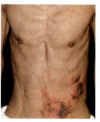 帯状疱疹 ➡ S 99 頁
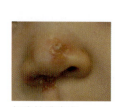 伝染性膿痂疹 ➡ S 109 頁
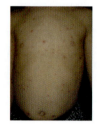 水痘 ➡ S 115 頁

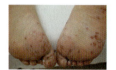 手足口病 ➡ S 118 頁
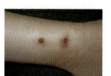 虫刺症 ➡ S 133 頁
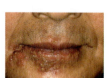 ヘルペス性口唇炎 ➡ S 304 頁

■大型水疱

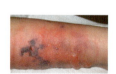 壊死性筋膜炎 ➡ S 85 頁
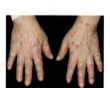 多形滲出性紅斑 ➡ S 141 頁
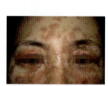 Stevens-Johnson 症候群 ➡ S 144 頁
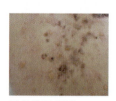 尋常性天疱瘡 ➡ S 241 頁
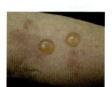 水疱性類天疱瘡 ➡ S 242 頁

■口腔内・粘膜

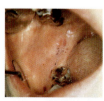 尋常性天疱瘡 ➡ S 241 頁
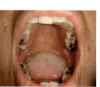 水痘 ➡ S 116 頁

膿疱を示す疾患
diseases manifesting pustule

岩月 啓氏
Keiji Iwatsuki

■ 顔面・頸部

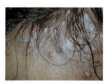
多発性汗腺膿瘍
➡ S 80 頁

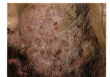
慢性膿皮症
➡ S 81 頁

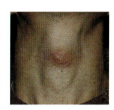
単純疱疹 ➡ S 97 頁

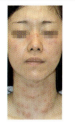
Sweet 病 ➡ S 148 頁

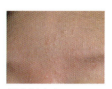
新生児痤瘡
➡ S 283 頁

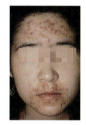
尋常性痤瘡
➡ S 284 頁

■ 手

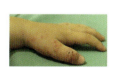
伝染性膿痂疹
➡ S 109 頁

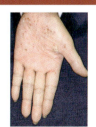
掌蹠膿疱症
➡ S 243 頁

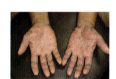
SAPHO 症候群
➡ S 329 頁

■ 四肢

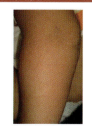
川崎病 ➡ S 126 頁

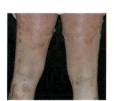
乾癬 ➡ S 209 頁

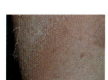
乾癬 ➡ S 209 頁

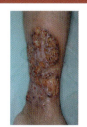
壊疽性膿皮症
➡ S 316 頁

■ 体幹

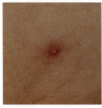
毛包炎　➡ S 78 頁

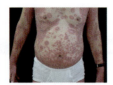
乾癬　➡ S 209 頁

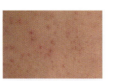
マラセチア毛包炎
➡ S 276 頁

| 総論 | 疾患インデックス | 所見　原発疹 |

膨疹を示す疾患
diseases manifesting wheal

岩月 啓氏
Keiji Iwatsuki

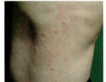
蕁麻疹　➡ S 64 頁

蕁麻疹　➡ S 65 頁

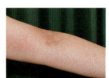
蕁麻疹　➡ S 65 頁

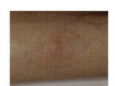
虫刺症　➡ S 132 頁

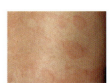
ハチアナフィラキシー
➡ S 136 頁

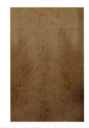
蕁麻疹様血管炎
➡ S 159 頁

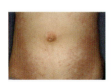
pruritic urticarial papules and plaques of pregnancy (PUPPP) ➡ S 328 頁

丘疹を示す疾患
diseases manifesting papule

岩月 啓氏
Keiji Iwatsuki

■ 播種性

自家感作性皮膚炎
➡ S 58 頁

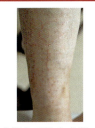
皮脂欠乏性皮膚炎
➡ S 63 頁

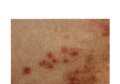
痒疹 ➡ S 69 頁

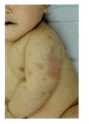
BCG 接種後の皮膚反応 ➡ S 107 頁

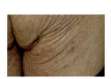
伝染性軟属腫
➡ S 114 頁

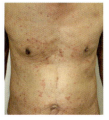
疥癬 ➡ S 129 頁

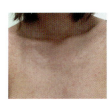
播種状紅斑丘疹型中毒疹 ➡ S 195 頁

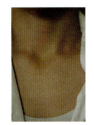
汗疹 ➡ S 275 頁

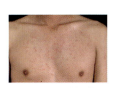
マラセチア毛包炎
➡ S 276 頁

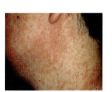
成人 T 細胞白血病
➡ S 321 頁

■ 限局性

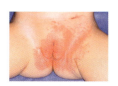
おむつ皮膚炎
➡ S 75 頁

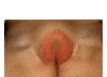
カンジダ症
➡ S 92 頁

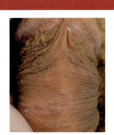
尖圭コンジローマ
➡ S 103 頁

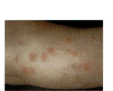
虫刺症 ➡ S 133 頁

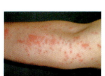
毛虫皮膚炎
➡ S 134 頁

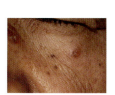
サルコイドーシス
➡ S 225 頁

環状肉芽腫
➡ S 228 頁

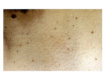
アクロコルドン
➡ S 269 頁

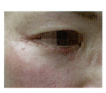
顔面播種状粟粒性狼瘡 ➡ S 281 頁

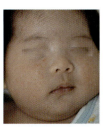
新生児痤瘡
➡ S 282 頁

結節を示す疾患

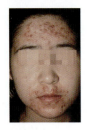

尋常性痤瘡 ➡ S 284 頁

■ 毛孔一致性　　■ 対称性

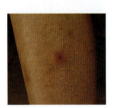

毛包炎 ➡ S 77 頁

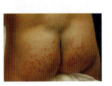

Gianotti 病/Gianotti (Gianotti-Crosti)症候群 ➡ S 124 頁

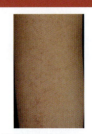

毛孔性角化症 ➡ S 216 頁

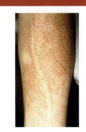

アミロイド苔癬 ➡ S 220 頁

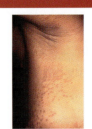

Fox-Fordyce 病 ➡ S 270 頁

| 総論 | 疾患インデックス | 所見 | 原発疹 |

結節を示す疾患
diseases manifesting nodule

岩月 啓氏
Keiji Iwatsuki

■ 母斑・良性腫瘍

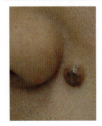

母斑細胞母斑（色素細胞母斑） ➡ S 178 頁

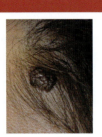

母斑細胞母斑（色素細胞母斑） ➡ S 178 頁

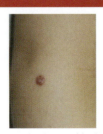

母斑細胞母斑（色素細胞母斑） ➡ S 178 頁

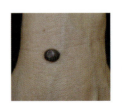

青色母斑 ➡ S 184 頁

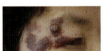

ポートワイン母斑（毛細血管奇形，火炎状母斑，単純性血管腫） ➡ S 186 頁

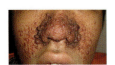

結節性硬化症 ➡ S 187 頁

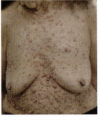

神経線維腫症 1 型 ➡ S 188 頁

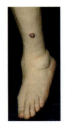

グロームス腫瘍 ➡ S 251 頁

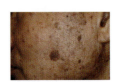

脂漏性角化症 ➡ S 254 頁

■ 悪性腫瘍

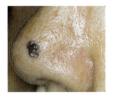
基底細胞がん
➡ S 252 頁

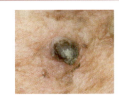
日光角化症
➡ S 257 頁

■ 感染症

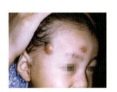
多発性汗腺膿瘍
➡ S 79 頁

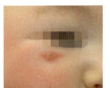
スポロトリコーシス
➡ S 94 頁

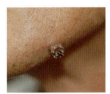
尋常性疣贅
➡ S 101 頁

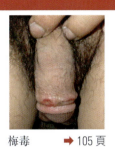
梅毒 ➡ 105 頁

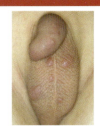
疥癬 ➡ S 130 頁

■ そのほか

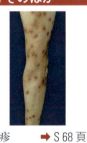
痒疹 ➡ S 68 頁

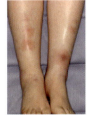
結節性紅斑
➡ S 145 頁

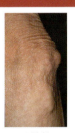
リウマチ結節
➡ S 217 頁

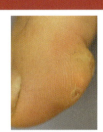
痛風結節 ➡ S 218 頁

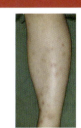
Behçet 病
➡ S 238 頁

総論　疾患インデックス　所見　原発疹

腫瘤を示す疾患
diseases manifesting tumor

岩月 啓氏
Keiji Iwatsuki

■ 紅色調

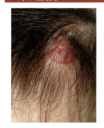
イチゴ状血管腫
➡ S 185 頁

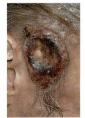
リンパ腫関連の疾患
➡ S 247 頁

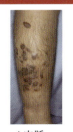
Kaposi 肉腫
➡ S 249 頁

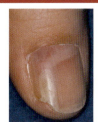
グロームス腫瘍
➡ S 251 頁

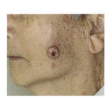
ケラトアカントーマ
➡ S 260 頁

囊腫を示す疾患

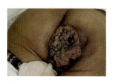
有棘細胞がん
➡ S 261 頁

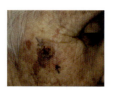
有棘細胞がん
➡ S 262 頁

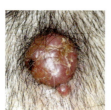
転移性皮膚がん
➡ S 268 頁

■ 黒色調

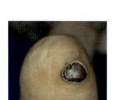
悪性黒色腫
➡ S 264 頁

■ 常色調

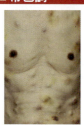
転移性皮膚がん
➡ 268 頁

総論　疾患インデックス　所見　原発疹

囊腫を示す疾患
diseases manifesting cyst

岩月 啓氏
Keiji Iwatsuki

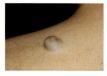
粉瘤　➡ S 245 頁

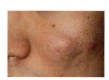
炎症性粉瘤
➡ S 246 頁

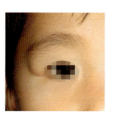
皮様囊腫　➡ S 246 頁

鱗屑を示す疾患
diseases manifesting scale

横関 博雄
Hiroo Yokozeki

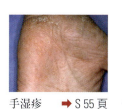
手湿疹 ➡ S 55 頁

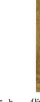
化粧品や日用品による皮膚障害 ➡ S 56 頁

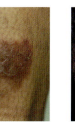
貨幣状湿疹 ➡ S 57 頁

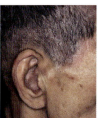
脂漏性皮膚炎 ➡ S 59 頁

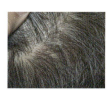
脂漏性皮膚炎 ➡ S 59 頁

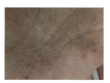
異汗性湿疹（汗疱） ➡ S 61 頁

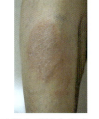
皮脂欠乏性皮膚炎 ➡ S 63 頁

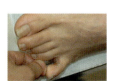
丹毒 ➡ S 84 頁

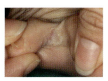
趾間型足白癬 ➡ S 89 頁

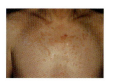
癜風 ➡ S 91 頁

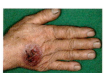
スポロトリコーシス ➡ S 94 頁

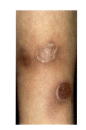
結節性紅斑 ➡ S 146 頁

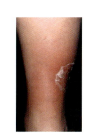
結節性紅斑 ➡ S 146 頁

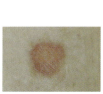
汗孔角化症 ➡ S 206 頁

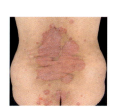
乾癬 ➡ S 208 頁

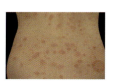
Gibert ばら色粃糠疹 ➡ S 213 頁

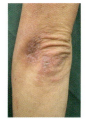
皮膚筋炎 ➡ S 233 頁

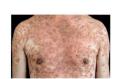
落葉状天疱瘡 ➡ S 242 頁

総論 疾患インデックス 所見 続発疹

痂皮を示す疾患
diseases manifesting crust

横関 博雄
Hiroo Yokozeki

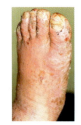
接触皮膚炎
➡ S 53 頁

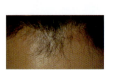
化粧品や日用品による皮膚障害
➡ S 56 頁

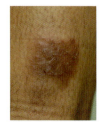
貨幣状湿疹
➡ S 57 頁

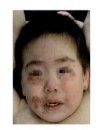
アトピー性皮膚炎
➡ S 72 頁

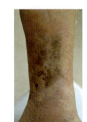
うっ滞性皮膚炎
➡ S 76 頁

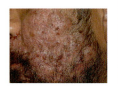
慢性膿皮症
➡ S 81 頁

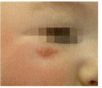
スポロトリコーシス
➡ S 94 頁

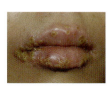
単純疱疹 ➡ S 96 頁

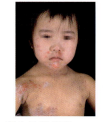
伝染性膿痂疹
➡ S 110 頁

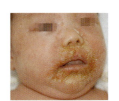
ブドウ球菌性熱傷様皮膚症候群
➡ S 111 頁

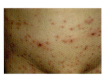
水痘 ➡ S 115 頁

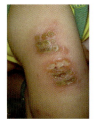
川崎病 ➡ S 126 頁

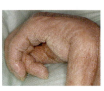
疥癬 ➡ S 129 頁

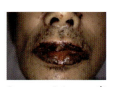
Stevens-Johnson 症候群
➡ S 144 頁

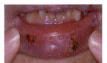
扁平苔癬 ➡ S 212 頁

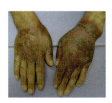
ペラグラ ➡ S 224 頁

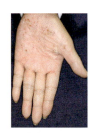
掌蹠膿疱症
➡ S 243 頁

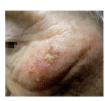
日光角化症
➡ S 257 頁

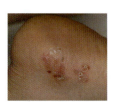
SAPHO 症候群
➡ S 330 頁

びらんを示す疾患
diseases manifesting erosion

横関 博雄
Hiroo Yokozeki

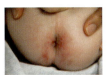
おむつ皮膚炎 ➡ S 75 頁

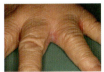
カンジダ性指間びらん症 ➡ S 92 頁

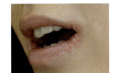
単純疱疹 ➡ S 96 頁

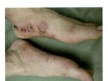
梅毒 ➡ S 106 頁

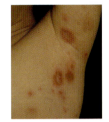
伝染性膿痂疹 ➡ S 109 頁

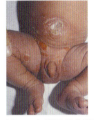
ブドウ球菌性熱傷様皮膚症候群 ➡ S 111 頁

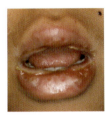
多形滲出性紅斑 ➡ S 142 頁

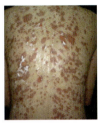
Stevens-Johnson 症候群 ➡ S 143 頁

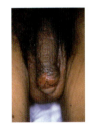
Stevens-Johnson 症候群 ➡ S 144 頁

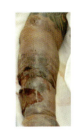
播種性血管内凝固症候群 ➡ S 155 頁

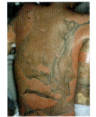
中毒性表皮壊死症（TEN） ➡ S 197 頁

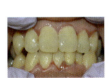
尋常性天疱瘡 ➡ S 241 頁

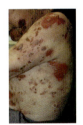
水疱性類天疱瘡 ➡ S 242 頁

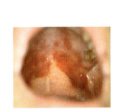
Kaposi 肉腫 ➡ S 249 頁

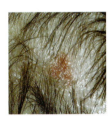
基底細胞がん ➡ S 253 頁

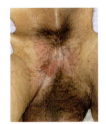
乳房外 Paget 病 ➡ S 266 頁

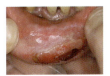
口唇炎 ➡ S 303 頁

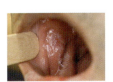
口唇炎 ➡ S 303 頁

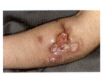
精神疾患と皮膚病変 ➡ S 333 頁

総論　疾患インデックス　所見　続発疹

潰瘍を示す疾患
diseases manifesting ulcer

横関 博雄
Hiroo Yokozeki

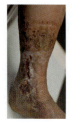
うっ滞性皮膚炎
➡ S 76 頁

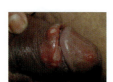
単純疱疹 ➡ S 97 頁

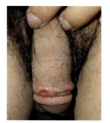
梅毒 ➡ 105 頁

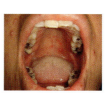
水痘 ➡ S 116 頁

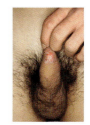
多形滲出性紅斑
➡ S 142 頁

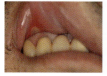
Sweet 病 ➡ S 148 頁

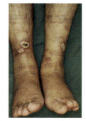
多発血管炎性肉芽腫症（Wegener 肉芽腫症）➡ S 160 頁

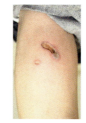
熱傷，低温熱傷
➡ S 191 頁

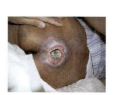
褥瘡 ➡ S 201 頁

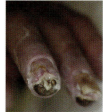
強皮症 ➡ S 232 頁

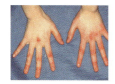
皮膚筋炎 ➡ S 234 頁

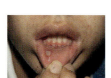
Behçet 病
➡ S 237 頁

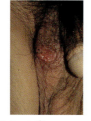
Behçet 病
➡ S 238 頁

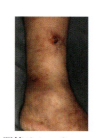
関節リウマチ
➡ S 240 頁

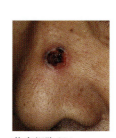
基底細胞がん
➡ S 252 頁

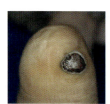
悪性黒色腫
➡ S 264 頁

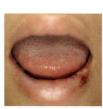
口腔粘膜アフタ
➡ S 307 頁

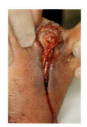
糖尿病性壊疽
➡ S 311 頁

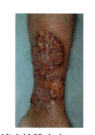
壊疽性膿皮症
➡ S 316 頁

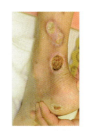
腎性副甲状腺機能亢進症による潰瘍
➡ S 322 頁

瘢痕を示す疾患

diseases manifesting scar

横関 博雄
Hiroo Yokozeki

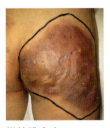
慢性膿皮症
➡ S 82 頁

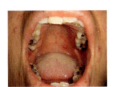
水痘
➡ S 116 頁

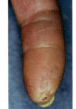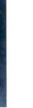
強皮症
➡ S 232 頁

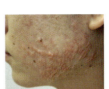
尋常性痤瘡
➡ S 285 頁

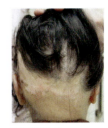
外傷性脱毛
➡ S 299 頁

萎縮を示す疾患

diseases manifesting atrophy

横関 博雄
Hiroo Yokozeki

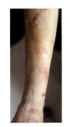
老人性紫斑
➡ S 166 頁

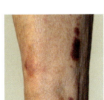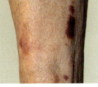
老人性紫斑
➡ S 166 頁

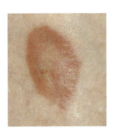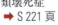
リポイド類壊死症
➡ S 221 頁

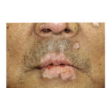
萎縮性角化性紅斑
➡ S 304 頁

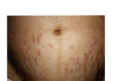
萎縮線条
➡ S 327 頁

亀裂を示す疾患
diseases manifesting fissure

横関 博雄
Hiroo Yokozeki

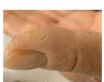 手湿疹 ➡ S 55 頁

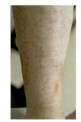 皮脂欠乏性皮膚炎 ➡ S 63 頁

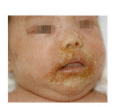 ブドウ球菌性熱傷様皮膚症候群 ➡ S 111 頁

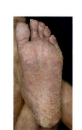 紅皮症 ➡ S 152 頁

胼胝を示す疾患
diseases manifesting tylosis

横関 博雄
Hiroo Yokozeki

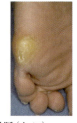 胼胝（たこ） ➡ S 190 頁

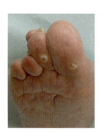 関節リウマチ ➡ S 240 頁

総論 | 疾患インデックス | 所見 | 続発疹

角化を示す疾患
diseases manifesting keratinization

横関 博雄
Hiroo Yokozeki

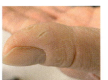
手湿疹 ➡ S 55 頁

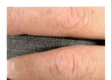
手湿疹 ➡ S 55 頁

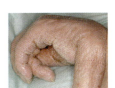
疥癬 ➡ S 129 頁

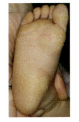
掌蹠角化症 ➡ S 204 頁

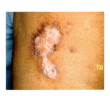
全身性エリテマトーデス ➡ S 230 頁

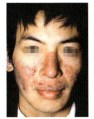
全身性エリテマトーデス ➡ S 230 頁

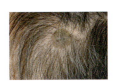
脂漏性角化症 ➡ S 255 頁

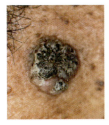
ケラトアカントーマ ➡ S 260 頁

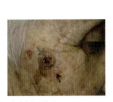
有棘細胞がん ➡ S 262 頁

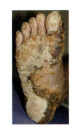
Bazex 症候群（腫瘍随伴性肢端角化症） ➡ S 309 頁

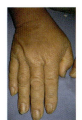
汎発性粘液水腫 ➡ S 315 頁

顔面に生じる疾患
diseases on the face

浅井 俊弥
Toshiya Asai

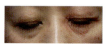
接触皮膚炎
➡ S 52 頁

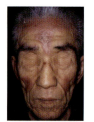
脂漏性皮膚炎
➡ S 59 頁

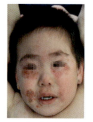
アトピー性皮膚炎
➡ S 72 頁

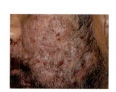
慢性膿皮症
➡ S 81 頁

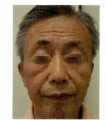
丹毒　➡ S 83 頁

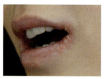
単純疱疹　➡ S 96 頁

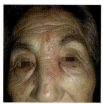
帯状疱疹　➡ S 99 頁

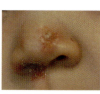
伝染性膿痂疹
➡ S 109 頁

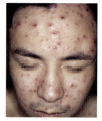
水痘　➡ S 116 頁

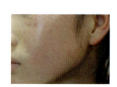
伝染性紅斑
➡ S 117 頁

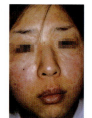
麻疹　➡ S 122 頁

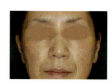
肝斑（しみ）
➡ S 170 頁

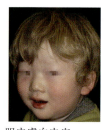
眼皮膚白皮症
➡ S 173 頁

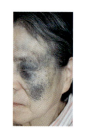
太田母斑　➡ S 180 頁

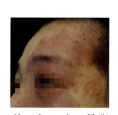
ポートワイン母斑
（毛細血管奇形，火炎状母斑，単純性血管腫）　➡ S 186 頁

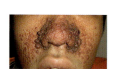
結節性硬化症
➡ S 187 頁

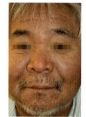
薬剤過敏症症候群
（DIHS）　➡ S 198 頁

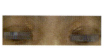
黄色腫　➡ S 219 頁

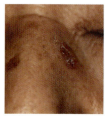
サルコイドーシス
➡ S 225 頁

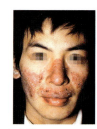
全身性エリテマトーデス　➡ S 230 頁

顔面に生じる疾患

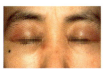
皮膚筋炎 ➡ S 233 頁

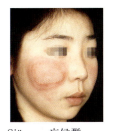
Sjögren 症候群 ➡ S 235 頁

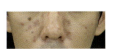
落葉状天疱瘡 ➡ S 242 頁

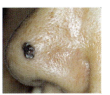
基底細胞がん ➡ S 252 頁

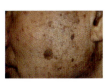
脂漏性角化症 ➡ S 254 頁

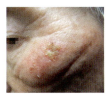
日光角化症 ➡ S 257 頁

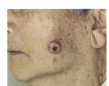
ケラトアカントーマ ➡ S260 頁

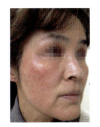
酒皶様皮膚炎 ➡ S 279 頁

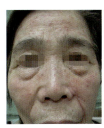
顔面播種状粟粒性狼瘡 ➡ S 281 頁

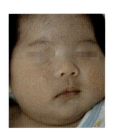
新生児痤瘡 ➡ S 282 頁

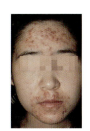
尋常性痤瘡 ➡ S 284 頁

■ 顔面に生じるそのほかの疾患

化粧品や日用品による皮膚障害 ➡ S 56 頁	Stevens-Johnson 症候群 ➡ S 143 頁	脂腺母斑（類器官母斑）➡ S 181 頁
多発性汗腺膿瘍 ➡ S 79 頁	Sweet 病 ➡ S 148 頁	Sturge-Weber 症候群 ➡ S 189 頁
スポロトリコーシス ➡ S 94 頁	雀卵斑（そばかす）➡ S 172 頁	薬疹・中毒疹 ➡ S 195 頁
ブドウ球菌性熱傷様皮膚症候群 ➡ S 111 頁	母斑細胞母斑（色素細胞母斑）➡ S 177 頁	毛孔性角化症 ➡ S 216 頁
Gianotti 病/Gianotti（Gianotti-Crosti）症候群 ➡ S 124 頁		亜鉛欠乏症 ➡ S 222 頁
		口唇炎 ➡ S 303 頁

総論　疾患インデックス　部位

上肢に生じる疾患
diseases in the upper limbs

浅井 俊弥
Toshiya Asai

■ 手に生じる疾患

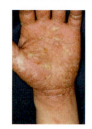
接触皮膚炎
➡ S 53 頁

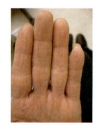
手湿疹 ➡ S 55 頁

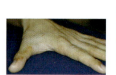
異汗性湿疹（汗疱）
➡ S 61 頁

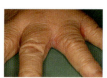
カンジダ性指間びらん症 ➡ S 93 頁

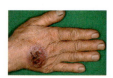
スポロトリコーシス
➡ S 94 頁

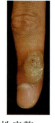
尋常性疣贅
➡ S 102 頁

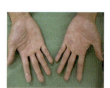
梅毒 ➡ S 106 頁

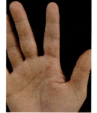
手足口病 ➡ S 118 頁

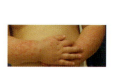
Gianotti 病 / Gianotti（Gianotti-Crosti）症候群 ➡ S 124 頁

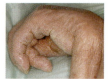
疥癬 ➡ S 129 頁

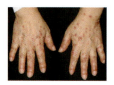
多形滲出性紅斑
➡ S 141 頁

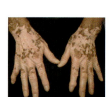
尋常性白斑
➡ S 167 頁

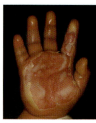
熱傷 ➡ S 192 頁

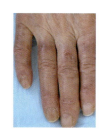
凍瘡 ➡ S 193 頁

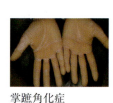
掌蹠角化症
➡ S 204 頁

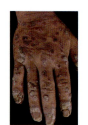
乾癬 ➡ S 209 頁

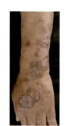
扁平苔癬 ➡ S 211 頁

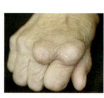
リウマチ結節
➡ S 217 頁

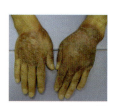
ペラグラ ➡ S 224 頁

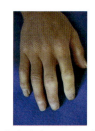
強皮症（Raynaud 症状） ➡ S 231 頁

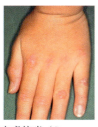
皮膚筋炎（Gottron徴候） ➡ S 233 頁

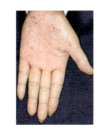
掌蹠膿疱症 ➡ S 243 頁

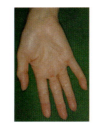
皮膚筋炎 ➡ S 325 頁

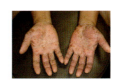
SAPHO症候群 ➡ S 329 頁

■ 爪に生じる疾患

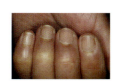
強皮症 ➡ S 232 頁

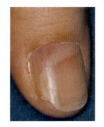
グロームス腫瘍 ➡ S 251 頁

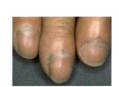
時計皿爪（ばち状指） ➡ S 287 頁

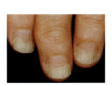
爪甲剥離症 ➡ S 288 頁

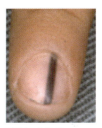
爪甲色素線条 ➡ S 289 頁

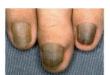
黄色爪症候群 ➡ S 290 頁

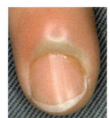
急性爪郭炎 ➡ S 291 頁

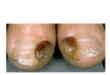
陥入爪 ➡ S 292 頁

■ 腕に生じる疾患

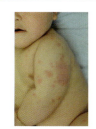
BCG接種後の皮膚反応 ➡ S 107 頁

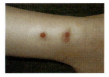
虫刺症 ➡ S 133 頁

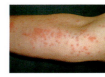
毛虫皮膚炎 ➡ S 134 頁

■ 上肢に生じるそのほかの疾患

川崎病	➡ S 126 頁
マムシ咬症	➡ S 140 頁
播種性血管内凝固症候群	➡ S 155 頁
老人性紫斑	➡ S 166 頁
老人性白斑	➡ S 174 頁
薬疹・中毒疹	➡ S 195 頁
柑皮症	➡ S 215 頁
毛孔性角化症	➡ S 216 頁
アミロイドーシス（アミロイド苔癬，斑状アミロイドーシス）	➡ S 220 頁
亜鉛欠乏症	➡ S 222 頁
環状肉芽腫	➡ S 227 頁
多汗症	➡ S 271 頁

総論 疾患インデックス 部位

下肢に生じる疾患
diseases in the lower limbs

浅井 俊弥
Toshiya Asai

■ 足に生じる疾患

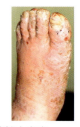
接触皮膚炎
➡ S 53 頁

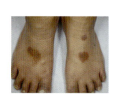
貨幣状湿疹
➡ S 57 頁

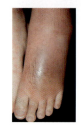
蜂窩織炎 ➡ S 87 頁

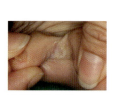
趾間型足白癬
➡ S 89 頁

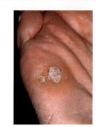
尋常性疣贅
➡ S 102 頁

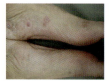
梅毒 ➡ S 106 頁

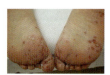
手足口病
➡ S 118 頁

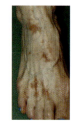
慢性色素性紫斑
➡ S 154 頁

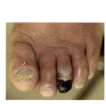
閉塞性動脈硬化症
➡ S 162 頁

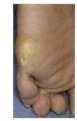
鶏眼（うおのめ）
➡ S 190 頁

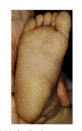
掌蹠角化症
➡ S 204 頁

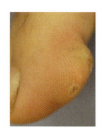
痛風結節 ➡ S 218 頁

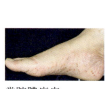
掌蹠膿疱症
➡ S 244 頁

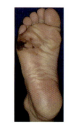
悪性黒色腫
➡ S 263 頁

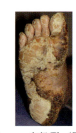
Bazex 症候群（腫瘍随伴性肢端角化症）
➡ S 309 頁

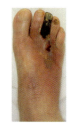
糖尿病性壊疽
➡ S 311 頁

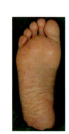
Osler 結節
➡ S 323 頁

下肢に生じる疾患

■ 下腿および大腿に生じる疾患

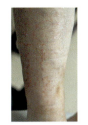 皮脂欠乏性皮膚炎 ➡ S 63 頁

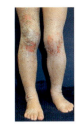 アトピー性皮膚炎 ➡ S 73 頁

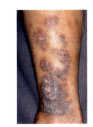 うっ滞性皮膚炎 ➡ S 76 頁

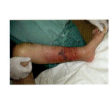 壊死性筋膜炎 ➡ S 85 頁

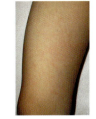 伝染性紅斑 ➡ S 117 頁

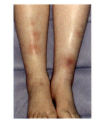 結節性紅斑 ➡ S 145 頁

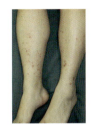 IgA 血管炎（Henoch-Schönlein 紫斑病） ➡ S 164 頁

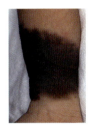 母斑細胞母斑（色素細胞母斑） ➡ S 177 頁

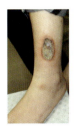 低温熱傷 ➡ S 191 頁

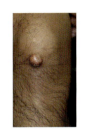 黄色腫 ➡ S 219 頁

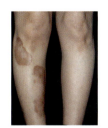 リポイド類壊死症 ➡ S 221 頁

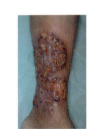 壊疽性膿皮症 ➡ S 316 頁

■ 下肢に生じるそのほかの疾患

異汗性湿疹（汗疱） ➡ S 61 頁	クリオグロブリン血症 ➡ S 157 頁	褥瘡 ➡ S 201 頁
毛包炎, 癤, 癰 ➡ S 77 頁	多発血管炎性肉芽腫症（Wegener 肉芽腫症） ➡ S 160 頁	汗孔角化症 ➡ S 206 頁
丹毒 ➡ S 83 頁	好酸球性多発血管炎性肉芽腫症（Churg-Strauss 症候群） ➡ S 161 頁	サルコイドーシス ➡ S 225 頁
Gianotti 病/Gianotti（Gianotti-Crosti）症候群 ➡ S 124 頁		環状肉芽腫 ➡ S 227 頁
硬結性紅斑 ➡ S 147 頁	静脈形成異常 ➡ S 182 頁	関節リウマチ ➡ S 239 頁
高ガンマグロブリン血症 ➡ S 156 頁	凍瘡 ➡ S 193 頁	リンパ腫関連の疾患 ➡ S 247 頁
		Kaposi 肉腫 ➡ S 249 頁

総論 疾患インデックス 部位

体幹に生じる疾患
diseases in the body

浅井 俊弥
Toshiya Asai

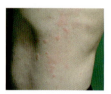
蕁麻疹 ➡ S 64 頁

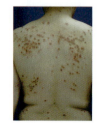
痒疹 ➡ S 68 頁

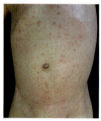
アトピー性皮膚炎 ➡ S 72 頁

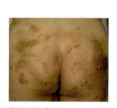
慢性膿皮症 ➡ S 82 頁

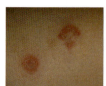
体部白癬 ➡ S 90 頁

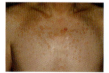
癜風 ➡ S 91 頁

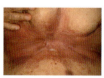
カンジダ症 ➡ S 92 頁

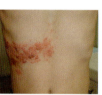
帯状疱疹 ➡ S 98 頁

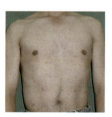
梅毒 ➡ S 105 頁

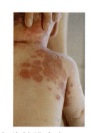
伝染性膿痂疹 ➡ S 109 頁

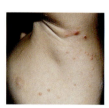
伝染性軟属腫 ➡ S 113 頁

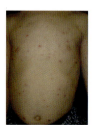
水痘 ➡ S 115 頁

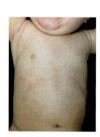
突発性発疹 ➡ S 120 頁

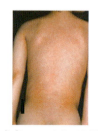
麻疹 ➡ S 122 頁

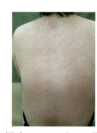
風疹 ➡ S 123 頁

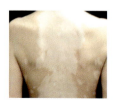
尋常性白斑 ➡ S 167 頁

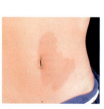
扁平母斑 ➡ S 176 頁

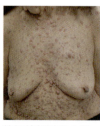
神経線維腫症 1 型 ➡ S 188 頁

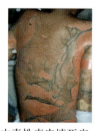
中毒性表皮壊死症（TEN） ➡ S197 頁

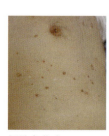
汗孔角化症 ➡ S 207 頁

体幹に生じる疾患

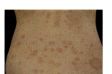
Gibert ばら色粃糠疹
➡ S 213 頁

環状肉芽腫
➡ S228 頁

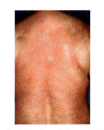
皮膚筋炎 ➡ S234 頁

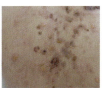
尋常性天疱瘡
➡ S241 頁

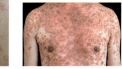
落葉状天疱瘡
➡ S 242 頁

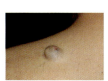
粉瘤 ➡ S 245 頁

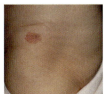
Bowen 病
➡ S 259 頁

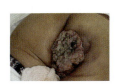
有棘細胞がん
➡ S 261 頁

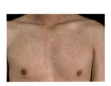
マラセチア毛包炎
➡ S 276 頁

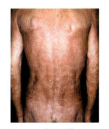
Sézary 症候群
➡ S 321 頁

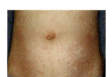
puritic urticarial papules and plaqus of pregnancy（PUPPP）
➡ S 328 頁

■ 体幹に生じるそのほかの疾患

貨幣状湿疹	➡ S 57 頁	紅皮症	➡ S 151 頁	アミロイドーシス（アミロイド苔癬, 斑状アミロイドーシス）	
自家感作性皮膚炎	➡ S 58 頁	蕁麻疹様血管炎	➡ S 159 頁		
脂漏性皮膚炎	➡ S 59 頁	Vogt-小柳-原田病	➡ S 171 頁		➡ S 220 頁
皮脂欠乏性皮膚炎	➡ S 63 頁	表皮母斑	➡ S 175 頁	Fabry 病	➡ S 223 頁
ブドウ球菌性熱傷様皮膚症候群		Sutton 母斑（白暈母斑）	➡ S 179 頁	サルコイドーシス	➡ S 225 頁
	➡ S 111 頁	蒙古斑, 青色母斑	➡ S 183 頁	関節リウマチ	➡ S 239 頁
疥癬	➡ S 129 頁	薬疹・中毒疹	➡ S 195 頁	転移性皮膚がん	➡ S 267 頁
多形滲出性紅斑	➡ S 141 頁	褥瘡	➡ S 201 頁	Fox-Fordyce 病	➡ S 270 頁
Stevens-Johnson 症候群		汗孔角化症	➡ S 206 頁	汗疹	➡ S 275 頁
	➡ S 143 頁	扁平苔癬	➡ S 211 頁		
環状紅斑	➡ S 149 頁	摩擦黒皮症	➡ S 214 頁		

陰部に生じる疾患
diseases in genital regions

浅井 俊弥
Toshiya Asai

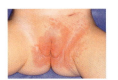
おむつ皮膚炎
➡ S 75 頁

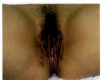
慢性膿皮症
➡ S 82 頁

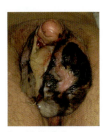
壊死性筋膜炎
➡ S 86 頁

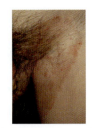
股部白癬 ➡ S 90 頁

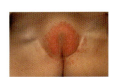
カンジダ症
➡ S 92 頁

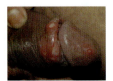
単純疱疹 ➡ S 97 頁

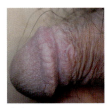
尖圭コンジローマ
➡ S 103 頁

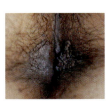
尖圭コンジローマ
➡ S 103 頁

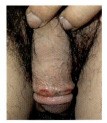
梅毒 ➡ S 105 頁

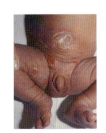
ブドウ球菌性熱傷様
皮膚症候群
➡ S 111 頁

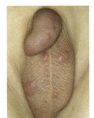
疥癬 ➡ S 130 頁

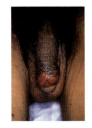
Stevens-Johnson
症候群 ➡ S 144 頁

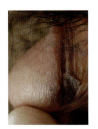
母斑細胞母斑（色素
細胞母斑）
➡ S 178 頁

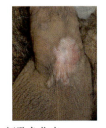
汗孔角化症
➡ S 207 頁

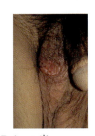
Behçet 病
➡ S 238 頁

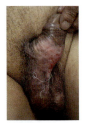
乳房外 Paget 病
➡ S 266 頁

各論

1 湿疹と類症
2 感染症
3 動物による疾患
4 紅斑と紅皮症
5 紫斑と血管炎
6 色素異常症
7 母斑・母斑症
8 物理的障害および薬剤による疾患
9 角化症
10 代謝異常症
11 肉芽腫症
12 膠原病の皮膚症状
13 水疱症・膿疱症
14 腫瘍
15 汗腺の疾患
16 脂腺の疾患
17 爪の疾患
18 毛に関する疾患
19 粘膜の疾患
20 全身疾患に伴う皮膚病変

各論 1 湿疹と類症

接触皮膚炎
Contact dermatitis

頻度 ★★★★★　緊急度 ★★★☆☆

高山 かおる
Kaoru Takayama

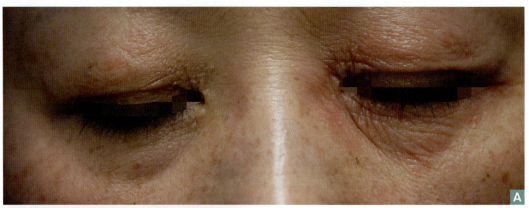

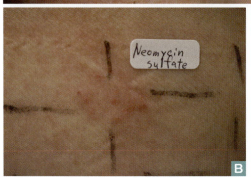

A 眼周囲に慢性的に続く湿疹病変.
B Aのパッチテスト. 治療薬に含まれるネオマイシンが陽性であった.

疾患の概説
- 外来性のアレルゲンが接触したときに湿疹反応を起こす疾患のことで, いわゆる「かぶれ」のことである.
- アレルゲンを特定し除去することが治療の基本になるが, 生活習慣や職業の中に原因がある場合には, 原因の除去が困難であり, 湿疹病変が慢性的に繰り返し生じる.

診断のポイント
- 限局した湿疹病変, 慢性的に繰り返す湿疹病変をみた場合に接触皮膚炎を疑う.
- 問診もしくは症状の生じた部位からアレルゲンを推測する.
- 経過が急性か慢性かを聞き取り, 急性であればエピソードを重視し, 慢性であれば生活や職業などを重視して問診を行う.

必要な検査
- 原因を特定するためにパッチテストを行い, 48時間後, 72時間後, 1週間後に判定する.
- 原因になりやすい物質はあらかじめジャパニーズスタンダードシリーズ2015としてまとめられている. パッチテストパネル®(S)1と2, 塩化第二水銀, ウルシオールが含まれる.

治療
- ステロイド外用薬が基本.
- 症状が長期間に及んでいる場合には保湿薬も併用.
- ステロイドの内服は短期間にとどめる.

接触皮膚炎

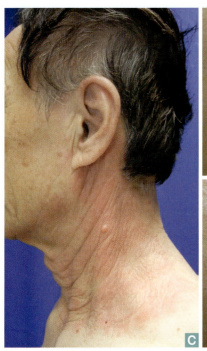
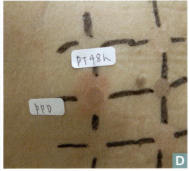
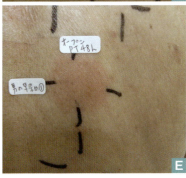

C 被髪境界部から頸部にかけて境界が不鮮明な紅斑局面を認める.
D, E **C**のパッチテスト.
D パラフェニレンジアミンに陽性.
E 毛染めの1剤のオープンパッチテストに陽性.

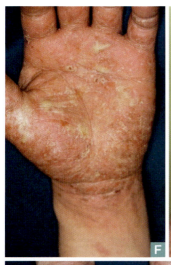
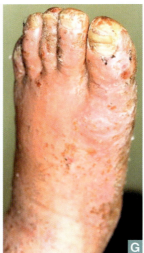
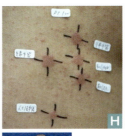
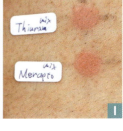
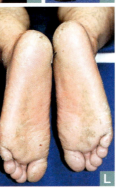
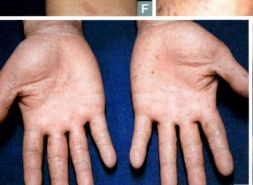

F, G 建設業従事者. 手足に小水疱, 痂皮と浮腫を伴う鮮紅色斑を認める.
H, I **F, G**のパッチテスト.
H 使用していた各種の手袋にパッチテストが陽性.
I ジャパニーズスタンダードシリーズ2015のチウラムミックスとメルカプトミックスが陽性.
J 使用していたゴム手袋.
K, L **F, G**の経過. ステロイド外用と原因の回避により軽快.

接触皮膚炎診療ガイドライン

高山 かおる
Kaoru Takayama

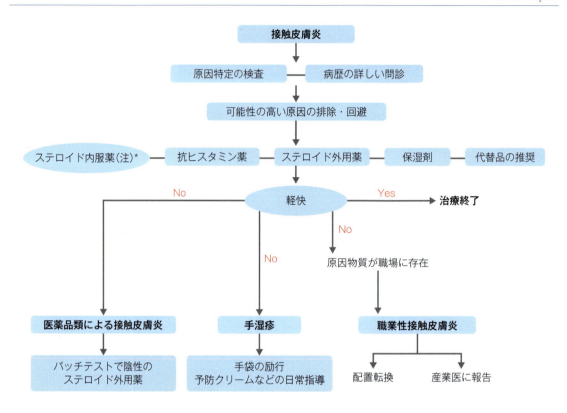

図 ■ 接触皮膚炎治療アルゴリズム
＊：ステロイド内服は重症例に限る．
原因除去のうえ，20〜30 mg/日　1週間程度

　接触皮膚炎は皮膚科の日常診療のなかでしばしば遭遇する疾患であるが，その診断と治療に必須であるパッチテストは手技が煩雑であるため，正確に行うには経験と鍛錬が必要である．また，その手間のわりに診療報酬が低く，十分に活用されていないという状況がある．このことを踏まえ，現段階での適切な接触皮膚炎の診療を行うためのわが国のガイドラインを作成した．

　臨床症状から接触皮膚炎を疑った場合には，経過から原因のアレルゲンを推測する．経過が短い場合にはエピソードを重視し，長い場合には生活習慣を重視して問診する．問診から原因を推測できなくても，皮膚症状を呈する部位からアレルゲンが推測できることがある．アレルゲンを推測したら，パッチテストにて原因を特定し，できるだけ原因を取り除く．治療は原因の除去が必須であるが，症状に対してはステロイド外用が第一選択になる．漫然と塗っても経過がよくならないときには，職業性接触皮膚炎や手湿疹などを疑い，アレルゲンからの防御や触らないための予防策についても考慮していく．しばしば治療に用いている軟膏の基剤や主剤に対する接触皮膚炎を合併することがあるので十分に注意する．

各論 1 湿疹と類症

手湿疹
Hand eczema

頻度 ★★★★★　緊急度 ★☆☆☆☆

加藤 則人
Norito Katoh

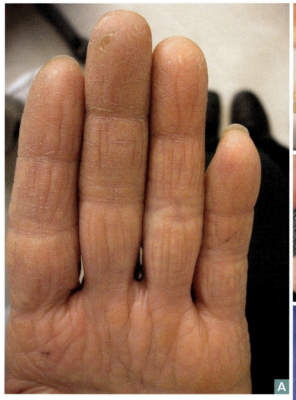
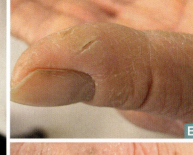
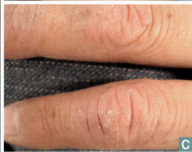
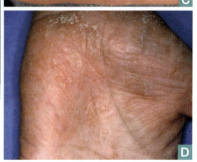

A 手指の皮膚の乾燥，鱗屑と軽度の紅斑を認める．
B 手指の皮膚の乾燥，鱗屑と亀裂を認める．
C 手指の苔癬化を伴う紅斑と鱗屑，亀裂を認める．
D 手掌に紅斑と多数の小水疱を認める．

疾患の概説
- 手掌，手背，手指の皮膚に生じる皮膚炎の総称．
- 乾燥，鱗屑，皮膚肥厚や亀裂などを生じる状態や，紅斑や小水疱などの湿疹病変を伴うものがある．
- 発症のメカニズムとして，洗剤などの化学的な刺激や摩擦による物理的な刺激が直接皮膚を傷害して生じる刺激性，サクラソウやゴムなどに対する遅延型アレルギー性，食物などに対する即時型アレルギー性などがある．

診断のポイント
- 指先や手掌，手背に，乾燥や鱗屑，軽度の紅斑から始まることが多い．
- やがて，湿疹様の紅斑，小水疱がみられるようになり，慢性期になると角質増殖や皮膚の肥厚や亀裂がみられるようになる．
- かゆみを伴うことが多い．

必要な検査
- 手白癬や疥癬の鑑別のために，鱗屑の直接鏡検を行う．
- 遅延型アレルギーの原因検索としてパッチテスト，即時型アレルギーの原因検索としてプリックテストや血清中の抗原特異的IgE検査を行う．

治療
- 皮膚の乾燥に対しては，ヘパリン類似物質や尿素などを含有する保湿外用薬を用いる．
- 湿疹病変に対しては，ステロイド外用薬を用いる．

化粧品や日用品による皮膚障害
Skin disorders related to cosmetics and daily necessities

矢上 晶子・松永 佳世子
Akiko Yagami・Kayoko Matsunaga

頻度 ★★★☆☆　緊急度 ★★★☆☆

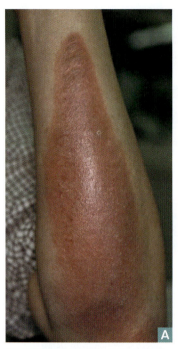

A 抗菌デスクマットによるアレルギー性接触皮膚炎．原因物質は，メチルスルホニルテトラクロルピリジンである．

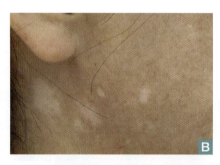

B 美白化粧品（ロドデノール）による脱色素斑．使用部位，主に顔面に脱色素斑を認める．多くの症例は使用中止により改善した．

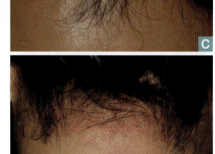

染毛剤によるアレルギー性接触皮膚炎
頭皮全体にかゆみを伴う湿疹病変（漿液性丘疹，紅斑）を認める
C 額．
D 後頸部．

疾患の概説
- われわれの生活になくてはならない化粧品や日用品のなかには思わぬ皮膚障害を誘発するものがある．
- 症状としては，接触皮膚炎や脱色素斑など多彩な皮膚炎を誘発する．
- 近年では，美白化粧品による脱色素斑やイソチアゾリン系防腐剤や抗菌デスクマットによるアレルギー性接触皮膚炎が問題となった．
- 適切に検査し，接触を回避できれば皮疹の再燃を防止できる．

診断のポイント
- 詳細な問診，臨床経過や臨床症状から原因物質を挙げる．
- 製品の接触部位に症状は誘発される．
- アレルギー性接触皮膚炎では，湿疹病変が主な症状であるが慢性に経過すると皮膚の色素沈着や肥厚を形成する．

必要な検査
- アレルギー性接触皮膚炎の場合はパッチテストで原因物質を同定する．

治療
- 軽症例：ステロイド外用薬を塗布する．プレドニゾロン吉草酸エステル酢酸エステル（リドメックス®クリーム）（5 g）1日2〜3回外用．
- 重症例：ベタメタゾン酪酸エステルプロピオン酸エステル（アンテベート®軟膏）（5 g）1日2〜3回外用，強いかゆみや滲出液を伴う場合は亜鉛華軟膏（適量）を使用する．
- 具体的には，リント布に亜鉛華軟膏を塗り，ステロイド外用薬を塗布した皮疹部に重層する．
- かゆみが強い場合は，抗ヒスタミン薬も使用する．フェキソフェナジン塩酸塩（60 mg）2錠／日．

各論 1 湿疹と類症

貨幣状湿疹
Nummular eczema

頻度 ★★★☆☆　緊急度 ★★☆☆☆

藤本 智子
Tomoko Fujimoto

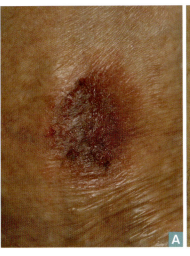
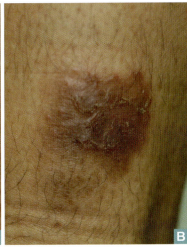
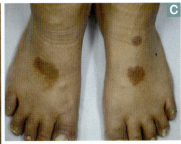

A 足関節部の類円形，辺縁に漿液性丘疹が集簇してびらんを呈する湿疹局面．
B 下腿伸側．痂皮・鱗屑を頂点に付する乾燥した状態．
C 両足背に並ぶ大小不同，境界明瞭な赤褐色局面．

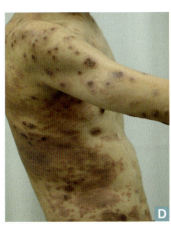
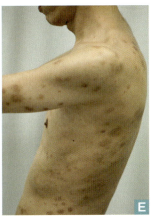

50歳男性
D 急性増悪時．類円形の湿疹局面の周囲に浮腫性紅斑が拡大し融合する．
E 治療後．ステロイド外用，抗アレルギー薬内服加療後，病変は平坦色素沈着となる．

■ 疾患の概説
- 一般的に**形態学的な特徴から診断される湿疹の病型**であり，円形〜類円形で，境界明瞭な1〜5cm程度の貨幣大程度の湿疹性変化をみる．
- 病因としては**皮脂欠乏，乾皮症，アトピー素因，細菌感染**などが考えられている．
- 搔破により増悪し，進行すると**自家感作性皮膚炎**（→S58頁）に移行することがある．

■ 診断のポイント
- 初発疹は，漿液性丘疹または水疱であり，次第に集簇癒合して貨幣大の湿潤性紅斑局面が形成され，強い瘙痒を伴う．
- その後次第に湿潤性皮疹は乾燥，紅褐色調を呈し落屑も目立つようになる．周囲に拡大し隣同士が融合することもある．
- 下腿伸側に初発することが多く，四肢，体幹に散在多発する．湿疹以外の皮膚は乾燥し皮脂欠乏状態を呈することが多く，冬季の発症が多い．

■ 必要な検査
- 病理検査．
- 原因が接触皮膚炎である場合は接触アレルゲンの検索．

■ 治療
- ステロイド外用，湿潤が強い場合は加えて亜鉛華単軟膏の重層法が有効．
- 皮脂欠乏を合併する場合は保湿剤の併用．
- 抗ヒスタミン薬，抗アレルギー薬の内服．
- 抗菌薬．

各論 1 湿疹と類症

自家感作性皮膚炎
Autosensitization dermatitis

頻度 ★★★★★　緊急度 ★★★★★

藤本 智子
Tomoko Fujimoto

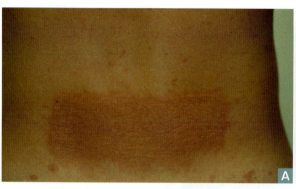
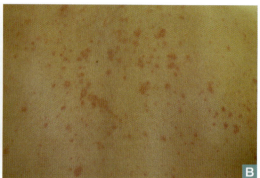

A ケトプロフェン（モーラス®テープ）貼付部位に一致した接触皮膚炎（原発疹）．
B Aと同一患者の背部に出現した播種状に散布する米粒大〜小豆大の紅色丘疹と一部漿液性丘疹．

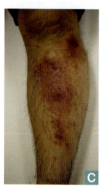
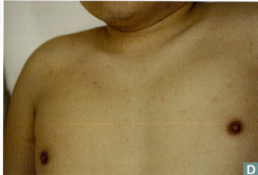

C 草木による接触皮膚炎（原発疹）．
D Cと同一患者の胸部に出現した播種状に散布する丘疹．

疾患の概説
- ある部位に限局する湿疹様病変（原発巣）が増悪する過程で，そのほかの広範囲に瘙痒性の丘疹（散布疹）が多発する状態．
- 機序は，原発巣における変性した皮膚タンパク，細菌や真菌成分・毒素などが抗原となり感作され，その後抗原が血行性や経口的に取り込まれることにより生じる内因性のアレルギー反応（id反応）と考えられる．

診断のポイント
- 原発疹の発症から散布疹（id疹）発現までの期間は5日〜数週間が多い．
- 散布疹は米粒大までの漿液性丘疹，滲出性紅斑を呈し，小水疱や膿疱を呈する．瘙痒が強く，搔破により容易にびらん化し難治性である．
- 原発巣となる疾患は，接触皮膚炎や貨幣状湿疹の頻度が高く，アトピー性皮膚炎，うっ滞性皮膚炎，足白癬，熱傷などもみられる．
- 散布疹は，急性痒疹や小児ストロフルス，疥癬，水痘やKaposi水痘様発疹症，Gianotti-Crosti症候群などのウイルス感染症，中毒疹などが鑑別に挙げられる．

必要な検査
- 病理検査．
- 鏡検（原発巣が足白癬の場合）．
- 原因が接触皮膚炎である場合は接触アレルゲンの検索．

治療
- 原発巣に対してステロイド外用．
- 散布疹に対してステロイド外用，または短期のステロイド内服．
- 抗ヒスタミン薬，抗アレルギー薬内服．
- 原発巣における細菌感染が関与している場合，抗菌薬の内服．

各論 1 湿疹と類症

脂漏性皮膚炎
Seborrheic dermatitis

頻度 ★★★★★　緊急度 ★☆☆☆☆

乾 重樹
Shigeki Inui

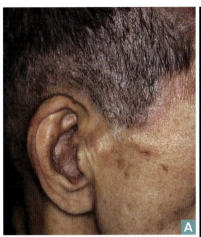

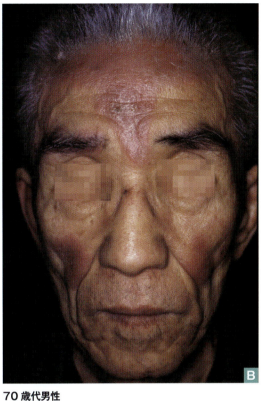

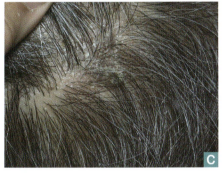

C 70歳代女性．頭部全体にびまん性に鱗屑を伴う紅斑を生じた．
(乾 重樹：皮膚科セミナリウム 脂漏性皮膚炎．日皮会誌 2007；117：1427-1432 より引用)

70歳代男性
A 被髪頭部，外耳に落屑性紅斑がみられる．
B 被髪頭部と顔面にも落屑性紅斑がみられる．
(乾 重樹：皮膚科セミナリウム 脂漏性皮膚炎．日皮会誌 2007；117：1427-1432 より引用)

疾患の概説
- 乳児脂漏性皮膚炎は，生後まもなくから被髪頭部，間擦部，顔面，胸部などに紅斑を，被髪境界部に黄白色の痂皮様鱗屑を生じる．
- 成人期脂漏性皮膚炎は被髪頭部の粃糠性落屑（フケ），被髪境界部の落屑性紅斑に始まり，紅斑は頭部全体にまで拡大しうる．そのほか眉毛部，鼻翼部，耳介後部，外耳，胸骨部，肩甲骨間，腋窩，臍部，鼠径部にも落屑性紅斑は拡大する．
- 病因として皮膚に常在するマラセチアに対する過敏反応が指摘されている．

診断のポイント
- 被髪頭部，顔面，腋窩，鼠径部などの脂漏部位に脂性鱗屑を伴う紅斑を生じる．
- 鱗屑が銀白色で，紅斑の境界がくっきりとして明瞭であれば，尋常性乾癬を考える（→ S 208 頁）．
- 孤立性の初発疹があり，体幹に皮膚割線方向に沿って紅斑が配列すれば，Gibert ばら色粃糠疹を考える（→ S 213 頁）．

必要な検査
- 糸状菌検鏡によって皮膚カンジダ症，白癬症を鑑別．

脂漏性皮膚炎

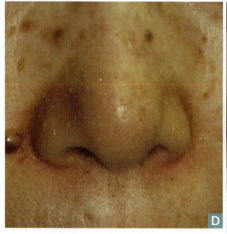

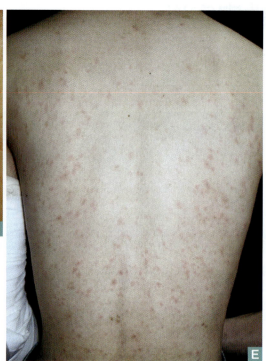

D 60歳代女性．鼻翼周囲に鱗屑を伴う紅斑が出現した．
E 30歳代男性．Gibertばら色粃糠疹．
（乾 重樹：皮膚科セミナリウム 脂漏性皮膚炎．日皮会誌 2007：117：1427-1432 より引用）

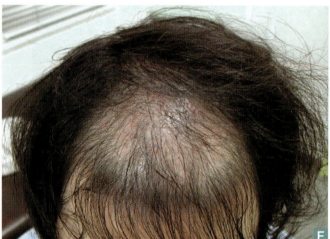

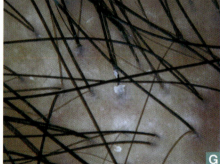

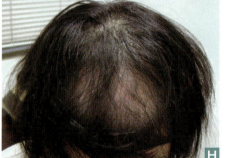

F 30歳代男性．脂漏性皮膚炎に伴う脱毛と男性型脱毛症の合併例．
G F の脱毛部のダーモスコピー像．毛孔周囲の脂性鱗屑を認める．
H ケトコナゾールローション外用にて加療数か月後．紅斑の消退と脱毛の改善がみられる．

治療

- 軽症例ではケトコナゾールのみの外用で治療可能．
- 重症例では初期にステロイド外用薬を使用し，炎症を軽減させてからケトコナゾールの外用へ徐々に切り替える．

異汗性湿疹（汗疱）

Dyshidrotic eczema (Pompholyx)

横関 博雄
Hiroo Yokozeki

頻度 ★★★☆☆　緊急度 ★☆☆☆☆

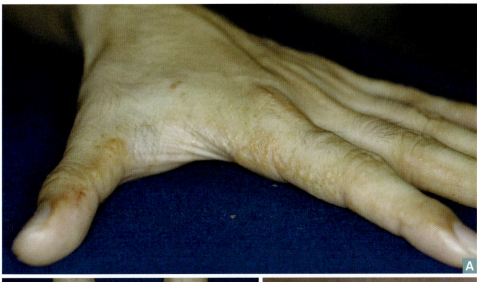

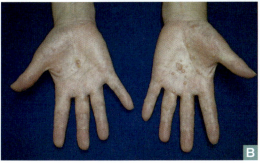

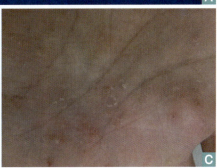

A 指間部に小水疱ができるのが異汗性湿疹の特徴.
B 手掌に比較的大型の緊満性水疱を伴うこともある.
C 小水疱と水疱が破れた襟飾り状の鱗屑の付着を認める.

疾患の概説
- 手掌，指の間，足底に原因不明の水疱ができる.
- 手足の皮が剝ける程度から，手足の水疱を繰り返すことにより掌蹠の湿疹が生じる程度までさまざま.
- 多汗症に伴うことが多いが，汗との関連性はいまだ不明.
- 近年では再発性水疱型手湿疹といわれ，手湿疹の一型と考えられている.

診断のポイント
- 掌蹠に軽度瘙痒を伴う，直径1～2 mmの小水疱が繰り返し出現.
- 小水疱は搔破によりびらんになり，襟飾り状の鱗屑を生じる．水疱は左右対称性に発症.
- 小児，思春期に好発．男女差はない．好発部位は手掌，足底.

必要な検査
- 検鏡にて真菌が認められないことを確認.

治療
- 軽症例（汗疱）：水疱を放置してもよいが，無菌的に破り乾燥させると早く軽快.
  ①尿素（ウレパール®軟膏）（20 g）1日2～3回外用.
  ②ヘパリン類似物質（ヒルドイド®ソフト軟

異汗性湿疹(汗疱)

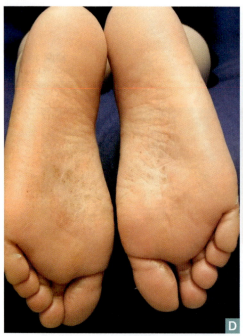
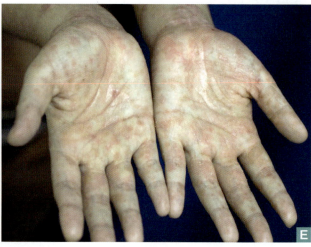

D 足底に多数の小水疱が認められる.
E アトピー性皮膚炎の全身の皮膚症状が改善した後に,手掌に汗疱を発症することがある.手掌には多汗も認められる.

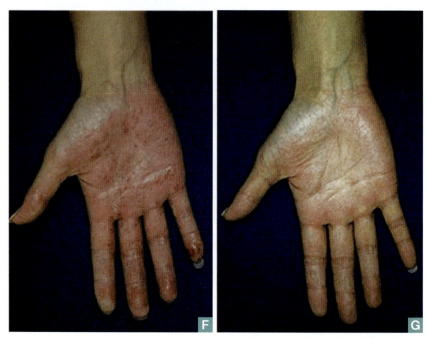

F, G 水道水イオントフォレーシス療法にて多汗症を治療すると改善することもある(F 治療前,G 治療後).

膏)(25 g)1日2~3回外用.
- 重症例(異汗性湿疹)
  ①ジフルコルトロン吉草酸エステル(ネリゾナ®ユニバーサルクリーム)(10 g)1日2~3回外用.
  ②ベタメタゾン酪酸エステルプロピオン酸エステル(アンテベート®クリーム)(10 g)1日2~3回外用.
- 難治例:紫外線療法が有効なことがある.
- 多汗症を伴う場合:多汗症の治療(水道水イオントフォレーシス療法など)をすると軽快することがある.

皮脂欠乏性皮膚炎
Asteatotic dermatitis

頻度 ★★★★★　緊急度 ★☆☆☆☆

種井 良二
Ryoji Tanei

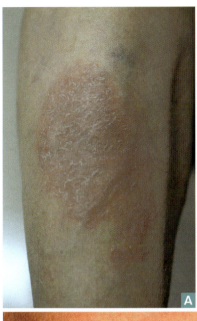
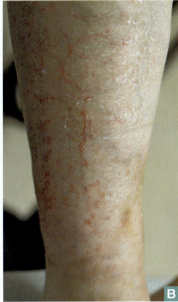
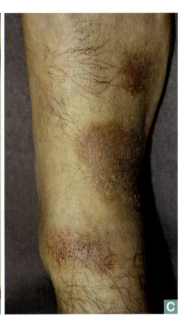
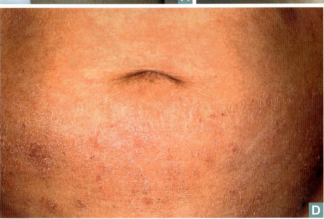

A 下腿伸側の典型例．表面が乾燥してさざ波状の鱗屑を伴う紅斑．
B 下腿伸側の典型例．亀甲紋様のひび割れに一致した薄膜様鱗屑と発赤．
C 足関節・足背部の貨幣状湿疹様病変．粃糠様鱗屑を伴う類円形の湿疹皮膚炎．
D 下腹部の汎発型病変．ドライスキン上に広く粃糠様鱗屑と紅斑がみられる．

疾患の概説
- ドライスキン（乾皮症）上に発生した湿疹性変化．
- ドライスキンによる自然免疫反応の活性化（インターロイキン-1α，神経成長因子，胸腺間質性リンパ球新生因子など）がその発症に関与．

診断のポイント
- 空気が乾燥する冬期などに下腿などの四肢伸側や腰部，背部などに好発．
- ドライスキンとともにかゆみのある湿疹性変化（鱗屑，発赤，紅斑，丘疹など）が認められる．
- 病変部が小型の場合は貨幣状湿疹様の臨床像を呈することもある．
- 湿疹性変化が四肢・体幹のドライスキンの広い範囲に生じるが，汎発型も存在する．

必要な検査
- 臨床像のみで診断可能．

治療
- ステロイド外用薬と保湿外用薬（尿素やヘパリン類似物質など）の併用塗布．
- 難治例では薬剤や基礎疾患の関与を検討．

各論 1 湿疹と類症

蕁麻疹
Urticaria

頻度 ★★★★★　緊急度 ★★★☆☆

森田 栄伸
Eishin Morita

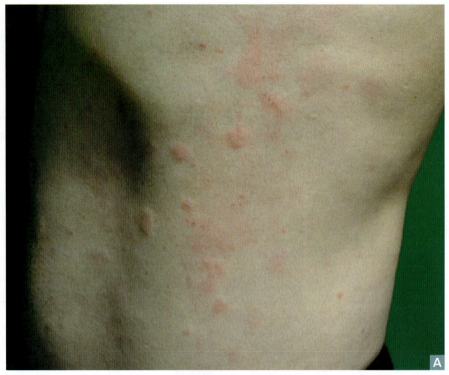

A 体幹にみられた特発性蕁麻疹．隆起した新しい膨疹と少し時間が経過した浮腫性紅斑が混在してみられる．

疾患の概説
- かゆみを伴う皮疹（膨疹）が突発性に生じ，痕を残さず短時間で消退する．
- 皮膚肥満細胞の活性化に基づくヒスタミンなどの生理活性物質の遊離による真皮の浮腫とかゆみである．
- 病型は多彩で，自発的に出没する特発性蕁麻疹，誘因のある蕁麻疹，血管性浮腫がある．

診断のポイント
- かゆみを伴う赤い皮疹が突然生じ，短時間で消退する，あるいは形が変わることが確認できれば蕁麻疹と診断してよい．
- 特発性蕁麻疹のうち発症後4週以内は急性蕁麻疹，4週以上続くと慢性蕁麻疹．

必要な検査
- 特発性蕁麻疹では特異的検査はない．
- 誘因のある蕁麻疹では，抗原特異的IgE検査や物理的刺激などで誘因を確認して病型診断を行い，病型ごとに治療計画を立てる．

治療
- 特発性蕁麻疹：非鎮静性抗ヒスタミン薬の服用にて症状の消退を待つ．慢性蕁麻疹は数か月〜数年にわたって出没を繰り返すが，根気よく治療を続けると徐々に病勢が鎮静化する．
  ① ベポタスチンベシル酸塩（タリオン®錠10 mg）1日2回（朝食後，夕食後）服用．
  ② ジフェンヒドラミン（レスタミンコーワクリーム1％）症状出現時外用．
  ③ d-クロルフェニラミンマレイン酸塩（ポララミン®注5 mg）症状が激しいとき緩徐に静注．
- 誘因のある蕁麻疹：アレルギー性では原因を特定して避ける．物理性蕁麻疹では物理刺激を避ける．

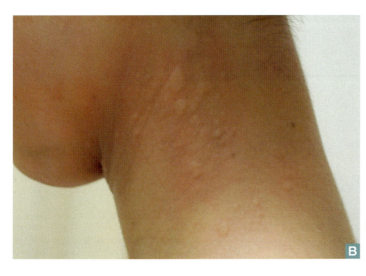

B 出現して間もない頸部の膨疹．膨疹は白く，やや隆起してみられ，周囲に紅斑を伴う．

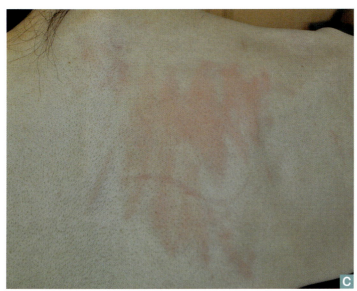

C 掻破によって背部に誘発された機械性蕁麻疹の膨疹．

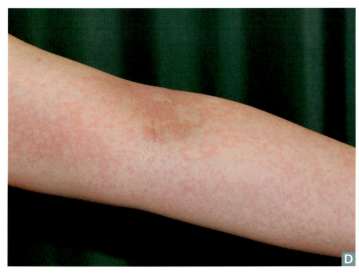

D 運動による発汗に伴って誘発されたコリン性蕁麻疹．小型の膨疹が多発することが特徴．

COLUMN

蕁麻疹診療ガイドライン

秀 道広
Michihiro Hide

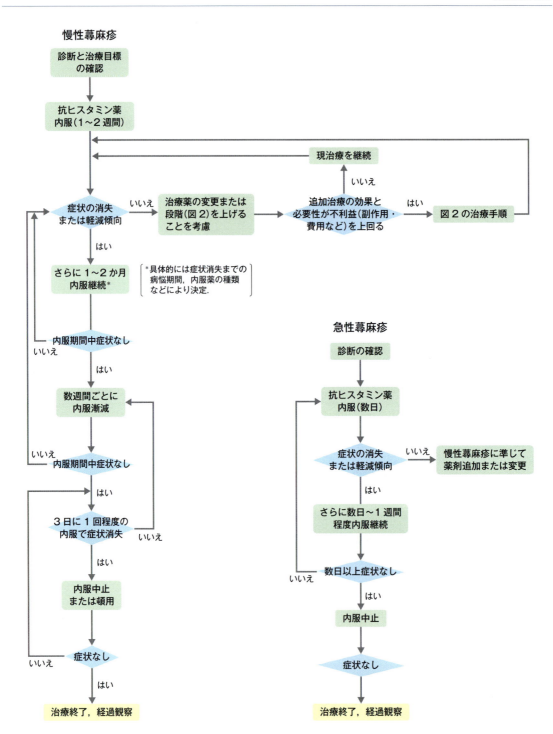

図1 ■ 特発性の蕁麻疹の治療手順
（秀 道広，森田栄伸，古川福実他：蕁麻疹診療ガイドライン．日皮会誌 2011；121：1339-1388 より）

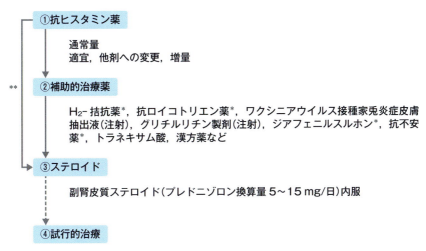

図2 ■ 特発性の蕁麻疹に対する薬物治療手順
治療内容は,蕁麻疹の症状と効果に応じてステップアップし,症状軽減がみられれば高いステップのものから順次減量,中止する.
＊:蕁麻疹に対する健康保険適用は未承認
＊＊:すみやかに症状の軽減を図ることが必要な場合
（秀　道広,森田栄伸,古川福実他:蕁麻疹診療ガイドライン.日皮会誌 2011;121:1339-1388 より引用）

　蕁麻疹には,大きくは自発的に皮疹が出没する「特発性の蕁麻疹」と,特定の刺激または負荷により皮疹を誘発できる「刺激誘発型の蕁麻疹」があり,このほかに皮膚,粘膜の深部に浮腫が起こる「血管性浮腫」,および「蕁麻疹関連疾患」がある.また,治療の緊急性はアナフィラキシーに伴うもの,耐え難いほどのかゆみを伴うもの,広範囲の皮疹を伴うもの,診察時には無症状のものであるかにより異なり,各々に即した対応が必要である.皮疹を誘発する刺激または負荷があるものでは,それらを取り除くことが大切であり,さらに症状の程度に応じて対症的または予防的内服による薬物治療を行う.自発的に皮疹が出没するものでは継続的な薬物治療が大切で,①抗ヒスタミン薬,②補助的治療薬,③少量の経ロステロイド,④試行的治療のステップを踏んで症状の制御を図る.ステロイドは原則として症状が重篤な場合の初期治療に限り,漫然と使用しないことが大切である.また,薬物治療により症状が制御できた慢性（特発性の）蕁麻疹ではその後もしばらく内服を続け,特に発症後2か月以上経過した慢性蕁麻疹では,皮疹消失後2か月以上抗ヒスタミン薬内服を続けることが推奨されている.

痒疹

Prurigo

佐藤 貴浩
Takahiro Satoh

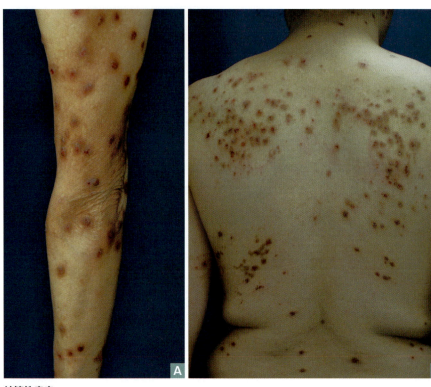

結節性痒疹
A 大きな褐色結節が孤立性に散在．頂点は掻破のためにびらんとなっている．
B 掻破できないところには病変がみられないこともある．

疾患の概説
- 痒疹丘疹を主な徴候とする反応性皮膚疾患．
- 痒疹丘疹とはかゆみを伴う丘疹で孤立性に存在する．
- 湿疹丘疹のように変化せず，また概して湿疹丘疹より大きい．
- 慢性に経過する痒疹として結節性痒疹と多形慢性痒疹がある．

診断のポイント
- 結節性痒疹：四肢伸側や体幹にみられるドーム状の硬い径1cmほどに及ぶ結節．互いに融合することはない．
- 多形慢性痒疹：中高年者の側腹部，下背部に好発し，蕁麻疹様紅色丘疹で始まり，やがて常色〜褐色の丘疹になる．丘疹は集簇してみられることも多い．

必要な検査
- 臨床所見から診断可能．
- 疥癬（→S 129頁），水疱性類天疱瘡（→S 241頁）や結節性天疱瘡を鑑別する必要があるため，症状によっては虫体・虫卵の鏡検による検出，生検，蛍光抗体直接・間接法，血中BP180, BP230抗体などを検査．
- 誘因となりうる基礎疾患の有無をスクリーニング．

治療
- ステロイド外用とかゆみに対して抗ヒスタミン薬の内服を行う．
- 治療抵抗性例では，紫外線療法（保険適用外），活性化ビタミンD_3軟膏外用（保険適用外），抗菌薬内服［ロキシスロマイシン，クラリスロマイシン（保険適用外）］，カプサイシン軟膏外用（保険適用外），漢方薬や抗不安薬内服（SSRIやSNRI，保険適用外）などを試みる．

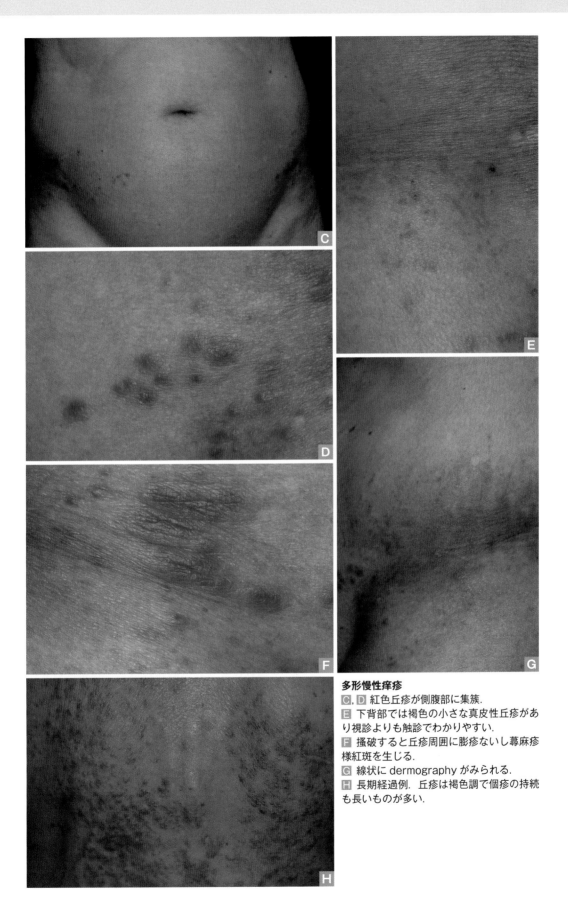

多形慢性痒疹
C, D 紅色丘疹が側腹部に集簇.
E 下背部では褐色の小さな真皮性丘疹があり視診よりも触診でわかりやすい.
F 搔破すると丘疹周囲に膨疹ないし蕁麻疹様紅斑を生じる.
G 線状に dermography がみられる.
H 長期経過例. 丘疹は褐色調で個疹の持続も長いものが多い.

皮膚瘙痒症
Pruritus cutaneous

頻度 ★★★★☆　緊急度 ★★☆☆☆

根木 治・須賀 康
Osamu Negi・Yasushi Suga

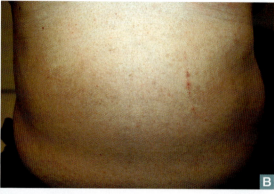
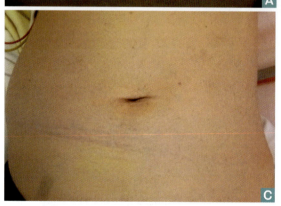

A 老人性皮膚瘙痒症．皮膚の乾燥のみで，湿疹病変は認めない．
B 慢性腎不全に伴う皮膚瘙痒症．皮膚の乾燥と搔破による二次的な搔破痕を認める．
C 黄疸に伴う皮膚瘙痒症．T-Bil は 7.0 mg/dL と高値を示し，肝硬変がみつかった．

疾患の概説
- 瘙痒のみで，湿疹や蕁麻疹のようなかゆみの原因が認められない疾患群．
- かゆみの発生部位により，限局性瘙痒症と汎発性瘙痒症に分類される．
- 限局性瘙痒症は外陰部，肛囲に多く，ストレス，便秘，下痢，痔核，蟯虫，ウォシュレットによる過剰洗浄などが原因となる．特に男性では前立腺肥大症，尿道狭窄が，女性では卵巣機能低下，白帯下が原因となることがある．
- 汎発性瘙痒症は高齢者に多く，腎疾患，肝・胆道系疾患，代謝異常症，血液疾患，内臓悪性腫瘍，精神障害・心因性，薬剤性，HIV 感染症，寄生虫疾患など基礎疾患に由来することが多い．
- 高齢者に最も多くみられるのは老人性乾皮症によるかゆみである．そのほか服用しているが薬剤が原因のことがあるので注意を要する．

診断のポイント
- 瘙痒のみで，湿疹や蕁麻疹を認めないことから診断は容易である．
- 搔破により二次的に搔破痕や色素沈着を伴うことがある．

必要な検査
- 血液検査による腎疾患，肝・胆道系疾患，代謝異常症，血液疾患などの検索や，薬歴・既往歴の聴取が重要．

治療
- 老人性乾皮症の場合は保湿薬の外用が第一選択．抗アレルギー薬の内服は奏効しないことが多い．
- 血液透析患者における瘙痒症，慢性肝疾患患者における瘙痒症にはナルフラフィン塩酸塩が有用．

COLUMN

汎発性皮膚瘙痒症診療ガイドライン

佐藤 貴浩
Takahiro Satoh

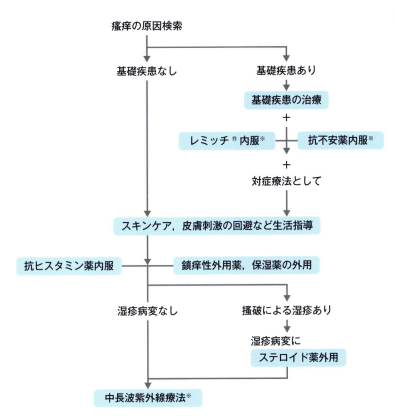

図 ■ 汎発性皮膚瘙痒症の治療アルゴリズム
(佐藤貴浩, 横関博雄, 片山一朗, 他:汎発性皮膚瘙痒症診療ガイドライン. 日皮会誌 2012:122:267-280 より引用, 改変)

　治療を始めるにあたり，まず基礎疾患の有無を検討し，有する場合にはその治療が優先されることになっている．しかし，基礎疾患を検索している間に何も治療しないわけにはいかない．また根本的治療ができない疾患である場合も少なくない．そのため，原因疾患の有無にかかわらずスキンケアや皮膚刺激の回避に関する指導を始める．また加齢や基礎疾患によるドライスキンがある場合には保湿薬の外用を行う．内服薬としては抗ヒスタミン薬から試みることになる．非鎮静性または軽度鎮静性のものが推奨されている．一方，腎障害による透析患者や慢性肝疾患患者にみられるかゆみではナルフラフィン塩酸塩（レミッチ®）内服を用いる．クロタミトン含有軟膏やジフェンヒドラミン含有軟膏などの鎮痒性外用薬を併用するのもよい．次のステップとしては，中波長紫外線照射（保険適用外）やカプサイシン軟膏外用（保険適用外），漢方薬や抗不安薬内服（SSRI や SNRI，保険適用外）を考慮する．しかしこれらをもってしても治療に反応しないかゆみが多いのも現状である．

各論 1 湿疹と類症

アトピー性皮膚炎
Atopic dermatitis

| 頻度 ★★★★★ | 緊急度 ★★★☆☆ | 幼小児に好発 |

馬場 直子
Naoko Baba

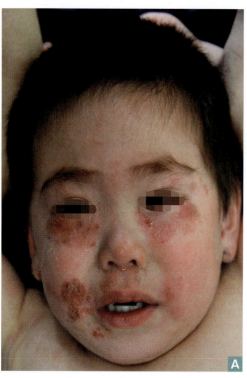

A 2歳男児．泣いてこする眼の周囲，食べ物やよだれが付着する口周囲に，繰り返される刺激と掻破による紅斑，びらん，痂皮，苔癬化がみられる．

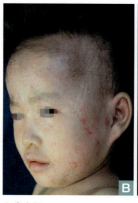
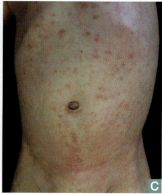

2歳女児
B ステロイドフォビアの母親による不適切な対応のため，激しい掻破によるアトピー性脱毛がみられる．
C 体幹．繰り返される掻破による新旧の皮膚炎．

疾患の概説
- 経表皮水分蒸散量の増加，角層内のセラミドや天然保湿因子含有量の低下，フィラグリン遺伝子変異による角層内のフィラグリン量の低下ないし消失などの皮膚バリア機能異常と，肥満細胞やLangerhans細胞の増加，血清総IgE値や末梢血好酸球数の増加などの免疫・アレルギー的異常の両方が複雑に絡み合って発症すると考えられている．

診断のポイント
- 瘙痒を伴う，急性湿疹と慢性湿疹からなる，ほぼ左右対称性の分布を示す特徴的皮疹が，慢性・反復性の経過をたどる．
- 慢性とは，乳児では2か月以上，そのほかでは6か月以上と定義され，各年齢層に特徴的な皮疹の形態と分布を示す．

必要な検査
- 血清総IgE値，抗原特異的IgE値，末梢血好酸球数，TARC（thymus and activation-regulated chemokine）値．

治療
- 治療の基本原則は①薬物療法，②スキンケア，③悪化因子の検索とその対策の3つ．
- 悪化因子は患者によって異なる．詳細に病歴を聴取し，特異的IgE値を参考に検索して慎重に同定し，できる限り環境から除外する．食物アレルギー合併の場合は，除去食だけでなく経口免疫療法もありうる．
- 表皮のバリア機能を低下させない，機械的刺激の少ない皮膚洗浄と，保湿薬を塗布するスキンケアを推奨する．
- 外用療法はステロイド外用薬とタクロリムス水和物軟膏によって皮膚炎を鎮静化し寛解に導いたうえ，その後保湿薬を中心に維

アトピー性皮膚炎

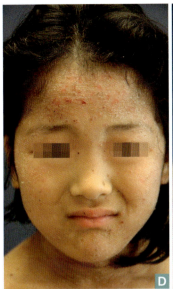
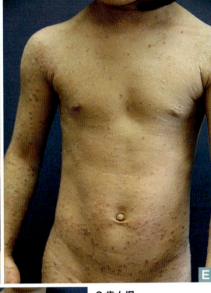
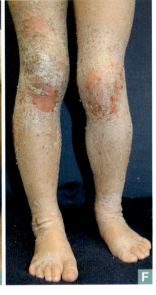
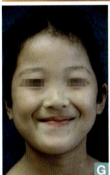
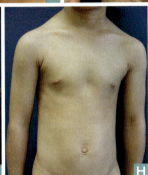

6歳女児
D 無治療であった初診時．乾燥性皮膚と掻破痕，落屑が顕著であった．
E 体幹．乾燥が激しく，痒疹が多発していた．
F 下肢．両膝周囲は激しい掻破によるびらん，潰瘍がみられた．
G 治療開始から1週間後．皮膚炎は寛解した．
H 治療開始から1週間後の体幹．皮膚炎はほぼ寛解した．

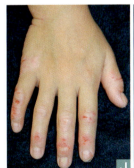
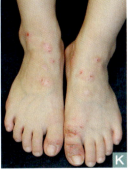

J, K 5歳女児．手足首・指趾は掻きやすく，難治性．

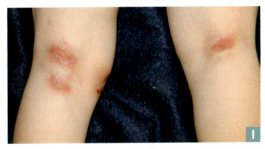

I 2歳男児．四肢の関節屈側は好発部位．繰り返される機械的刺激により苔癬化を伴いやすい．

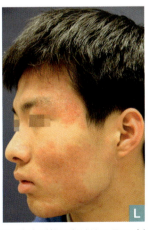

L 15歳男児．本人が顔にだけはステロイド外用薬，タクロリムス水和物軟膏を塗ることを拒否し，顔の紅斑，苔癬化が増強し，不登校となった．

持療法を継続する．
- 寛解導入後も定期的にステロイドやタクロリムス水和物軟膏を間欠的に外用し，再燃を防ぐ**プロアクティブ療法**が推奨される．
- 非鎮静性の抗ヒスタミン薬内服は，かゆみを改善し，夜間の睡眠を十分にとることができ，患者のQOLを高めるための補助手段となる．

アトピー性皮膚炎診療ガイドライン

佐伯 秀久
Hidehisa Saeki

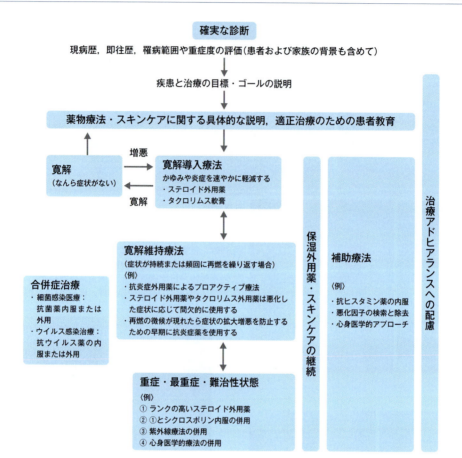

図 ■ アトピー性皮膚炎の診断治療アルゴリズム
確実な診断と重症度の評価の後，患者の皮疹の状態に応じて適切な治療を上手く組み合わせて行う．
（加藤則人，佐伯秀久，中原剛士他：アトピー性皮膚炎診療ガイドライン 2016 年版．日皮会誌 2016；126：137 より引用）

　アトピー性皮膚炎の治療方法は，①薬物療法，②皮膚の生理学的異常に対する外用療法・スキンケア，③悪化因子の検索と対策，の 3 点が基本になる．
　薬物療法の中心は抗炎症外用薬であるステロイド外用薬とタクロリムス水和物軟膏である．ステロイド外用薬は 5 つのランクに分かれているが，個々の皮疹の重症度に見合ったランクの薬剤を適切に選択することが重要である．タクロリムス水和物軟膏には 0.1％ 成人用と 0.03％ 小児用があり，特に顔面・頸部の皮疹に対して高い適応がある．寛解導入後は皮疹の再燃を防ぐことが大切で，そのためには抗炎症外用薬の使用を週に 2～3 回続ける寛解維持療法が有用である．成人の重症・難治症例には，短期的な寛解導入療法としてシクロスポリンの内服を行うこともある．かゆみによる掻破を予防する目的で，抗炎症外用薬の補助療法として抗ヒスタミン薬の内服が行われる．
　保湿外用薬の使用を中心としたスキンケアは，皮膚バリア機能を回復させ皮膚炎の再燃予防とかゆみの抑制につながる．悪化因子には食物，環境抗原，接触抗原，汗などが含まれるが，個々の患者に応じた悪化因子の検索と対策が重要である．

おむつ皮膚炎

Diaper dermatitis

馬場 直子
Naoko Baba

頻度 ★★★★★　緊急度 ★★★☆☆　幼小児に好発

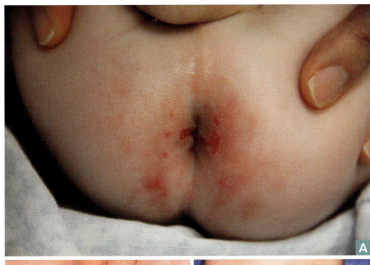

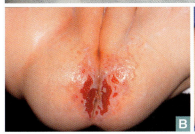

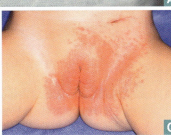

A 2か月男児の肛門周囲に始まった紅斑，びらん．
B 5か月女児の軟便が続いたことによる肛門周囲の深い潰瘍．
C 1歳女児のおむつ部カンジダ症．皺の奥に強い紅斑，辺縁に小丘疹が多発し鱗屑が付着．

疾患の概説

- おむつ皮膚炎とは，おむつ内皮膚の尿や便による接触皮膚炎，不適切な清拭による一次刺激性の接触皮膚炎，おむつの蒸れによる汗疹などを含む．
- おむつ内は高温・多湿であり，皮膚表面の角層が浸軟した状態となりやすい．
- 尿や便中の尿素，酵素，細菌，アンモニアなどの化学的刺激，清拭の際の擦れる物理的刺激，おむつそのものの接触による刺激などが加わると，浸軟した角層は容易に傷つき剥がれやすくなり，バリア機能を失い，おむつ皮膚炎を発症する．

診断のポイント

- 便が付着する肛門周囲を中心に，紅斑，丘疹，びらん，時に潰瘍を生じる．
- 乳児寄生菌性紅斑（おむつ部カンジダ症）では，鼠径部や陰嚢・陰唇の基部のくびれなどひだや皺の奥に潮紅を生じ，周囲に粟粒大の紅斑，丘疹，小水疱・膿疱が多発し，オブラート状の薄い鱗屑が付着する．

必要な検査

- カンジダ症（→S 92頁）の鑑別のために，鱗屑や水疱蓋をピンセットで採取し，KOHで角層を溶かして鏡検する．カンジダ菌の菌糸・胞子を認めれば診断は確定する．

治療

- ぬるま湯で座浴，またはシャワーで洗い流す擦らない清拭とおむつの頻回な交換をする．
- 軽い紅斑がある場合は，白色ワセリン，ジメチルイソプロピルアズレン（アズノール®軟膏），酸化亜鉛（亜鉛華単軟膏）などを，おむつ替えのたびに塗る．
- 発赤が強く，腫脹を伴う紅斑，漿液丘疹がみられたら，mild class のステロイド軟膏を塗り，亜鉛華単軟膏を重層する．
- びらんや潰瘍では，スルファジアジン（テラジア®パスタ）のような褥瘡治療薬を塗布する．

各論　1　湿疹と類症

うっ滞性皮膚炎
Stasis dermatitis

頻度 ★★☆☆☆　緊急度 ★★☆☆☆　高齢者に好発

種井 良二
Ryoji Tanei

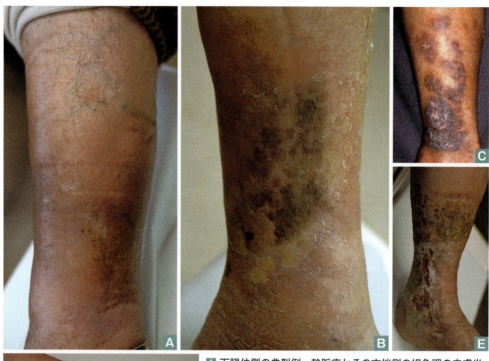
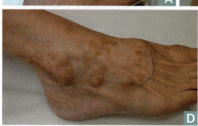

A 下腿伸側の典型例．静脈瘤とその末梢側の褐色調の皮膚炎．
B 下腿内側の典型例．鱗痂皮を付着して発赤する皮膚炎．
C 下腿伸側の苔癬化病変．皮膚炎の慢性経過による．
D 足部病変．拡張する表在静脈に一致した褐色調の皮膚炎．
E 下腿潰瘍併発病変．慢性皮膚炎とその末梢側の静脈循環障害性の皮膚潰瘍．

疾患の概説
- 下肢の静脈性循環障害に基づく慢性皮膚炎．
- 浮腫や発赤，微細な点状出血，皮膚の硬化（硬化性脂肪織炎），下腿潰瘍などを伴うことがある．
- 病変の好発部位は，静脈還流に最も重力的負荷がかかる下腿である．

診断のポイント
- 下肢静脈瘤の表面あるいはその末梢側に生じる慢性皮膚炎．
- ヘモジデリン沈着性（微細な皮内出血後）の褐色調色素沈着を伴う．
- 下腿内側下1/3に発赤する皮膚炎が認められる場合は，浅在–深部静脈間の交通枝（穿通枝）障害の潜在を疑う．

必要な検査
- 下肢血管超音波検査により静脈瘤，弁不全・逆流，血栓の有無を評価．

治療
- ステロイド外用薬とヘパリン類似物質の併用塗布．
- 弾性ストッキング（圧の弱い介護用）の着用も有用．
- 静脈瘤の外科的治療．

各論 2 感染症

毛包炎, 癤, 癰
Folliculitis, Furuncle, Carbuncle

山﨑 修
Osamu Yamasaki

頻度 ★★★★☆　緊急度 ★★★☆☆

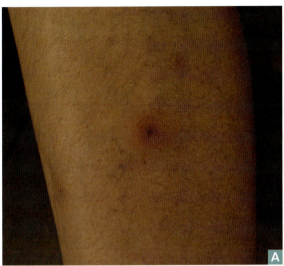
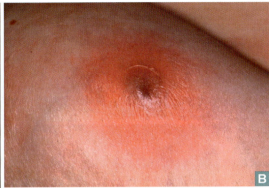
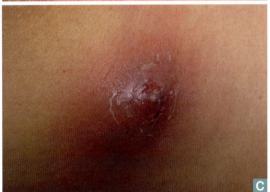

A 毛包炎．毛包に一致して丘疹が認められる．
B 癤．尖形の紅色腫脹が認められる．
C 癰．複数の膿疱を伴うドーム状隆起した紅色腫脹が認められる．

疾患の概説
- 毛包炎は単一毛包の入口部の感染症．
- 癤（おでき）は1本の毛包を中心に炎症が及ぶ黄色ブドウ球菌による深在性化膿性病変．
- 癤腫症は癤が多発，追発する状態．
- 癰は隣接する複数の毛包を巻き込んだ黄色ブドウ球菌による深在性化膿性病変．

診断のポイント
- 毛包炎は毛孔一致性の紅色丘疹または膿疱で周囲に紅暈をもつ．
- 癤は有痛性の毛孔一致性丘疹が急速に増大し尖形の紅色腫脹となる．局所熱感・圧痛がある．やがて毛孔に一致した膿栓を形成する．
- 思春期以後，男性の顔面，頸部，上肢，臀部などに好発する．
- 癰はより深部に病変が及び半球状に隆起した疼痛の著明な紅色腫脹であり，膿点が多発し，ぶよぶよしている．壊死になることもある．
- 癰は糖尿病など基礎疾患に合併することがある．

必要な検査
- 膿のGram染色や細菌培養で原因菌の検出が必要．
- 白血球増加，CRP陽性，赤沈亢進がみられることがある．

治療
- 軽症例
①セフジニル（セフゾン®カプセル100 mg）3カプセル　分3　毎食後　内服．
②クラブラン酸カリウム／アモキシシリン水和物配合剤（オーグメンチン®配合錠250RS）3錠　分3　毎食後　内服．
③レボフロキサシン（クラビット®錠500 mg）

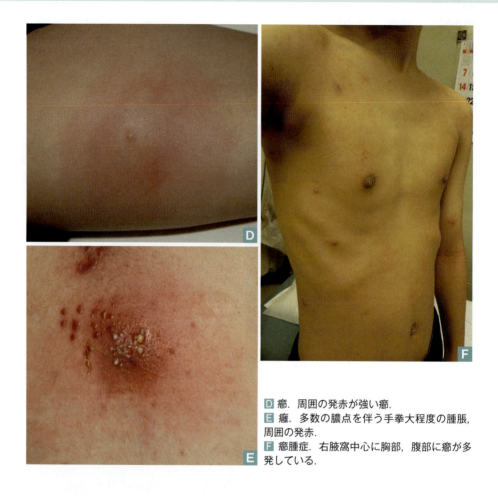

D 癤．周囲の発赤が強い癤．
E 癰．多数の膿点を伴う手拳大程度の腫脹，周囲の発赤．
F 癤腫症．右腋窩中心に胸部，腹部に癤が多発している．

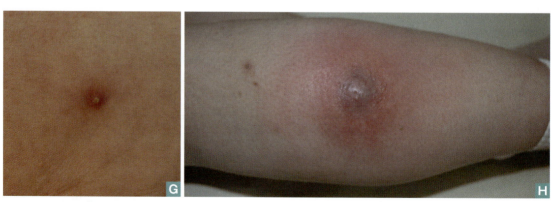

G 毛包炎．毛包一致性の膿疱を認める．
H 癤．波動を触れる(熟してくる)ようになれば，切開排膿する．

　1錠　分1　朝食後　内服．
●重症例
　①セファゾリンナトリウム水和物(セファメジン®α) 1g　1日3回　点滴．
　②スルバクタムナトリウム/アンピシリンナトリウム配合剤(ユナシン®-S) 3g　1日2回　点滴．
　③病変が膿瘍化し波動を触れるようになれば，切開排膿する．

多発性汗腺膿瘍
Multiple sweat gland abscesses

頻度 ★☆☆☆☆　緊急度 ★★★☆☆

山﨑 修
Osamu Yamasaki

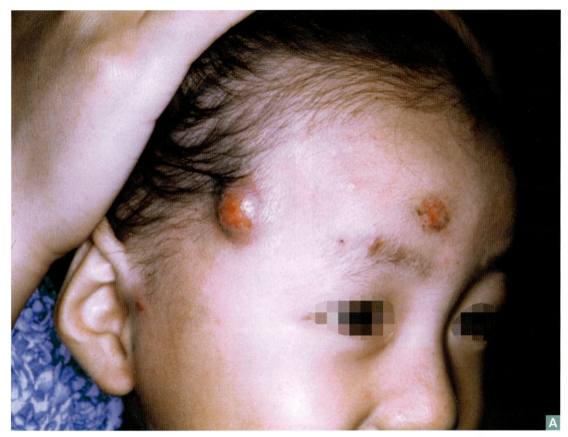

A 多発性汗腺膿瘍．前額，頭部に母指頭大までの結節を認める．

疾患の概説
- 汗管および汗腺の化膿性炎症で黄色ブドウ球菌感染症．
- 発汗の増大，汗の汗管内のうっ滞が誘因．
- 浅在性の汗孔周囲炎を併発することが多い．
- "あせものより"と称され，以前はよくみられたが，住環境が整備され冷暖房が行きとどいた昨今では稀である．

診断のポイント
- **高温多湿の夏季**に新生児，乳幼児にできる．
- **前額部，頭部**，鼻背，耳後部，項部，背部，臀部に好発．
- **毛孔とは無関係**に紅暈を伴った浅在性膿疱，紅色丘疹が多発．
- 深部病変はドーム状に隆起する有痛性紅色結節となる．増大すると波動を触れ，自潰して排膿することがある．
- 発熱やリンパ節腫脹を伴うことがある．

必要な検査
- 膿疱，膿瘍部より細菌培養し，薬剤感受性試験に提出する．
- 全身症状が強ければ，血液検査で白血球数，CRPなど炎症反応をチェックする．

治療
- セフェム系抗菌薬を中心とするβラクタム薬の内服が有効．
- 波動を触れたり，熟している病変は18Gの注射針で穿刺・排膿が必要．
- 入浴，シャワーを励行する．
- セフジニル（セフゾン®細粒）10 mg/kg/日

多発性汗腺膿瘍

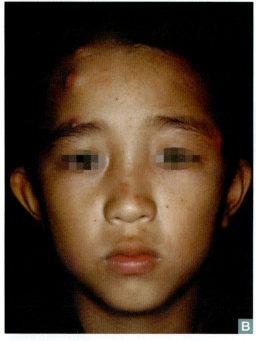

B 多発性汗腺膿瘍．前額に母指頭大までの結節を認める．

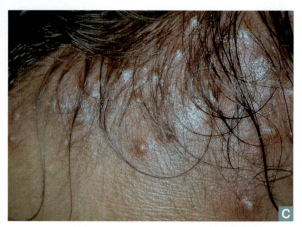

C 多発性汗腺膿瘍．大豆大の結節や膿疱を多数認める．

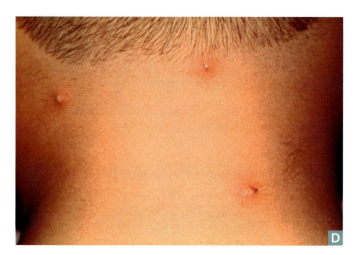

D 汗孔周囲炎．非毛孔一致性の丘疹，膿疱を認める．

　　　分3　5日間．
- セファクロル（ケフラール®細粒）30 mg/kg/日　分3　5日間．
- アジスロマイシン水和物（ジスロマック®細粒）10 mg/kg/日　分1　3日間．
- ナジフロキサシン（アクアチム®クリーム）10 g　1日2回塗布．
- 乳幼児は発汗量が多いので汗を大量にかかないように，涼しい環境づくりに留意する．

慢性膿皮症
Follicular occlusion triad (tetrad)

濱田 利久
Toshihisa Hamada

頻度 ★★☆☆☆　緊急度 ★★★☆☆

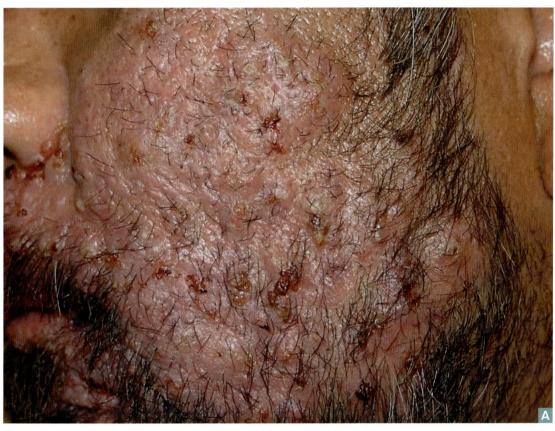

A 集簇性痤瘡．増悪時には発熱や多関節痛，白血球数増多・CRP 上昇を認めた．

疾患の概説
- 集簇性痤瘡，頭部乳頭状皮膚炎，化膿性汗腺炎および臀部慢性膿皮症が代表的疾患．
- 進行性・融合性に皮下にわたる瘻孔形成が主要な病態．感染症は二次的に生じたもの．
- 発熱や多関節痛，白血球数増多や CRP 上昇を認めうる．
- 家族性の化膿性汗腺炎家系において，γセクレターゼ遺伝子の異常が報告されている．

診断のポイント
- 再発性・進行性の皮下結節や皮下膿瘍．
- 複数の皮下で融合する瘻孔形成．
- 抗酸菌感染症など，慢性・亜急性感染症を除外．
- 肛門周囲では痔瘻孔との鑑別や交通の有無を確認．

必要な検査
- 一般細菌培養．必要に応じて真菌や抗酸菌培養も施行．
- 画像検査（CT，MRI）．
- 血液検査（赤沈，全血算，CRP など）．

治療
- 薬物療法
  ①急性期：レボフロキサシン水和物（クラビット®錠）（500 mg）分1　数日〜10日程度．
  ②慢性期：ミノサイクリン塩酸塩（ミノマイシン®カプセル）（100 mg）分1　長期投薬可．
  ③治療抵抗性，もしくは全身症状を伴う症例：エトチレナート（チガソン®カプセル）（10〜50 mg）分1〜3（保険適用外）．プレ

慢性膿皮症

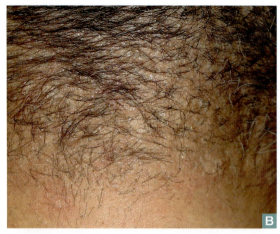

B 頭部乳頭状皮膚炎．この患者は，集簇性痤瘡と臀部慢性膿皮症も併発（follicular occlusion triad）．

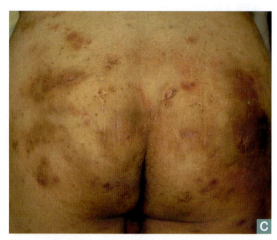

C 臀部慢性膿皮症．感染症を繰り返して発症し，疼痛のために座位が困難．

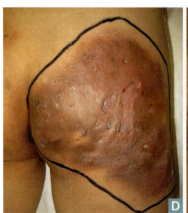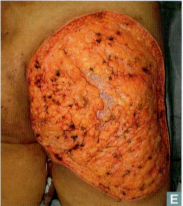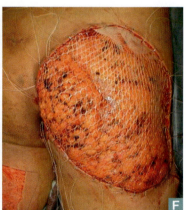

D〜F 臀部慢性膿皮症．硬結部分を一塊に切除しメッシュ植皮術で再建．

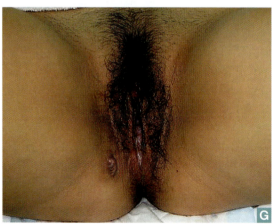

G 右鼠径部の皮下硬結（慢性膿皮症疑い）．
H 手術時に直腸が露出（痔瘻孔）．

ドニゾロン（プレドニン®錠）（5〜10 mg）分1（保険適用外）．
④顔面や頭部の治療抵抗性病変：トリアムシノロンアセトニド（ケナコルト-A®注）局注（保険適用外）．
●外科的療法（臀部慢性膿皮症など）：急性期は切開排膿．慢性期には外科的デブリードマンを検討．

各論 2 感染症

丹毒
Erysipelas

頻度 ★★☆☆☆　緊急度 ★★★★☆

梅村 啓史
Hiroshi Umemura

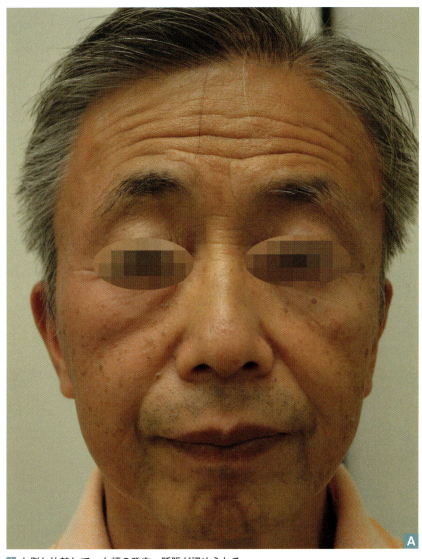

A 左側と比較して，右頬の発赤，腫脹が認められる．

疾患の概説
- 顔（特に頬部）や下肢（特に下腿）に比較的境界明瞭な浮腫性紅斑が出現する細菌感染症．片側性で明るい紅色を呈することが多く，熱感，圧痛が強い．
- 連鎖球菌群が起炎菌であることが多く，比較的表層である真皮までの感染とされる．
- 寛解と再発を繰り返すことがある．

診断のポイント
- 局所の触診において，熱感と圧痛が目立つ．
- 所属リンパ節腫脹を伴うことが多い．

必要な検査
- 採血で白血球，炎症反応（CRP，赤沈）の上昇を認める．軽症例や発症早期では所見に乏しいこともある．
- ASOとASKの上昇も認める．数週間の

丹毒

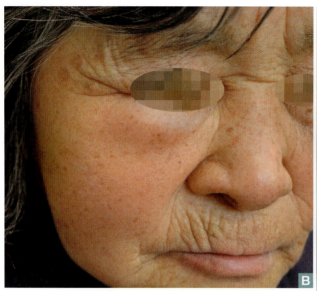
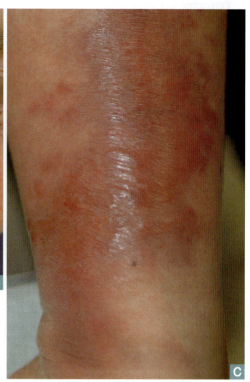

B 右下眼瞼から頬部の発赤,腫脹をきたしている.
C 下腿に発症した丹毒.

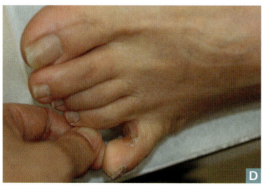
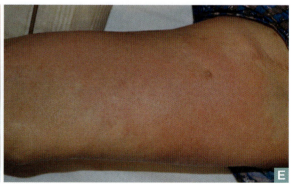

D 下肢の丹毒は趾間白癬が細菌の侵入門戸となることがある.
E 時に炎症は大腿に波及することもある.

間隔をあけて,2回測定することが望ましい.

治療
- 軽症例はペニシリン,もしくはセフェム系の抗菌薬内服で加療する.
- 中等～重症例ではペニシリン,セフェム系抗菌薬の点滴で加療を行う.
- 下肢に起こった場合は下肢安静が必須であり,下腿を挙上し,クーリングすることが望ましい.場合によっては入院加療も行う.
- 症状が軽快しても,抗菌薬の投与を1～2週間継続することが望ましい.

壊死性筋膜炎
Necrotizing fasciitis

梅村 啓史
Hiroshi Umemura

頻度 ★☆☆☆☆　緊急度 ★★★★★

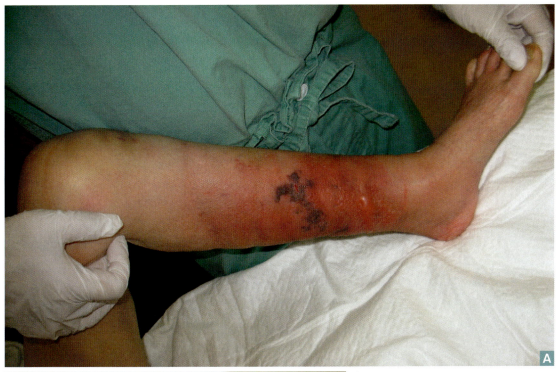

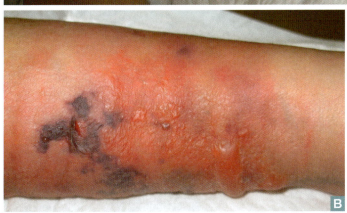

A 左下腿に著明な発赤と紫斑，水疱の形成を認める．
B Aの拡大像．

疾患の概説
- 脂肪組織と浅筋膜レベルを侵す細菌感染症．水疱，血疱，潰瘍，紫斑などを認める．
- **急激に壊死が拡大し，全身状態の悪化を招く．** ショックや多臓器不全から死に至ることもある．
- 主に下肢に発症することが多いが，陰部や体幹に認めることもある．
- 高齢者や基礎疾患を有する患者に起こることが多いが，健常人に突然発症することもある．
- 起炎菌はA群β連鎖球菌やG群連鎖球菌，一部の嫌気性菌などである．
- 肝機能障害のある患者で，夏季に *Vibrio vulnificus* や *Aeromonas* 属の感染によって起こることもある．

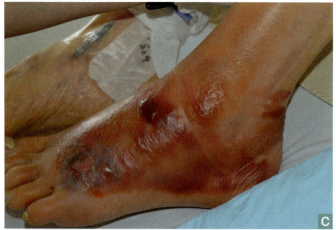

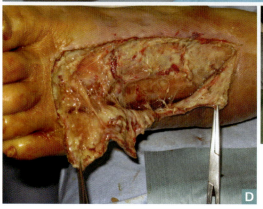

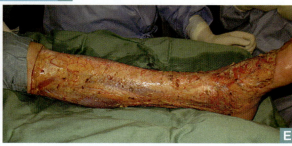

C 足背〜足関節の血疱, 紫斑を認める.
D 術中写真. 浅筋膜レベルまでの壊死を起こしている.
E 術前は足背〜足関節周囲の病変にみえたが, 実際には下腿全域の壊死をきたしていた.

診断のポイント
- 数十分〜数時間の間に紫斑や血疱が拡大する様子が観察される.
- メスで試験的に切開を行い, 脂肪組織の壊死を確認することが診断に有用.

必要な検査
- 採血では白血球の増加と炎症反応の上昇を認める. 多臓器不全を反映する所見が得られることもある.
- MRI や CT で, 筋膜に至る炎症を認める. 時にガス像も認められる.
- 膿汁や壊死組織を Gram 染色すると起炎菌が推定できる.

治療
- すみやかに入院管理とし, 外科的にデブリードマンを行う.
- ペニシリンを中心とした抗菌薬の点滴と全身管理を行う.

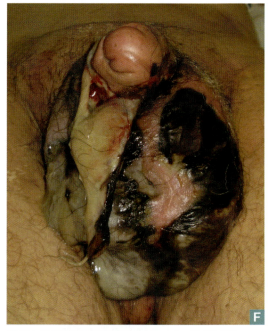

F 特に陰部の壊死性筋膜炎を Fournier 壊疽と呼ぶ.

蜂窩織炎
Cellulitis

頻度 ★★★★☆ 緊急度 ★★★★★

大野 貴司
Takashi Oono

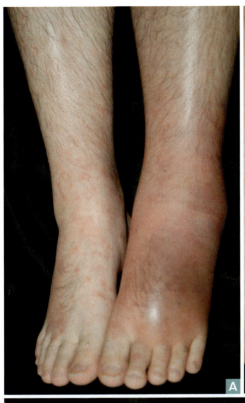
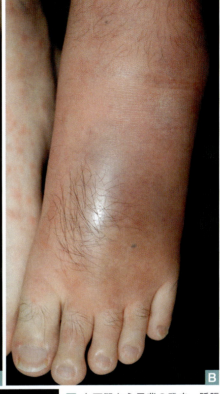
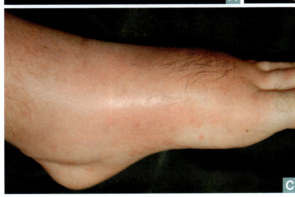

A 左下腿から足背の発赤，腫脹（右下肢は合併した結節性紅斑）．
B 左足背の著明な腫脹と暗紅色紅斑．
C 拡大像．

■疾患の概説
- 細菌感染による真皮から皮下脂肪組織に拡大する**びまん性化膿性炎症**．
- 原因菌は主に**黄色ブドウ球菌**．
- 症状は境界不明瞭な**発赤，腫脹が拡大し，熱感，圧痛**を伴う硬く浸潤を触れる局面となり，疼痛により可動障害を伴う（Galenの5徴候）．
- 硬結はやがて波動を触れ排膿し，壊死や潰瘍を形成する．
- リンパ管炎，領域リンパ節炎を伴い，時に敗血症を生じる．

■診断のポイント
- 丹毒（→S 83頁）は化膿連鎖球菌による浅在性蜂窩織炎で，病変部紅斑の境界が明瞭．
- 癤，癰（→S 83頁）でみられる膿栓の形成はない．
- 米国では蜂窩織炎と丹毒をはっきりと区別

蜂窩織炎

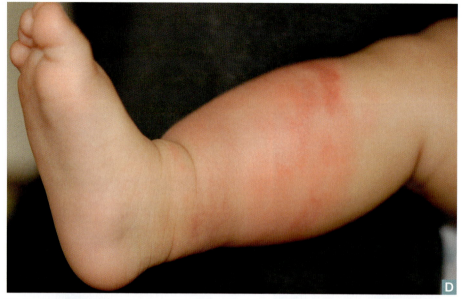

D 小児下腿の蜂窩織炎.

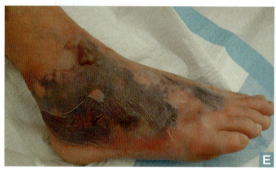

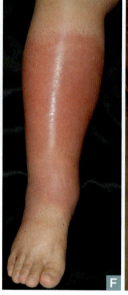

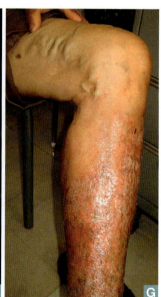

鑑別疾患
E 水疱，壊死を伴い壊死性筋膜炎への移行が疑われる症例.
F 境界明瞭な紅斑．ASO値上昇があり丹毒と診断.
G うっ滞性皮膚炎．著明な静脈瘤を認める.

するが，欧州では明確には区別されない.

必要な検査
- 血液検査で白血球増多，多核白血球増多，核の左方移動，CRP陽性などの急性炎症所見.
- 細菌培養で起炎菌を同定.
- 重症例では血液培養，プロカルシトニン測定.

治療
- 局所処置は初期には冷湿布と安静，下肢の場合は挙上，膿瘍形成があれば切開排膿.
- 軽症例：以下のいずれかを用いる.
  ①セフジニル（100 mg）3カプセル　分3.
  ②ファロペネムナトリウム水和物（200 mg）3錠　分3.
- 中等症・重症例：以下のいずれかを用いる.
  ①スルバクタムナトリウム/セフォペラゾンナトリウム配合剤　1回 1g　1日2回点滴静注.
  ②メロペネム水和物　1回 0.5 g　1日2回　点滴静注.
- MRSAの場合：以下を併用する.
  ①ホスホマイシンナトリウム　1回2g　1日2回　点滴静注.
  ②セファゾリンナトリウム　1回1g　1日2回　点滴静注.

白癬

Tinea

三浦 由宏
Yoshihiro Miura

頻度 ★★★★★　緊急度 ★☆☆☆☆

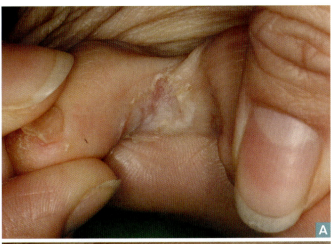

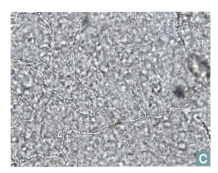

C KOH 直接鏡検．樹枝状の菌糸．

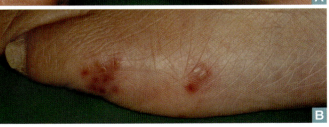

A 趾間型足白癬．紅斑と白色浸軟，辺縁には鱗屑を認める．
B 小水疱型足白癬．足縁の瘙痒を伴う小水疱と膿疱．

■ 疾患の概説
- 皮膚真菌症の中で最もみることが多い疾患で，白癬菌の寄生部位，臨床像で分類される．
- 足白癬（みずむし）が最多．趾間型，小水疱型，角質増殖型がある．
- そのほか，病型により多彩な臨床像と治療が存在．

■ 診断のポイント
- 趾間型は第4趾間に生じることが多い．瘙痒を伴う発赤，鱗屑を認め，時に浸軟する．
- 小水疱型は紅斑，小水疱を生じ，掌蹠膿疱症（→S 243 頁），汗疱（→S 61 頁）などとの鑑別が必要．
- 体部白癬（たむし），股部白癬（いんきんたむし）は環状紅斑を，爪白癬は爪甲の混濁，肥厚を呈する．

■ 必要な検査
- KOH 直接鏡検による菌の検出が必須で，臨床像のみで診断してはならない．

■ 治療
- 白癬は基本的に外用療法を行うが，難治例や病型によっては内服療法を行う．
- 爪白癬は内服療法や保険適用のある爪外用液で行う．
- 頭部白癬に外用療法は原則禁忌であり，内服療法を行う．
- 病型と重症度によっては皮膚科医への紹介が望ましい．
① ラノコナゾール（アスタット®クリーム）1日1回塗布．
② リラナフタート（ゼフナート®クリーム）1日1回塗布．
③ エフィコナゾール（クレナフィン®爪外用液）1日1回塗布．
④ テルビナフィン塩酸塩（ラミシール®錠）（125 mg）1錠/日．
⑤ イトラコナゾール（イトリゾール®カプセル）（50 mg）8カプセル/日を1週間内服し，3週間休薬，これを1クールとして3クール行う（パルス療法）．

白癬

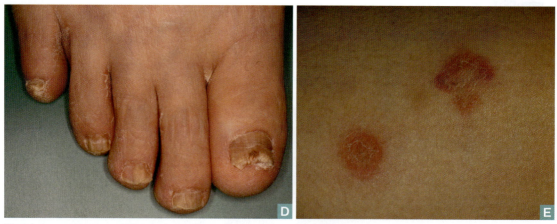

D 爪白癬．足趾の爪甲に白濁があり，特に母趾は肥厚と脆弱化が著明である．
E 体部白癬．境界明瞭な環状紅斑と辺縁の鱗屑．本症例はペットのネコから感染した（起炎菌は *Microsporum canis*）．

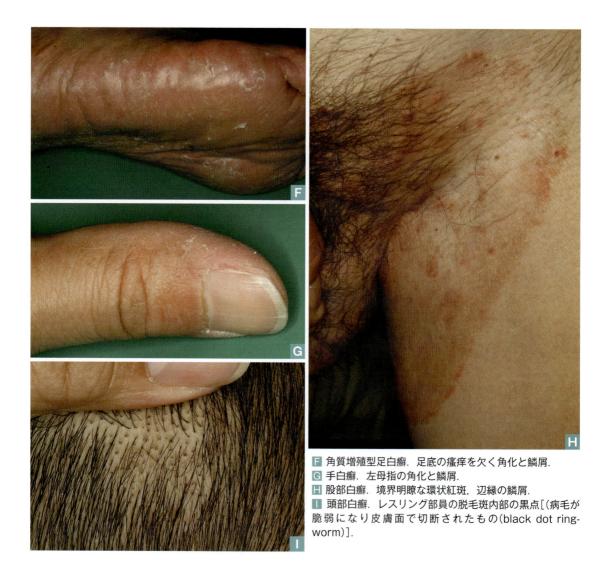

F 角質増殖型足白癬．足底の瘙痒を欠く角化と鱗屑．
G 手白癬．左母指の角化と鱗屑．
H 股部白癬．境界明瞭な環状紅斑，辺縁の鱗屑．
I 頭部白癬．レスリング部員の脱毛斑内部の黒点[（病毛が脆弱になり皮膚面で切断されたもの(black dot ringworm)].

癜風

Pityriasis versicolor, Tinea versicolor

三浦 由宏
Yoshihiro Miura

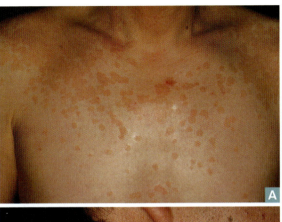
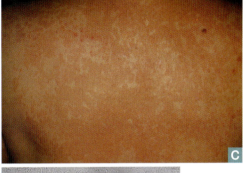
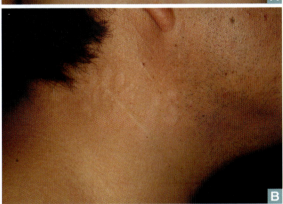
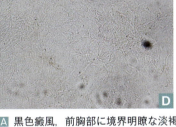

A 黒色癜風．前胸部に境界明瞭な淡褐色斑が多発している．表面をメス刃で擦ると，鱗屑を容易に採取できる．
B 白色癜風．右頸部に円形の脱色素斑が多発し，一部は融合している．
C 黒色癜風．上背部．淡褐色斑は融合傾向を示している．
D KOH直接鏡検．短い菌糸を多数認める．

疾患の概説

- 皮膚常在菌である *Malassezia* 属による真菌感染症．
- 高温，多湿な夏季に悪化し，冬季に軽快するが，再発することが多い．
- 治癒後も色素脱失を残すことがある．

診断のポイント

- 好発部位は，頸部，胸部，上背部．
- 自覚症状の乏しい境界明瞭な粃糠様鱗屑を伴う褐色斑[黒色癜風(黒なまず)]，脱色素斑(白色癜風)，稀に紅斑(紅色癜風)が多発し融合する．
- 男性にやや多く，小児，青壮年，発汗の多い人，スポーツ選手などに多い．
- 皮疹表面を鈍なメス刃などで掻破すると鱗屑を容易に採取できる．

必要な検査

- KOH直接鏡検にて菌糸や胞子を確認する．ズームブルー®を使うと菌糸や胞子がきれいに染まる．

治療

- 外用抗真菌薬が第一選択となる．治療に対する反応はよく，2～4週間の外用で軽快するが再発が多い．
  ① ルリコナゾール(ルリコン®クリーム)(10 g) 1日1回塗布．
  ② ラノコナゾール(アスタット®クリーム)(10 g) 1日1回塗布．
- 皮疹が広範囲に及ぶときは，抗真菌薬内服を行う．
  ① イトラコナゾール(イトリゾール®カプセル)(50 mg) 1～2カプセル/日 食直後 1～2週間．
- 治癒後の色素脱失に対する有効な治療はない．
- 治癒後の再発予防に，ミコナゾール硝酸塩配合シャンプーや泡石鹸(コラージュフルフルシリーズ)で身体を洗浄するとよい．

カンジダ症
Candidiasis, Candidosis

頻度 ★★★☆☆　緊急度 ★☆☆☆☆

三浦 由宏
Yoshihiro Miura

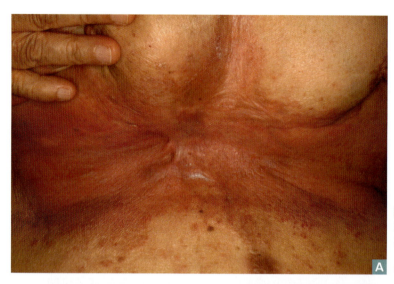

A　カンジダ性間擦疹．乳房下部に湿潤した紅斑があり，周辺に丘疹が多発している．紅斑表面は薄い鱗屑を付している．

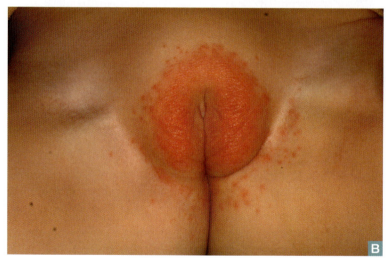

B　乳児寄生菌性紅斑．外陰部に境界明瞭な湿潤した紅斑と周辺に小丘疹が多発している．

疾患の概説
- 口腔内，腟内などに常在する *Candida* 属菌による感染症．
- 陰部や指間などの湿潤環境や不衛生，ステロイド外用薬の誤用など，局所的要因によって発症．
- 皮膚カンジダ症は，カンジダ性間擦疹，乳児寄生菌性紅斑，カンジダ性指間びらん症，カンジダ性爪囲爪炎などに分類される．

診断のポイント
- カンジダ性間擦疹は，陰股部，腋窩，乳房下部などに湿潤した紅斑が生じ，その辺縁に小丘疹，膿疱が散在する．
- 乳児寄生菌性紅斑は，おむつ皮膚炎（→S75頁）との鑑別が必要．
- カンジダ性指間びらん症は，第3指間に好発．発赤，びらんを生じ，中心部は白色に浸軟する．水仕事が多い人に生じる．
- カンジダ性爪囲爪炎は，爪周囲の発赤，腫脹と爪変形をきたすこともある．

必要な検査
- KOH直接鏡検で，仮性菌糸と分芽胞子を認める．

カンジダ症

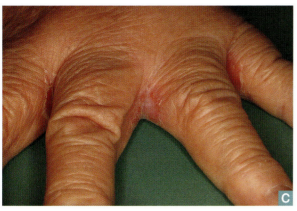
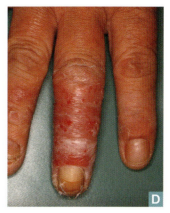

C カンジダ性指間びらん症．第2〜4指間に境界明瞭な湿潤した紅斑があり，中央は白色に浸軟している．その辺縁には襟状の鱗屑を認める．

D カンジダ性爪囲爪炎．中指爪囲の発赤，腫脹と爪甲の白濁．絆創膏を長時間貼っていたため病変の拡大があった．

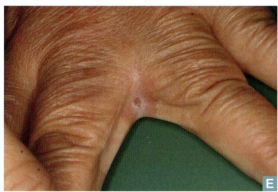
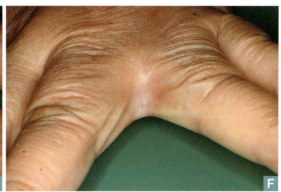

E カンジダ性指間びらん症．治療前．
F Eのイトラコナゾールカプセル(100 mg/日)内服2週間後．指間は乾燥し，紅斑も消失した．

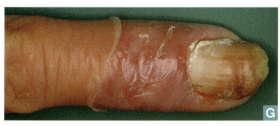
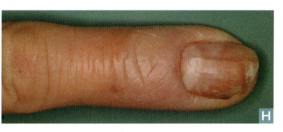

G カンジダ性爪囲爪炎，治療前．
H Gのイトラコナゾールカプセル(100 mg/日)内服3週間後．爪囲の発赤，腫脹と爪甲白濁は改善した．

治療

- 抗真菌薬外用が第一選択．
  ①ケトコナゾール(ニゾラール®クリーム)(10 g) 1日1回塗布．
  ②ルリコナゾール(ルリコン®クリーム)(10 g) 1日1回塗布．
- 広範囲例やカンジダ性爪囲爪炎では内服治療を行う．
  ①イトラコナゾール(イトリゾール®カプセル)(50 mg) 50〜100 mg/日．
- 外用抗真菌薬の中にはカンジダ症に効能・効果がないものがあるので注意が必要．

スポロトリコーシス
Sporotrichosis

頻度 ★☆☆☆☆　緊急度 ★★☆☆☆

三浦 由宏
Yoshihiro Miura

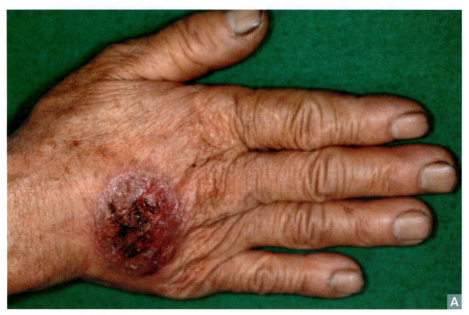

A 固定型．右手背に鱗屑，血痂を付す浸潤紅斑を認める．
（写真提供：長崎大学大学院医歯薬総合研究科皮膚病態学分野　竹中 基先生，掖済会長崎病院皮膚科西本勝太郎先生）

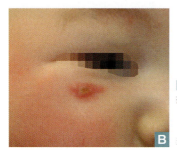

B 固定型．乳児の右頬部に生じた，痂皮を付す小結節．
［福地麗雅，西村香織，竹中 基，他：スポロトリコーシスの2例（小児および成人例）．西日本皮膚科 2015；77：138-141 より引用］

疾患の概説
- わが国で最多の深在性真菌感染症．土壌や腐木に生息している *Sporothrix schenckii* が外傷などを介して皮膚内に侵入し，肉芽腫性病変を形成．
- 病型は固定型とリンパ管型がほとんど．

診断のポイント
- 小児では顔面，成人では上肢と顔面に好発．
- 固定型は菌の侵入部位に単発する．丘疹，膿疱，痂皮を付す浸潤性紅斑，肉芽腫，潰瘍を生じる．
- リンパ管型は，外傷部位に一致して肉芽腫を生じ，やがてリンパ管の走行に沿って上行性に皮下結節が出現．
- 抗菌薬内服や外用などの細菌性疾患の治療で改善しない．

必要な検査
- KOH直接鏡検で菌を検出するのは困難．病変部からの真菌培養．
- 皮内注射にて判定するスポロトリキン反応は，特異性が高く，診断に有用．

治療
- ヨウ化カリウム内服が第一選択．状況によ

スポロトリコーシス

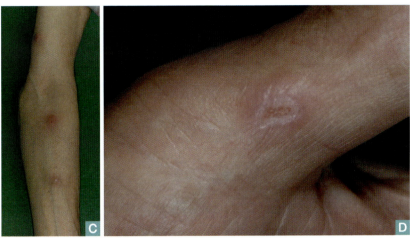

C リンパ管型．左上肢にリンパ管に沿った結節が多発している．
D リンパ管型．左母指に生じた小結節（初発部位）．
（写真提供：長崎大学大学院医歯薬総合研究科皮膚病態学分野　竹中 基先生，掖済会長崎病院皮膚科　西本勝太郎先生）

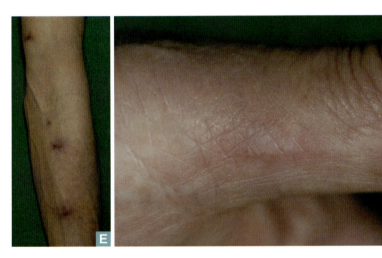

E Cの治療後，ヨウ化カリウム300〜500 mg内服で小結節は消失した．
F Dの治療後．多発する結節は瘢痕治癒した．
（写真提供：長崎大学大学院医歯薬総合研究科皮膚病態学分野　竹中 基先生）

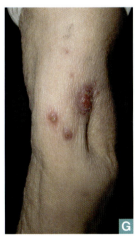
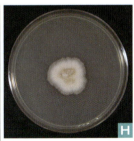
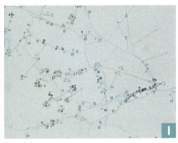

G 固定型．左上腕の結節．初発時1つだった紅色結節が，経過中にリンパ管の走行とは無関係に周囲に拡大した．
H Gの生検組織からの真菌培養所見．
I Gのスライドカルチャー所見．
（写真提供：祐愛会織田病院皮膚科　小野槇子先生，織田洋子先生）

り抗真菌薬内服や局所温熱療法も行う．
①ヨウ化カリウム900 mg/日（小児では300 mg/日）8〜12週間．
②イトラコナゾール（イトリゾール®カプセル）（50 mg）100〜200 mg/日（小児では25〜100 mg/日）食直後　8〜12週間．
③使い捨てカイロを1日2〜3時間，病変部に当て39℃以上になるよう加温する．施行時，局所の低温熱傷には注意が必要．

単純疱疹

Herpes simplex

山本 剛伸
Takenobu Yamamoto

頻度 ★★★★★　緊急度 ★★★☆☆

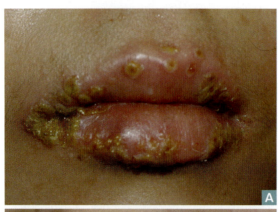
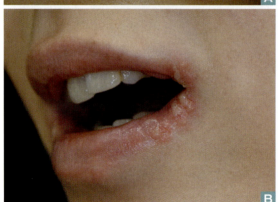

A ヘルペス性歯肉口内炎．口唇・口腔内に多数の小水疱，びらんが発熱，リンパ節腫脹とともに認められる．
B 口唇ヘルペス．口唇周囲に小水疱が集簇する．中心臍窩を伴いやすい．症状は軽度の違和感程度．

疾患の概説
- 皮膚に生じる単純ヘルペスウイルス（herpes simplex virus；HSV）感染症を総称する．
- 初感染によるヘルペス性歯肉口内炎，性器ヘルペス，Kaposi水痘様発疹症，ヘルペス性瘭疽などが含まれる．
- HSV再活性化により口唇ヘルペス，性器ヘルペス，臀部ヘルペスなどを生じ，疲労，ストレスにより再発を繰り返す．
- Kaposi水痘様発疹症はアトピー性皮膚炎患者に好発する．
- ヘルペス性瘭疽は手指の微小外傷から侵入して発症する．

診断のポイント
- 紅暈を伴う数mm大の小水疱が集簇する．
- 初感染時には発熱，リンパ節腫脹，疼痛などを認めるが，再発時は自覚症状に乏しい．
- 細菌感染を併発することがある．

必要な検査
- 血清HSV抗体価測定は初感染時のみ有用．
- Tzanck試験で巨細胞，棘融解細胞を確認する．
- イムノクロマト法を用いた迅速検査による性器ヘルペスの診断．

治療
- 腎機能正常成人例の場合
  ① 軽症/中等症：（抗ウイルス薬外用）＋抗ウイルス薬内服．
  バラシクロビル塩酸塩（1回500 mg　1日2回内服，または，ファムシクロビル1回250 mg　1日3回内服．
  ② 重症：抗ウイルス薬点滴静注．
  アシクロビル　1回5 mg/kg　1日3回点滴静注．
  ③ 細菌感染併発例：抗菌薬内服を併用．

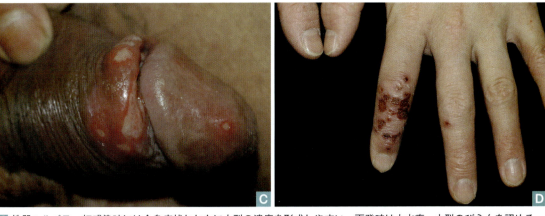

C 性器ヘルペス．初感染時には全身症状とともに大型の潰瘍を形成しやすい．再発時は小水疱，小型のびらんを認める．
D ヘルペス性瘭疽．手指に疼痛を伴う小水疱・びらんを認める．医療従事者が罹患した場合は，感染拡大をきたすことがあるため注意が必要．

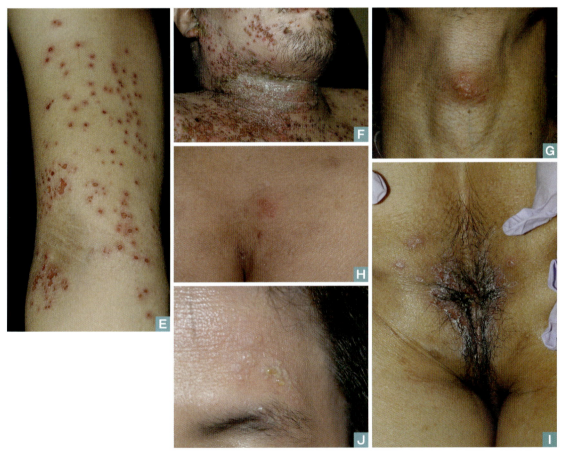

E Kaposi 水痘様発疹症（軽症）．皮膚バリア機能に異常をきたした状態に合併しやすい．小水疱，びらん，痂皮が混在している．
F Kaposi 水痘様発疹症（重症）．広範囲に小水疱，びらん，痂皮を認め，発熱も伴っている．病変部には細菌感染も併発している．
G 頸部に生じた単純疱疹．紅暈を伴う小水疱，膿疱が集簇している．
H 臀部ヘルペス．性器ヘルペスを繰り返すうちに症状が臀部に移動して発症する例がある．比較的高齢者に多い．
I 肛門周囲に生じた単純疱疹．免疫不全患者では肛門周囲に病変を認めることがある．典型的な小水疱はみられず，びらん，潰瘍を認めることが多い．
J 単純疱疹と伝染性膿痂疹の合併例．Tzanck 試験でウイルス性巨細胞を認め，Gram 染色では Gram 陽性球菌（黄色ブドウ球菌）が確認された．

帯状疱疹

Herpes zoster

浅田 秀夫
Hideo Asada

頻度 ★★★★☆　緊急度 ★★★★☆

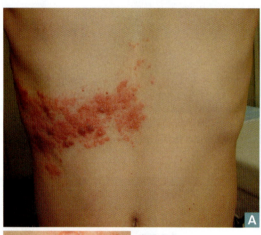
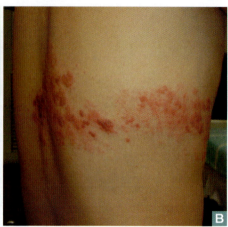
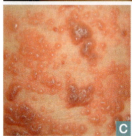

帯状疱疹
A, B 皮疹は神経分布に一致して片側性，帯状にみられる．
C 拡大像．小水疱の集簇を伴った紅斑．

疾患の概説
- 神経節に潜伏感染していた水痘帯状疱疹ウイルス（varicella zoster virus；VZV）の再活性化によって起こる．
- 神経痛様の痛みが先行し，赤みを伴った小水疱の集簇が，片側性に知覚神経の分布に一致して出現．
- 皮疹の治癒後も，痛みや感覚異常が長期間残ることがある（帯状疱疹後神経痛，post-herpetic neuralgia；PHN）．

診断のポイント
- 小水疱の集簇を伴った紅斑が出現．
- 皮疹は神経支配領域に一致して片側性，帯状に分布．
- 疼痛を伴う．

必要な検査
- 水疱内容の塗抹標本．
  ① Tzanck 試験：水疱内の細胞の塗抹標本を Giemsa 染色し，ウイルス性巨細胞を検出．
  ② VZV 抗原の検出：VZV 特異的抗体を用いて塗抹細胞を染色．単純疱疹（→ S 96）との鑑別に有用．

治療
- 軽症・中等症例：以下を併用する．
  ① バラシクロビル塩酸塩（バルトレックス®錠）（500 mg）またはファムシクロビル（ファムビル®錠）（250 mg）6 錠　分 3　7 日間．
  ② アセトアミノフェン（カロナール®錠）（200 mg）6〜12 錠　分 3．
  ③ ジメチルイソプロピルアズレン（アズノール®軟膏）1 日 1〜2 回　ガーゼにつけて貼付．
- 重症例
  上記①の代わりに，アシクロビル（ゾビラックス®注）（250 mg）1 回 5 mg/kg　1 日 3 回点滴静注　7 日間．
- PHN：プレガバリン（リリカ®カプセル），トラマドール塩酸塩／アセトアミノフェン（トラムセット®配合錠）などを使用する．

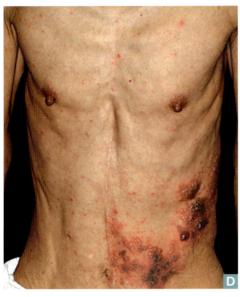
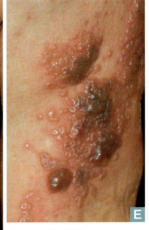

汎発性帯状疱疹
D 免疫低下患者では，神経分布に一致した皮疹に加え，水痘様の散布疹がみられることがある．
E 水疱の融合や血疱も認める．

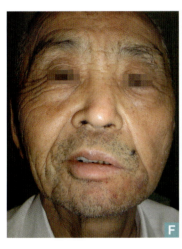
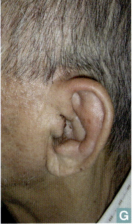

F, G 耳介の帯状疱疹では顔面神経麻痺を合併することがある．口唇の偏位，左口角下垂を認める．

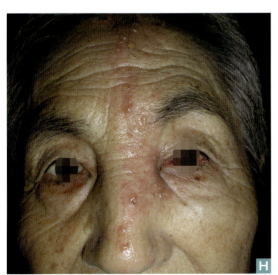
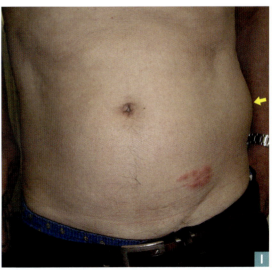

H 三叉神経第1枝領域の帯状疱疹で鼻部に皮疹がみられると，結膜炎，角膜炎などの眼合併症をきたしやすい（Hutchinson 徴候）．

I 腹部の帯状疱疹では，腹筋麻痺による腹部膨隆（矢印）や麻痺性イレウスを合併することがある．

COLUMN

ヘルペス診療ガイドライン

渡辺 大輔
Daisuke Watanabe

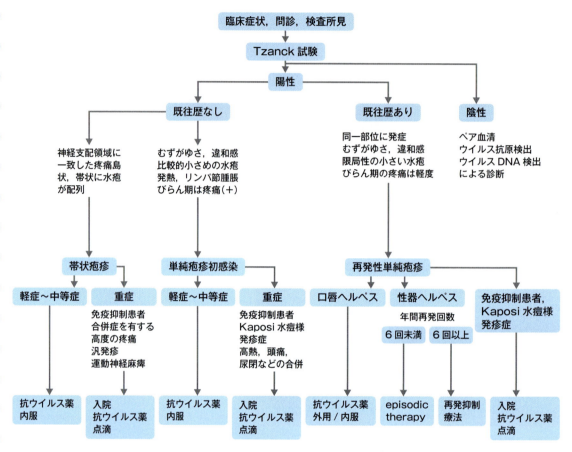

図 ■ 診断～抗ウイルス薬選択のアルゴリズム
［渡辺大輔：診療ガイドライン UP-TO-DATE 2012-2013. 門脇 孝, 小室一成, 宮地良樹（監）, メディカルレビュー社, 東京, 2012；181 より引用］

　単純疱疹, 帯状疱疹とも皮膚科で遭遇することの多いヘルペスウイルス感染症であり, ともに治療の基本は抗ヘルペスウイルス薬の全身投与となる. 抗ウイルス薬は注射薬としてアシクロビル（ゾビラックス®）, ビダラビン（アラセナ-A）が, 内服薬としてアシクロビル, およびプロドラッグであるファムシクロビル（ファムビル®）, バラシクロビル塩酸塩（バルトレックス®）が, 外用薬としてアシクロビルおよびビダラビン軟膏が存在し, 病態や重症度によって使用される.

　皮膚科領域において, ヘルペス診療ガイドラインは今まで存在しなかったが, 日本皮膚科学会からの要請を受け, 現在, 帯状疱疹と単純疱疹それぞれについてのガイドラインの作成が始められている. 最新のエビデンスをもとに診断および治療のガイドラインを定めていく予定であるが, 単純疱疹ガイドライン作成の委員長である筆者が以前作成した単純疱疹・帯状疱疹の診断～抗ウイルス薬選択のアルゴリズムを図に示す.

尋常性疣贅

Verruca vulgaris

浅越 健治
Kenji Asagoe

頻度 ★★★★★　緊急度 ★★☆☆☆

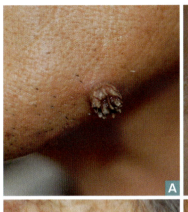
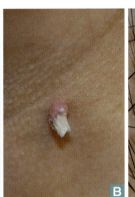
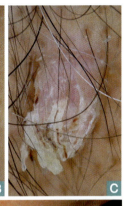
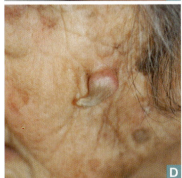
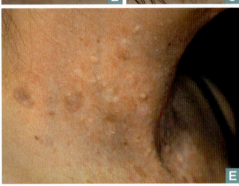

A 下顎部に生じた乳頭状角化性の小結節.
B 頸部に生じた糸状疣贅.
C 糸状疣贅のダーモスコピー像. 乳頭状角化性変化, 点状出血塊, ヘアピン様毛細血管拡張を認める.
D 皮角を形成した症例. 日光角化症, 有棘細胞がんなどによる皮角と鑑別する.
E 免疫抑制患者に生じた多発性疣贅.

疾患の概説
- ヒトパピローマウイルス(HPV)2, 27, 57型などの感染により生じる疣贅.
- 接触感染する.

診断のポイント
- 全年齢層に発症しうるが, 幼少時から思春期に生じやすい.
- 手足を中心とする四肢に好発し, 次いで頭頸部, 体幹.
- 表面乳頭状の角化性丘疹, 局面, 腫瘤.
- 顔面や頸部では外方突出性となり, 糸状疣贅となる.
- 手掌・足底では鶏眼や胼胝(→S 190頁)と鑑別を要す扁平な角化性局面(モザイク疣贅).
- 増殖した角質内に点状出血を認める.
- 免疫抑制患者では多発性, 難治性となりやすい.

必要な検査
- ダーモスコピーにて乳頭状変化, 出血点, 血管拡張などを確認.
- 皮角や腫瘤を形成した場合は, ほかの疾患との鑑別のため必要に応じて病理組織検査.

治療
- 物理学的治療:凍結療法(液体窒素), 炭酸ガスレーザー, 外科的切除など.
- 化学的治療:サリチル酸外用(スピール膏®など), モノ(トリ)クロロ酢酸塗布, グルタールアルデヒド外用など(サリチル酸製剤のみ保険適用).
- 薬物療法:ブレオマイシン塩酸塩局注, フルオロウラシル(5-FU)軟膏, イミキモド外用, 活性型ビタミンD_3軟膏, エトレチナート内服など(保険適用なし).
- 接触免疫療法:スクアレン酸ジブチルエステル(SADBE), ジフェニルシクロプロペノン(DPCP)などの感作性物質を塗布し, HPVに対する免疫応答を誘導.
- 手足などの難治例では種々の治療が試みられるが, 確実な方法はないのが現状である.

尋常性疣贅

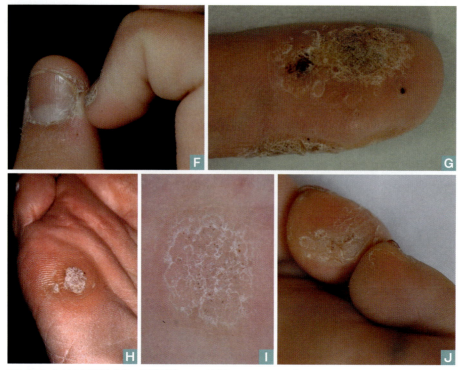

F 爪囲に生じた尋常性疣贅．接触感染により対指に kissing 病変を生じている．
G 手指に生じたモザイク疣贅．難治性．
H 足底の角化性局面．胼胝や鶏眼と類似するが点状出血塊を認める．
I 足底疣贅のダーモスコピー像．軽度の乳頭状変化と点状出血塊が確認される．
J 足趾に生じたモザイク疣贅．

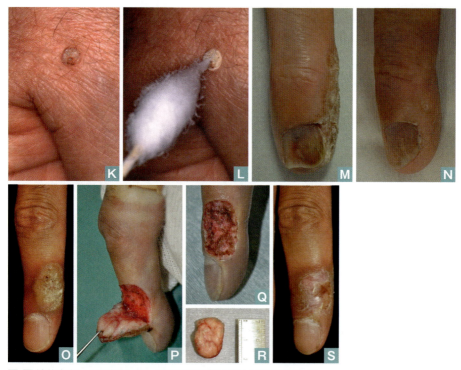

K, L 液体窒素による冷凍凝固．病変周囲に白暈ができる程度に凍結．
M, N 手指～爪甲下の難治性疣贅に対して接触免疫療法が奏効した症例．治療前（M）．治療後（N）．
O～S 大型の難治性疣贅（O）に対し切除（イボ剝ぎ法）を施行（P～R）．切除後約 5 週間で上皮化（S）．

尖圭コンジローマ

Condyloma acuminatum

頻度 ★★★★☆　緊急度 ★★☆☆☆

浅越 健治
Kenji Asagoe

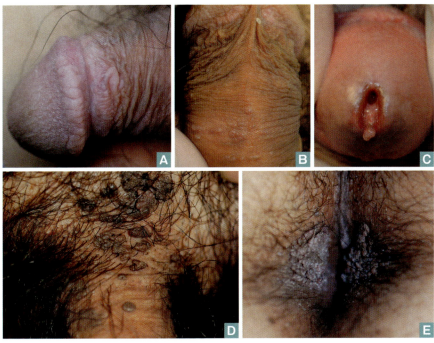

男性例
- A 亀頭辺縁部の常色疣状局面．
- B 陰茎包皮の淡紅色丘疹．
- C 尿道口内の乳頭状結節．
- D 陰茎包皮から恥丘部にかけての乳頭状褐色丘疹・結節．
- E 肛門周囲の乳頭状〜鶏冠状褐色局面．

疾患の概説
- 粘膜低リスク型のヒトパピローマウイルス(HPV)6，11型の感染により生じる外陰部の疣贅．
- 性的接触が主たる感染経路．

診断のポイント
- 大多数は性的活動年齢者の外陰部，肛門周囲に発症．
- ごく稀に小児や外陰部以外にも生じる．
- 粘膜部では乳頭状の常色〜淡紅色の丘疹が集簇．
- 包皮，大陰唇，会陰部などでは褐色調の小丘疹・結節となり，脂漏性角化症と紛らわしい臨床像を呈する．
- 尿道内，腟粘膜〜子宮頸部，肛門管内にも病変を形成しうる．
- 粘膜ハイリスク型HPV感染症であるBowen様丘疹症との鑑別が重要．

必要な検査
- 治療後の残存病変の確認にはダーモスコピーが有用．
- 尿道，腟，肛門部では泌尿器科，婦人科および外科的診察を要す．
- 梅毒やヒト免疫不全ウイルス(HIV)感染症など，ほかの性行為感染症の有無を確認．
- 褐色丘疹を呈する症例では，Bowen様丘疹症などとの鑑別目的に病理検査を行う．

治療
- 物理学的治療：凍結療法(液体窒素)，電気焼灼，外科的切除．
- 薬物療法：イミキモド(ベセルナクリーム)塗布．
- セックスパートナーが同様の病変を有するかどうか確認し，認めれば同時に治療する．
- セックスパートナーへの感染予防を指導．

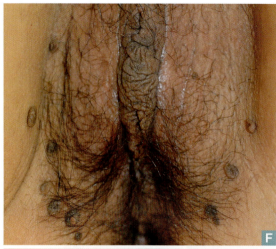
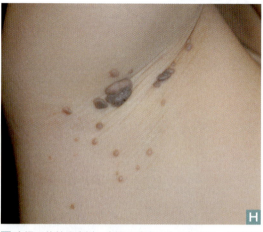

H 小児の体幹発症例．小児の腋窩に生じた症例．PCR法にてHPV6型が証明された．

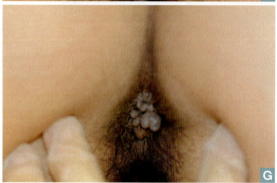
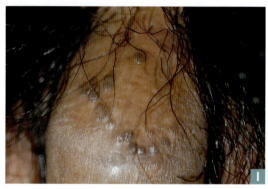

I Bowen様丘疹症による陰茎包皮の褐色丘疹．臨床的には尖圭コンジローマにおける褐色丘疹・結節との鑑別が困難．組織学的な異型性の有無の確認もしくはPCR法によるHPV型の確認が必要．

女性例
F 大陰唇～会陰に散在する褐色小結節．脂漏性角化症様の病変．
G Fの肛門周囲病変．

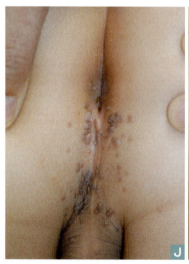
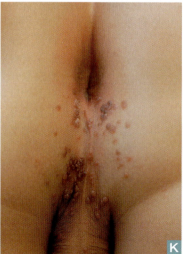
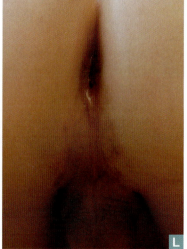

イミキモド（ベセルナクリーム）による治療
J 治療開始前．
K 塗布後約1週間．病変に発赤と腫脹を生じている．
L 塗布開始1か月で瘢痕治癒し，その後色素沈着となった．

梅毒
Syphilis

妹尾 明美
Akemi Senoo

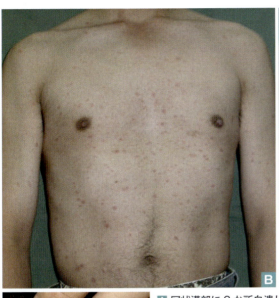
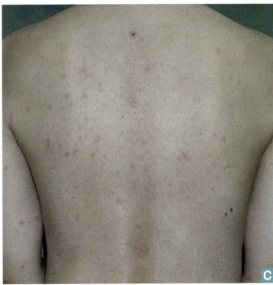
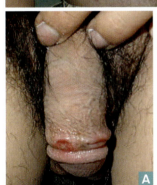

A 冠状溝部に2か所自潰した潰瘍性結節がみられる(硬性下疳)，梅毒1期疹．
B 胸腹部のバラ疹，梅毒2期疹．
C 背部のバラ疹．

疾患の概説
- *Treponema pallidum*(TP)による性感染症．母体から感染した胎児を先天梅毒という．

診断のポイント
- 第1期梅毒：感染後約3週間で亀頭・冠状溝，大・小陰唇に初期硬結を生じ，自潰潰瘍化する(**硬性下疳**)．鼠径リンパ節腫脹(**無痛性横痃**)し，放置していても2～3週間で消える．
- 第2期梅毒：感染後3か月になると梅毒疹を生じる．**梅毒性バラ疹**にやや遅れて，顔面，体幹，外陰，掌蹠に丘疹性梅毒疹を生じる．掌蹠では落屑を有し梅毒性乾癬と呼ぶ．性器や肛門には扁平コンジローマを生じ，感染源となる．痤瘡様や膿痂疹様の皮疹，爪囲の発赤，腫脹，脱毛，口内炎や歯肉の乳白色浸軟した粘膜疹などがみられる．

必要な検査
- パーカーインク法などの直接鏡検法と次の2つの血清学的検査を行う．脂質抗原を用いるSTS法(ガラス板法やRPR法)と*T. pallidum*抗原を用いるTP抗原法(TPHA，FTA-ABS法など)である．
- 梅毒感染2～4週でSTS法は陽性となり，治療効果を測定できるメリットがある反面，梅毒以外で陽性を示すこと(生物学的偽陽性)がある．

治療
- 第一選択はペニシリン系内服薬で，アモキシシリン水和物(サワシリン®)1回500 mgを1日3回(1,500 mg/日)投与．
- 投与期間は病期により異なるが4週間程度となることが多い．

梅毒

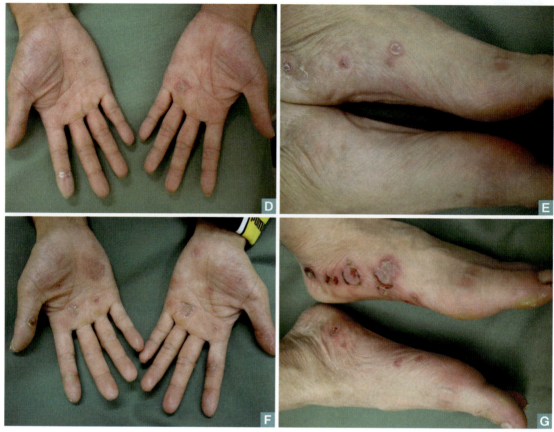

D, E 初診時，左膝関節痛と手足の丘疹性皮疹で来院．
F, G 2週間後微熱，膿痂疹様皮疹を呈し，血清学的検査で梅毒と診断された．

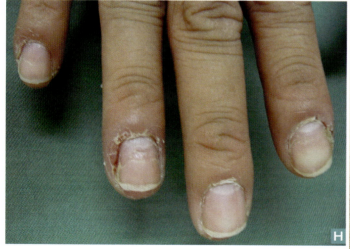

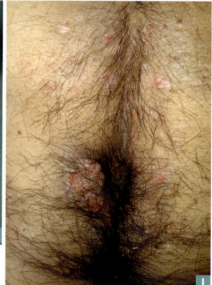

梅毒性爪囲肉芽と扁平コンジローマ
H 爪囲炎と4指にみられた小型の爪囲肉芽．梅毒2期疹．
I 扁平隆起し，湿潤する乳頭状局面，扁平コンジローマ．

BCG接種後の皮膚反応
Cutaneous reaction after BCG vaccination

眞部 恵子
Keiko Manabe

頻度 ★★☆☆☆　緊急度 ★★☆☆☆　幼小児に好発

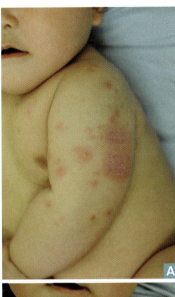
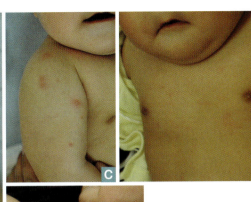
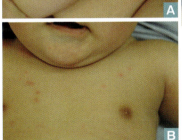
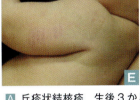

A 丘疹状結核疹．生後3か月時にBCG接種，生後5か月頃に体幹・四肢・顔面に小丘疹を生じた．
B Aと同一患者の前胸部．
C Aと同一患者の上腕部．
D Aと同一患者の2週間後．無治療で，比較的早く丘疹が褪色，消退した．
E Aと同一患者の2週間後．体幹と同じく，丘疹は良好に退色，消退している．

疾患の概説
- BCG接種後の副反応としては，腋窩リンパ節腫脹，皮膚結核様病変，接種局所の膿瘍，骨炎・骨髄炎，全身播種性BCG感染などが挙げられ，近年の報告ではこの順に頻度が高いとされている．
- 若年(生後0〜3か月頃)の接種でより副反応を生じやすい可能性が指摘されている．
- 皮膚反応は真性結核と皮膚結核様病変に分けられ，後者では(広義の)丘疹状結核疹と呼ばれるものが多い．本項では主に丘疹状結核疹について取り上げる．

診断のポイント
- 丘疹状結核疹はBCG接種から1〜3か月ほどで，体幹，四肢，時に顔面にも，直径2〜5mmほどの紅色丘疹が散在性に，あるいは集簇性に多発する．
- 中央部が壊死を伴うものは壊疽性丘疹状結核疹と呼ばれる．
- 丘疹部に結核菌は証明されないと言われている．
- 病理学的には類上皮肉芽腫がみられることが多い(軽症であればリンパ球浸潤のみのこともある)．

必要な検査
- 可能であれば皮膚生検により病理検査を行う．
- 真性皮膚結核との鑑別が必要であれば，結核菌の有無を組織切片からの培養あるいはPCR法で検討する．

治療
- 丘疹状結核疹は通常無治療で自然軽快する．約1〜3か月で，瘢痕を残さず略治することが多い．
- 真性皮膚結核であれば通常イソニアジドによる治療が行われる．

各論 2 感染症

肺炎球菌ワクチン接種後の結節性紅斑
Erythema nodosum after pneumococcal vaccine

頻度 ★☆☆☆☆　緊急度 ★☆☆☆☆

高山 かおる
Kaoru Takayama

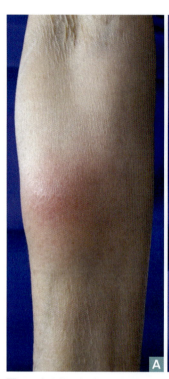
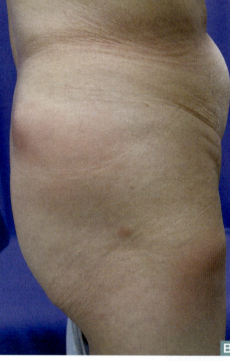
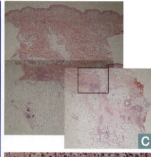
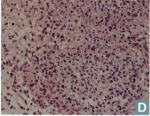

腰部から生検した病理像
C 真皮下層から脂肪織に隔壁優位の膠原線維の増生がある．
D 拡大像．好中球を中心とした炎症細胞が浸潤していた．

A 74歳女性．初診の2日前に肺炎球菌ワクチンを左上腕に接種．接種翌日から接種部位に圧痛を伴う紅斑がみられる．
B Aの2日目に出現した臀部や下肢の有痛性紅斑．

疾患の概説
- 肺炎球菌ワクチン接種後に結節性紅斑が生じることは稀であるが，近年ワクチン接種機会が増えているため，今後症例数は増える可能性がある．
- 有痛性の紅斑で，主に脂肪織に好中球の浸潤を認めるものを結節性紅斑と診断する．通常は下肢に生じることが多く，連鎖球菌感染症などが原因となることが知られている．
- 肺炎球菌ワクチン接種の副反応は通常重篤なものは少なく，接種部位の発赤や疼痛・腫脹などがみられる程度であるが，その反応が接種部位を越えて起こった状態が結節性紅斑と考えられる．
- 肺炎球菌ワクチンは，菌体外側にある莢膜多糖体を含む不活化ワクチンであるが，このワクチンの性状として自然免疫機構が成立する可能性が考えられ，このことが結節性紅斑を誘発すると推測している．

診断のポイント
- 接種部位を中心に対側上肢，両下肢，腰背部に圧痛を伴う紅斑が多発する．発熱，CRP上昇がみられる．
- 紅斑から生検した病理検査では脂肪織隔壁を中心とした好中球浸潤がみられる．

必要な検査
- 病理検査と血液検査で炎症反応を確認する．

治療
- 自然経過で治癒すると思われるが，遷延する場合には肺炎球菌に対する治療が必要となる．

各論 2 感染症

伝染性膿痂疹
Impetigo contagiosa

頻度 ★★★★★　緊急度 ★★★☆☆　幼小児に好発

山﨑 修
Osamu Yamasaki

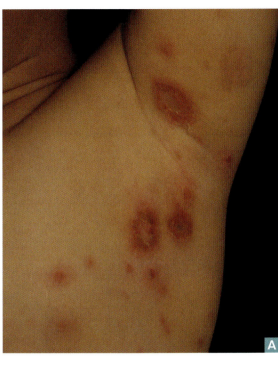
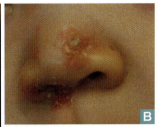
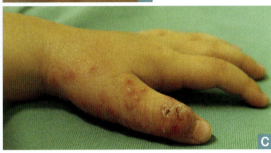

A 水疱性膿痂疹．弛緩性水疱，縁取るような鱗屑が散在し，とびひしている．
B 水疱性膿痂疹．鼻入口部は好発部位．いじって，感染していく．
C 痂皮性膿痂疹．赤みを伴う膿疱が多発する．

疾患の概説
- 伝染性膿痂疹（とびひ）は水疱性膿痂疹と痂皮性膿痂疹に分けられる．
- 水疱性膿痂疹は黄色ブドウ球菌，痂皮性膿痂疹は連鎖球菌により生じる．
- 水疱性膿痂疹は黄色ブドウ球菌の産生する表皮剥脱毒素がデスモグレイン1を特異的に分解するため，表皮上層で棘融解を起こし，弛緩性の水疱を生じさせる．

診断のポイント
- 水疱性膿痂疹
 ①乳幼児～学童期に好発し，夏季に多い．
 ②四肢，顔面など露出部に多い．
 ③小外傷や虫刺症がきっかけとなる．
 ④びらんが拡大し，その辺縁や離れた部に弛緩性水疱ができ，拡大していく．
 ⑤乾燥に従い，縁取るように鱗屑を形成．
- 痂皮性膿痂疹
 ①年齢・季節を問わない．
 ②周囲の発赤を伴う膿疱が出現し，急速に痂皮化する．
 ③咽頭痛，発熱，所属リンパ節腫脹などの全身症状を伴う．
 ④アトピー性皮膚炎に合併することがある．

必要な検査
- 水疱や膿疱から細菌培養を行う．

治療
- 水疱性膿痂疹：以下のいずれかを用いる．
 ①ナジフロキサシン（アクアチム®軟膏）1日1～2回 塗布．
 ②酸化亜鉛（亜鉛華単軟膏）1日1～2回塗布（浸出液の多い部や痂皮の厚い部に重層する）．
 ③セフジニル（セフゾン®細粒小児用）9～18 mg/kg 分3 内服．
 ④ファロペネムナトリウム水和物（ファロム®ドライシロップ小児用）15 mg/kg 分3 内服．
- MRSAによる水疱性膿痂疹：以下のいずれかを用いる．
 ①ホスホマイシンカルシウム水和物（ホス

伝染性膿痂疹

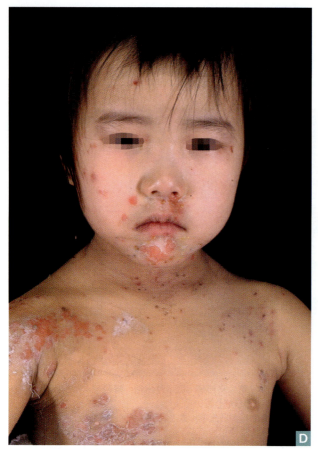

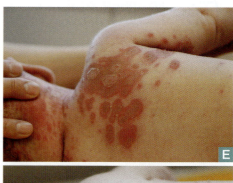

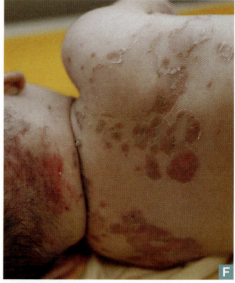

D 水疱性膿痂疹．広範囲のびらん，水疱を認める．

E 抗菌薬治療前．
F 抗菌薬治療後．

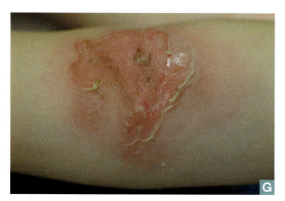

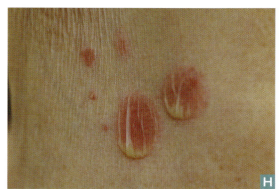

G Nikolsky 現象．容易にシート状の表皮剝離ができる．

H 膿半月．水疱が破れずに持続すれば，膿が下部に沈殿し膿半月(hypopyon)を形成する

ミシン®ドライシロップ）40〜120 mg/kg（単独またはβラクタム薬に併用する）内服．
②ミノサイクリン塩酸塩（ミノマイシン®顆粒）2〜4 mg/kg　分1〜2　内服．
● 痂皮性膿痂疹：以下のいずれかを用いる．
①スルタミシリントシル酸塩水和物（ユナシン®細粒小児用）15〜30 mg/kg　分3〜4　内服．
②クラブラン酸カリウム/アモキシシリン水和物配合剤（クラバモックスドライシロップ®小児用配合ドライシロップ）96.4 mg/kg　分2　内服．

ブドウ球菌性熱傷様皮膚症候群
Staphylococcal scalded skin syndrome (SSSS)

頻度 ★☆☆☆☆　緊急度 ★★★★★　幼小児に好発

山﨑 修
Osamu Yamasaki

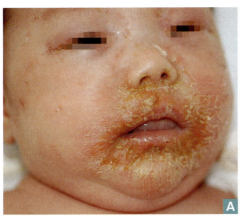
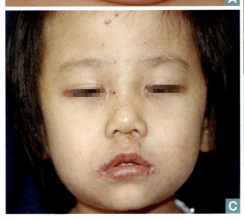
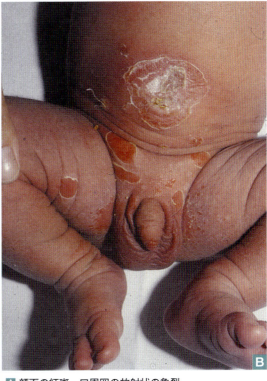

A 顔面の紅斑，口周囲の放射状の亀裂．
B 全身のシート状の表皮剝離．
C 眼囲，口囲の発赤，びらん，痂皮．

■ 疾患の概説
- 咽頭，鼻腔，結膜，外耳，皮膚などに感染・定着した黄色ブドウ球菌の産生する表皮剝脱毒素による疾患．
- 表皮剝脱毒素が血流を介して全身の皮膚に到達し，接着分子を切断し，表皮の顆粒層レベルで広く剝離する．

■ 診断のポイント
- 通常，新生児・乳幼児にみられるが，稀に成人にも生じる．
- 成人の場合には，腎不全や免疫抑制患者にみられる．
- 軽い倦怠感，発熱，不機嫌などの全身症状を伴う．
- 口囲，眼囲，鼻入口の発赤，びらんが出現する．
- 全身の紅斑は頸部，腋窩，鼠径などの間擦部で赤みが強く，触ると痛がる．
- 著明なNikolsky現象を呈し，かんな屑様，濡れティッシュ様の表皮剝離を起こす．
- 軽快後，全身に落屑が起こる．

■ 必要な検査
- 咽頭，鼻腔，結膜，外耳，皮膚などの細菌培養．
- 血液検査．

■ 治療
- 原則として入院で全身管理を十分行う．
- 抗菌薬は点滴で行うが乾燥傾向となれば内服に切り替える．
- MSSA（methicillin-susceptible *Staphylococcus aureus*）を念頭において開始，MRSA（methicillin-resistant *Staphylococcus aureus*）が検出されれば，抗MRSA薬に変更する．

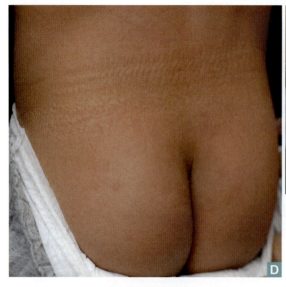
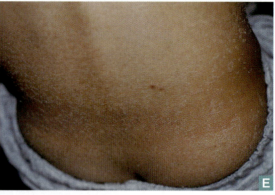

D 体幹の紅斑.
E 治療後の体幹の落屑.

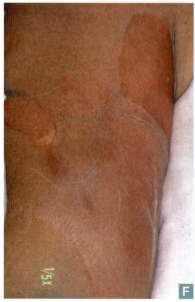
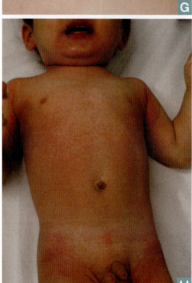

F Nikolsky 現象.
健常な皮膚面を指先などで機械的圧迫を加えると，表皮剥離あるいは水疱を生じる.
G 頸部の紅斑，かんな屑様の鱗屑.
H 間擦部（頸部，腋窩，鼠径部）の赤みが強い.

- 成人の SSSS は肺炎や敗血症を伴う傾向にある．
- 以下のいずれかを用いる．
  ①セファゾリン点滴静注　20〜40 mg/kg　1日3回．
  ②スルバクタムナトリウム/アンピシリンナトリウム配合剤点滴静注　20〜50 mg/kg　1日3回．
  ③バンコマイシン塩酸塩点滴静注　1 g（または 15 mg/kg）　1日4回．

各論 2 感染症

伝染性軟属腫
Molluscum contagiosum

頻度 ★★★★☆　緊急度 ★☆☆☆☆　幼小児に好発

三宅 智子
Tomoko Miyake

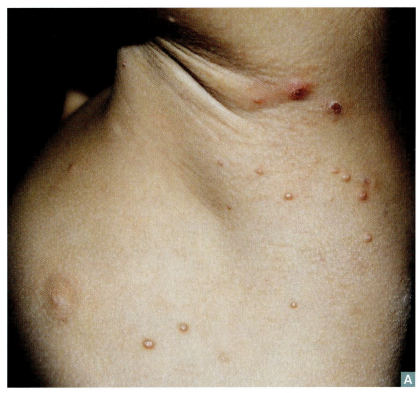

A 小児の伝染性軟属腫．腋窩に米粒大の肌色の半球状隆起性病変を認める．

■ 疾患の概説
- 伝染性軟属腫は，ポックスウイルス群に属する伝染性軟属腫ウイルスにより，主に小児期に認める皮膚感染症である．その性状から軟疣，ミズイボとも呼ばれる．
- 接触により毛包から感染する．細胞質内で増殖し，molluscum 小体と呼ばれる封入体を形成する．

■ 診断のポイント
- 単発あるいは多発性に認める径 1〜5 mm ほどの丘疹，小結節で，常色あるいは淡紅色の半球状隆起性病変を認める．
- 非典型的な臨床像としては有茎性のもの，巨大なもの，炎症を伴うものなどがある．特に，極度に免疫能が低下した状態の患者では，大きな軟属腫が播種状に顔面，頸部あるいは陰部など全身に拡大することがある．

■ 必要な検査
- 特徴的な臨床像を示した場合，診断は容易である．
- 時に毛包炎（→ S 77 頁），尋常性疣贅（→ S 101 頁），稗粒腫などが鑑別となり，病理検査にて病変部に molluscum 小体を認める．

■ 治療
- 自然治癒もあるが，自家接種による拡大，二次感染，特に免疫不全状態にある患者では自然消退を認めないことも多いため，鉗子で内容物を摘出する．
- 疼痛緩和のため，処置の 1〜2 時間前にリドカイン（ペンレス®テープ）（18 mg）を病変部に貼ることもある（小児には 1 回 2 枚まで）．

伝染性軟属腫

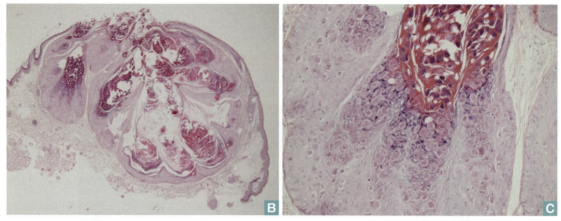

伝染性軟属腫の病理像
B 表皮は中央で真皮内に侵入するように房状に増殖している（×40倍）．
C 病変部の細胞質内に好酸性の封入体を認める（×200倍）．

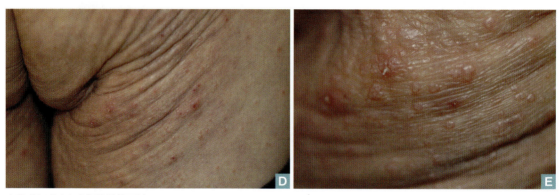

高齢者に発症した伝染性軟属腫
D 粟粒大の紅色丘疹が大腿後面を中心に散在している．
E 内部には房状に白色内容物を認める．

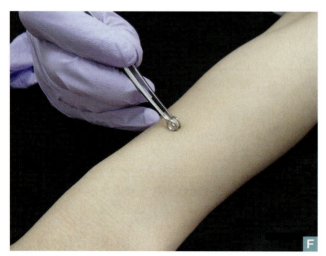

F 鉗子にて内容物を摘出する．

水痘
Varicella

片山 治子
Haruko Katayama

頻度 ★★★★☆　緊急度 ★★★★★　幼小児に好発

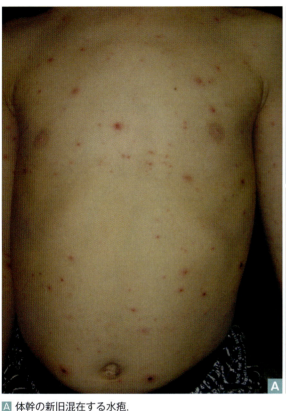
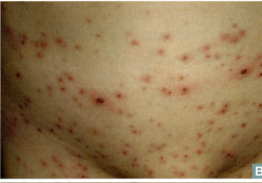
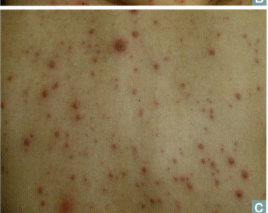

A 体幹の新旧混在する水疱．
B 紅暈を伴う水疱，膿疱，痂皮．
C 紅暈を伴う水疱．

疾患の概説
- 水痘・帯状疱疹ウイルス（VZV）の初感染．
- 潜伏期は10〜20日で，空気感染，飛沫感染，接触感染で気道粘膜，眼結膜から侵入する．
- 冬〜初夏に多い．
- 1〜6歳（1〜2歳がピーク）に多いが，近年成人例が増加している．成人では肺炎の合併など重症化する傾向がある．
- 妊娠20週までの妊婦が罹患すると先天性水痘症候群を発症する可能性がある（約2%）．分娩直前・直後の妊婦が感染すると，重篤な新生児水痘をきたす．

診断のポイント
- 紅暈を伴う水疱が散在性に多発．体幹に多く，被髪頭部にも散在．口腔粘膜，結膜にも出現する．水疱，膿疱，痂皮など新旧の皮疹が混在する．かゆみを伴うことが多い．
- 頸部リンパ節腫脹，発熱など．

必要な検査
- ペア血清による抗体陽転〜抗体価の有意な上昇，酵素免疫測定法による抗VZV IgM抗体の確認．
- 水疱擦過物の塗抹染色によるウイルス性巨細胞の確認（Tzanck試験）．
- 蛍光抗体法を用いたVZV抗原検出，PCR法によるVZV DNAの検出．

治療
- アシクロビル，バラシクロビル塩酸塩．
- Rye症候群の原因となりうるサリチル酸製剤の使用を控える．
- 水痘ワクチン接種率を上げる必要がある（現在30%台）．

水痘

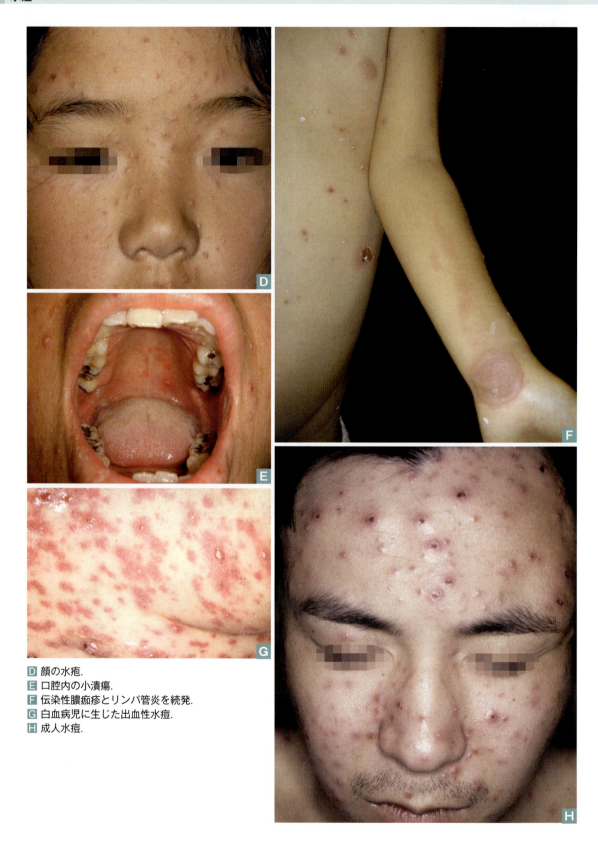

D 顔の水疱.
E 口腔内の小潰瘍.
F 伝染性膿痂疹とリンパ管炎を続発.
G 白血病児に生じた出血性水痘.
H 成人水痘.

各論 2 感染症

伝染性紅斑
Erythema infectiosum

頻度 ★★★☆☆　緊急度 ★☆☆☆☆　幼小児に好発

三宅 智子
Tomoko Miyake

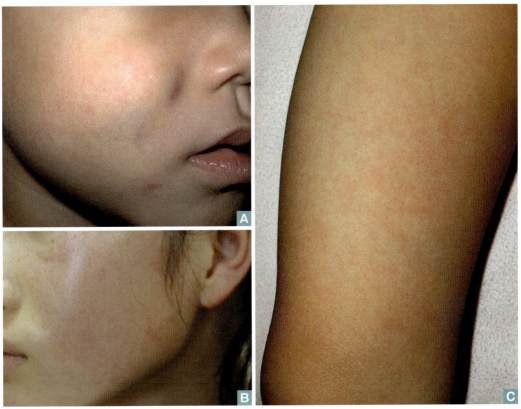

A, B 顔面に蝶形(A)あるいは平手打ち様(B)の紅斑を認める.
C 大腿部に網目状の紅斑を認める.

疾患の概説
- ヒトパルボウイルス B19(human parvovirus B19；HPV B19)による急性発疹症で，特徴的な皮膚症状のためにリンゴ病と呼ばれることもある．

診断のポイント
- 飛沫感染で経気道的に感染後，2週間ほどの潜伏期を経て，小児では軽度の感冒様症状と顔面に蝶形または平手打ち様紅斑が出現する．その後上肢または大腿部にレース状あるいは網目状紅斑を認める．
- 成人例では，関節痛や筋肉痛などの全身症状を伴うが，顔面の紅斑は少なく，四肢・体幹に風疹様の淡い点状丘疹を認める例が多い．
- 妊娠初・中期の妊婦が感染すると胎児水腫により胎児が死亡することがある．また溶血性貧血を認める場合は，赤血球の急激な減少により重篤な貧血を認める．

必要な検査
- 特徴的な皮膚症状から診断は比較的容易であるが，成人では顕性感染率は 30〜40% とされている．
- 血清学的に HPV B19 に対する IgM 抗体の検出，ペア血清による IgG 抗体の上昇を確認する．

治療
- 皮膚症状は約1週間程度で消退するため，基本的には経過観察である．ただし，日光照射や入浴などで皮膚症状が再燃することもある．
- 瘙痒，関節痛などの随伴症状が強い場合は対症的に抗ヒスタミン薬や非ステロイド性抗炎症薬などの治療を行う．

各論 2 感染症

手足口病
Hand-foot-mouth disease

頻度 ★★★☆☆　緊急度 ★☆☆☆☆　幼小児に好発

三宅 智子
Tomoko Miyake

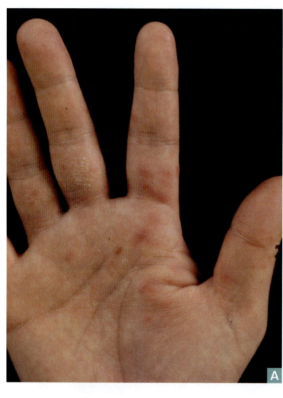
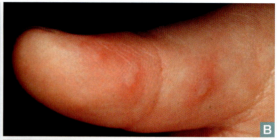
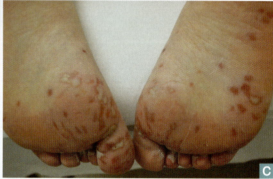

A 典型例．手掌に楕円形の小紅斑と小水疱を認める．
B 非典型例．紅暈を伴う細長い小水疱を認める．
C 重症型例．足底部に大型の水疱を認める．

■ 疾患の概説
- 手足の水疱や紅色丘疹，口腔粘膜のアフタ様粘膜疹を認め，しばしば発熱や感冒症状を伴う夏季に小児に多く認める疾患である．
- コクサッキーウイルスA16，エンテロウイルス71が主な原因ウイルスで，飛沫経口感染し，伝染力が強い．

■ 診断のポイント
- 手足に認める水疱病変と口腔粘膜のアフタ様粘膜疹という特徴的な皮膚症状を認める．
- 全身倦怠感，発熱，下痢，嘔吐などの全身症状を伴うこともある．ごく稀に髄膜炎や心筋炎を合併することがある．
- 近年，高い発熱と広い範囲に大水疱を伴う重症型や，爪甲脱落症などを認める非典型的な臨床症状を伴う症例も散在している．

■ 必要な検査
- 夏季に手足や口などの特徴的な皮膚症状を認めることで診断につながる．
- 急性期と回復期のペア血清で，中和抗体値が4倍以上に上昇する場合に陽性と診断する．
- 水疱内容，咽頭分泌物，糞便からエンテロウイルスRT-PCR(reverse transcription-polymerase chain reaction)法やウイルスの分離・培養により検出する．

■ 治療
- 皮膚症状に対しては1～2週間で治るため経過観察とする．爪甲脱落症も変形を残さず治癒する．
- 口腔内病変があって経口摂取困難な場合は，補液などの対症療法を行う．

各論 2 感染症

突発性発疹
Exanthem subitum

頻度 ★★★★★ 緊急度 ★★☆☆☆ 幼小児に好発

馬場 直子
Naoko Baba

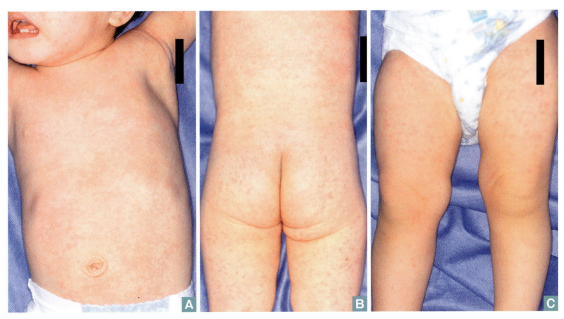

1歳2か月女児
A 3日間続いた38℃台の発熱が解熱すると同時に生じた、胸腹部の紅斑・丘疹。一部融合して網目状を呈した。
B Aの背部、臀部、下肢近位部に散在する紅斑、丘疹。背中では一部融合していた。
C Aの下肢に散在する紅斑、丘疹。近位部ほど密で、遠位部は疎であった。

疾患の概説
- ヒトヘルペスウイルス(human herpes virus ; HHV)-6 variant B および HHV-7 の初感染による、6か月〜1歳の急性ウイルス性発疹症である。
- わが国では2歳までにHHV-6は約93%、HHV-7は約75%が抗体陽性となっている。
- HHV-7はHHV-6よりも遅く感染し、臨床症状では区別できないため、2度目の突発性発疹として経験される。
- ウイルスは初感染以降は潜伏感染となり唾液中に排泄される。

診断のポイント
- 生後6〜18か月の乳児に好発し、初めての高熱として経験することが多い。
- 突然、高熱で発症し、不機嫌で大泉門が膨隆することがある。
- 発熱時に咽頭発赤、特に口蓋垂の両側に斑状発赤(永山斑)がみられることがある。
- 軟便や下痢を伴うことが多く、38℃以上の発熱が3〜4日持続した後に解熱する。
- 解熱に前後して小紅斑や紅色丘疹が、散在性、時に斑状融合性に出現し、体幹に始まり上肢、頸部へと広がる。顔や下肢は比較的少ない。
- 発疹は2〜3日で消退する。
- 発熱初期に熱性痙攣を合併することがある。

必要な検査
- 診断のためには必ずしも検査は必要なく臨床症状のみで診断は容易である。
- 重症合併症をきたしウイルス学的な診断が求められる場合は、血液からのウイルス分離、PCR法による血漿中ウイルスDNAの検出、急性期の特異的IgM抗体上昇、回復期とのペア血清で特異的IgG抗体の陽転、あるいは抗体価4倍以上の有意な上昇などを確認する。

治療
- 通常は予後良好であり、対症療法のみで経過観察する。

突発性発疹

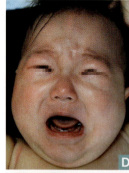

7か月女児
D 顔面にも淡い紅斑，丘疹が散在していたが，体幹よりは疎であった．
E Dの顔面よりも密に生じた胸・腹部の紅斑，丘疹．一部融合している．
F Dの背中〜臀部に生じた紅斑，丘疹．擦れるためか融合傾向が強かった．

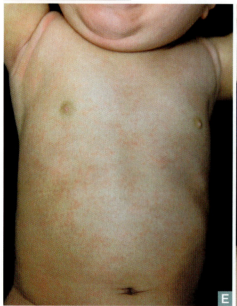
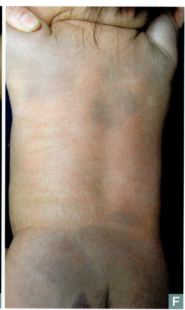

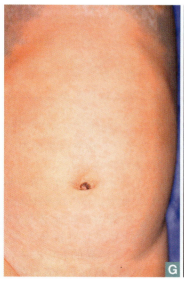
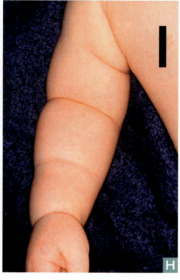
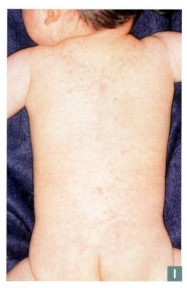

11か月女児
G 解熱後，体幹中心に不規則形の淡い紅斑が密に多発し，融合してレース状を呈していた．
H Gの上肢にも小丘疹〜紅斑が多発し，手背にまで及んだ．下肢は近位部のみであった．

I 体幹にのみ，大小の類円形紅斑が不規則に散在していた．リベドを伴っていた．

麻疹
Measles, Rubeola

頻度 ★★★☆☆ 緊急度 ★★★★☆ 幼小児に好発

馬場 直子
Naoko Baba

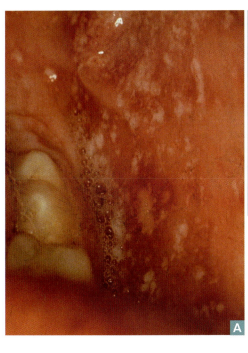
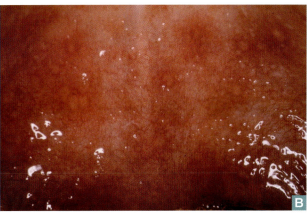

Koplik 斑
A 頬粘膜の臼歯に接する部分に好発する．紅暈に囲まれた，やや隆起する白色小斑点．
B 軟口蓋に多発してみられることもある．発疹出現から2日以内に消失する．

■ 疾患の概説
- 麻疹ウイルスが飛沫感染し，鼻咽頭粘膜に吸着し，所属リンパ節に移行して増殖し，さらに血行性に全身臓器に広がり再増殖する．

■ 診断のポイント
- カタル期：10～14日間の潜伏期の後に，38℃台の発熱，倦怠感，咽頭痛に始まり，39℃台の高熱が続き，結膜炎，鼻汁，咳嗽などのカタル症状を呈する．
- 第3～4病日頃に，頬粘膜～口蓋のKoplik斑が現れ早期診断に有用．
- 発疹期：カタル症状は増強し，嘔吐，下痢，粘血便などの消化器症状を伴うことがある．
- 第4病日頃に，いったん解熱した後，39～40℃台の発熱とともに発疹が顔，頸，耳後部に始まり，体幹，四肢に急速に拡大・増加する．
- 発疹は小豆大までの紅斑・丘疹で，融合傾向が強く，正常皮膚が網目状に残る．
- 4～5日で暗紫褐色調になり，7～10日で，解熱し，粘膜疹や皮疹も消退するがしばらく色素沈着を残す．

■ 必要な検査
- ウイルス抗体価（HI, CF, NT, EIA法）：血清の麻疹特異的IgM抗体価の上昇，急性期と回復期のペア血清でIgG抗体価の4倍以上の有意な上昇をみれば診断できる．
- 咽頭粘膜，Koplik斑周辺の口腔粘膜の擦過スワブからウイルスを分離できれば確定診断できる．

■ 治療
- 脱水を防ぐ対症療法が主となる．
- 1歳未満の乳児，免疫不全児が患者と接触した場合，3日以内であれば，ヒト免疫グロブリン50 mg/kgを筋注または静注すると発症を防げる可能性がある．

■ 予防
- 麻疹・水痘混合（MR）ワクチンが1歳児と就学前の2回定期接種となっている．これは1回の接種では十分な免疫がつかないprimary vaccine failureが一定数存在し，さらに社会で患者が減少すると，曝露が減りブースター効果がなくなるために免疫が減弱しsecondary vaccine failureとなるためである．

麻疹

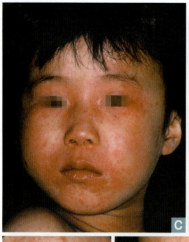
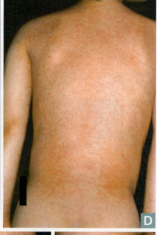

5歳女児
C 顔面から始まった小丘疹・紅斑は，擦れやすい眼と口の周囲で融合し，鮮紅色斑となっている．
D 体幹に広がった密集する小丘疹・紅斑．一部融合し始めている．
E 胸〜腹部の融合する小紅斑．
F 体幹には紅斑が密にみられる．
G 下肢はまだまばらである．
H Gの翌日．下肢の遠位部にも拡大増加してきた．擦れやすい膝は融合している．
I 足蹠にも小紅斑が散在している．

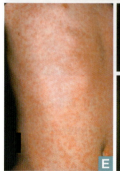
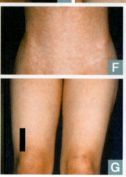
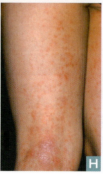
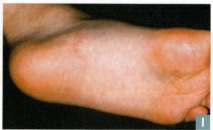

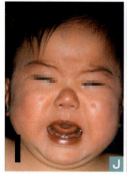
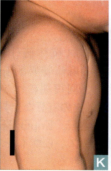
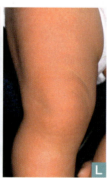

1歳女児
J 二峰性の発熱とともに顔から始まった，紅色小丘疹．カタル症状を伴い機嫌が悪かった．
K 顔→頸→体幹→上肢へと急速に小丘疹・紅斑が拡大した．
L 顔→頸→体幹→下肢へと急速に小丘疹・紅斑が拡大し，融合して正常皮膚は網目状にわずかに残るのみ．

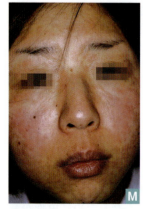

M 22歳成人女性．成人の麻疹は全身症状も皮疹も重症となりやすい．

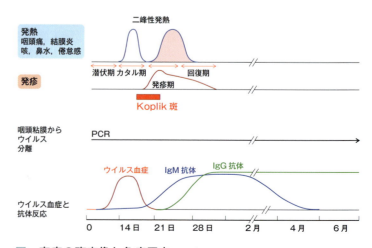

図 ■ 麻疹の臨床像と免疫反応

風疹
Rubella

妹尾 明美
Akemi Senoo

頻度 ★☆☆☆☆　緊急度 ★★★☆☆

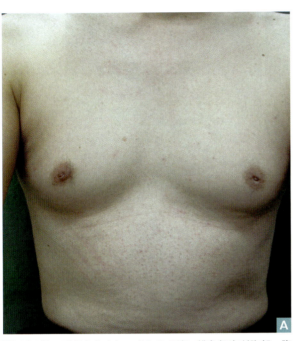

A 38.1℃の発熱とともに，きわめて淡い桃色紅斑が胸部，腹部にみられた．

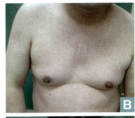

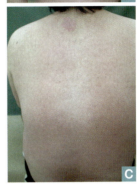

B, C 40歳男性．体幹の融合する紅斑は典型ではないが，異型リンパ球出現，風疹IgM陽性であった．

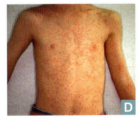

D 35歳男性．生来健康．1週間前より倦怠感があり，2日前から発熱．体幹に皮疹が出現した．

疾患の概説
- 発疹，リンパ節腫脹，発熱を3主徴とする急性ウイルス疾患．
- 風疹ウイルス（トガウイルス科のRNAウイルス）の初感染による．
- 潜伏期は2〜3週間で飛沫経気道感染する．
- 発疹出現前1週間前後に感染力が強い．
- 春〜初夏に多く，発疹の初発症状より3〜5日で皮疹は消退する．
- 発熱も発疹とともに出現するが2〜3日で解熱する．
- 一方，きわめて稀に脳炎や血小板減少性紫斑病などの重症の合併症を併発する．
- 成人では症状が重い傾向にある．
- 妊婦の初感染により難聴，心奇形などの奇形児が生まれる（先天性風疹症候群）．

診断のポイント
- 感冒様症状に続発し，頸部，後頭，耳介後部リンパ節腫脹と同時に急速に発疹を生じる．
- 顔面から，頸部，体幹，四肢と拡大し，個疹は粟粒大紅色丘疹で播種性にみられる．
- 結膜充血，口腔内の点状出血・血管拡張（Forchheimer斑）を伴う．

必要な検査
- ルーチンの採血で白血球，血小板減少，異型リンパ球，LD上昇などの所見あり．
- 風疹ウイルスのIgM（ELISA）上昇．

治療
- 特効薬はなく対症療法．
- 予防が重要である．
- ワクチンは麻疹風疹混合（measles rubella combined；MR）ワクチンである．
- 2回のMRワクチン（定期接種）は，第1期を生後12〜24か月に，第2期を5歳以上7歳未満に行う．この定期接種がなされていない場合も，1回のワクチン接種が推奨されている．

Gianotti病 / Gianotti(Gianotti-Crosti)症候群

Gianotti disease / Gianotti (Gianotti-Crosti) syndrome

頻度 ★★☆☆☆　緊急度 ★★☆☆☆　幼小児に好発

浅越 健治
Kenji Asagoe

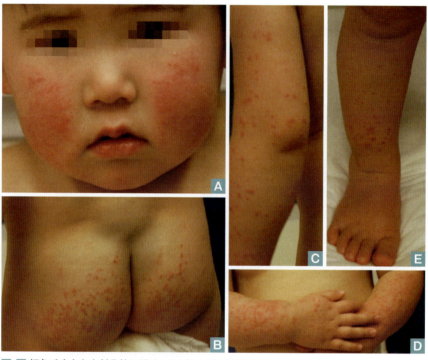

A, B 紅色丘疹を左右対称性に認め，しばしば集簇性となる．
C〜E 四肢では伸側を中心に紅色丘疹を認める．

疾患の概説
- ウイルス感染に伴って発症する急性発疹症．
- 特徴的皮疹，リンパ節腫脹，肝腫大が主症状．
- B型肝炎ウイルス（hepatitis B virus；HBV）初感染に伴うものをGianotti病，HBV以外の原因で生じるものをGianotti症候群と呼ぶ．
- 最近はGianotti症候群と総称する傾向．
- HBV感染によるものは減少し，わが国では過半数がEBウイルスの初感染とされる．
- 他にA型およびC型肝炎ウイルス，サイトメガロウイルス，コクサッキーウイルスなど種々のウイルス感染が原因となりうる．
- ワクチン接種後（ポリオ，MMRなど）に生じた報告もある．

診断のポイント
- 1〜4歳の幼児に好発．
- 顔面，四肢伸側，臀部などに左右対称性に生じる，常色ないし紅色の充実性丘疹．
- 頬部，臀部，膝蓋，手背，足背などでは丘疹が集簇性となる．
- 皮疹は3〜8週持続するが，自然消退し通常は再発しない．
- 表在リンパ節腫脹を認めることが多い．
- 特に肝炎ウイルスによるものでは肝腫大を認める．

必要な検査
- 血液検査：肝機能異常，血球減少，炎症反応など．
- 原因検索：頻度と重要性からHBs抗原とEBV関連抗体価などを測定．

治療
- 対症的に経過をみる．
- かゆみがあれば抗ヒスタミン薬内服，ステロイド外用薬など．
- 全身症状が強い場合には小児科医と連携して治療する．

伝染性単核(球)症
Infectious mononucleosis (IM)

平井 陽至
Yoji Hirai

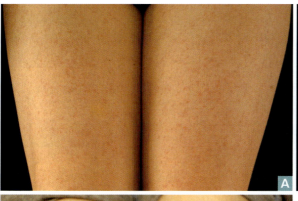
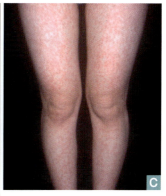
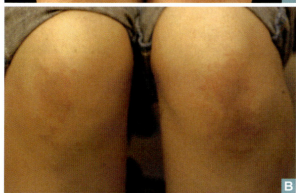

A 風疹様の癒合傾向に乏しい帽針頭大までの丘疹．
B 蕁麻疹様の紅斑．
C 小豆大までの一部癒合傾向伴う紅斑．
(三宅智子，平井陽至，岩月啓氏他：伝染性単核球症 おとなとこどもの症状は同じ？ Gianotti症候群もEBV？ Visual Dermatology 2012：11：1264-1266より引用)

疾患の概説
- 伝染性単核(球)症といえば，通常はEpstein-Barrウイルス(EBV)による感染症とされるほど，原因ウイルスとしてEBVが多かったが，近年ではEBVのみならずサイトメガロウイルス，A型・B型肝炎ウイルス，風疹ウイルス，ヒトヘルペスウイルス(HHV)-6，HIV，インフルエンザウイルス，ジフテリア，アデノウイルス，トキソプラズマなど他のウイルス感染での発症も報告されている．
- 主に経口・飛沫感染で，潜伏期は小児では10～14日だが，成人は長く，30～60日と言われている．
- 好発年齢は小児期～青年期．

診断のポイント
- 主な症状は発熱，肝脾腫，扁桃・咽頭炎，リンパ節腫脹で皮膚症状は必発ではない．
- 皮疹は，風疹様，麻疹様，猩紅熱様，さらに漿液性丘疹，多形紅斑，蕁麻疹など多彩である．

必要な検査
- 白血球数の増加(10,000/μL以上)，単球・リンパ球の分画増加(50％以上)．
- 異型リンパ球数10％以上．80％程度で肝機能異常を認める．
- EBV抗体値として抗VCM-IgM陽性，ペア血清による抗VCA-IgGの4倍上昇．抗EA-IgGの一過性上昇．

治療
- 対症療法．
- 高熱期には，アスピリンは血小板減少を助長することがあるので，アセトアミノフェンが好ましい．
- 通常必要ないが，二次感染予防に用いられる抗菌薬として，ペニシリン系はアンピシリン疹が高頻度に出現するため禁忌である．
- 特に症状の重篤な場合や，気道浮腫の強い場合はステロイドを用いる場合もある．

川崎病
Kawasaki disease

片山 治子
Haruko Katayama

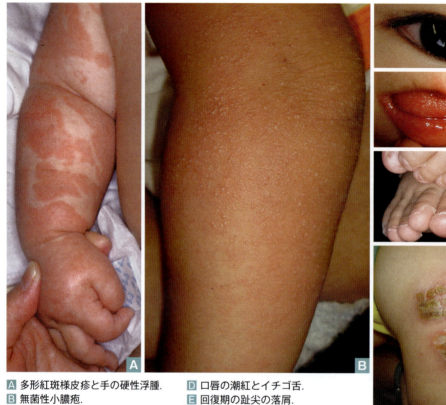

A 多形紅斑様皮疹と手の硬性浮腫.
B 無菌性小膿疱.
C 眼球結膜の充血.
D 口唇の潮紅とイチゴ舌.
E 回復期の趾尖の落屑.
F BCG接種部の発赤, 痂皮.

疾患の概説
- 主に4歳以下の乳幼児に発症し, 発熱, リンパ節腫脹, 皮膚粘膜症状を主徴とする原因不明の急性熱性発疹性疾患.
- 全身の中小動脈の系統的血管炎で, 特に冠状動脈瘤を形成して小児の後天的心疾患の最大原因となり, 稀ではあるが死亡例もある.

診断のポイント
- 5日以上続く発熱, 頸部リンパ節腫脹.
- 両側眼球結膜の充血(眼脂を伴わない).
- 口唇の潮紅, イチゴ舌, 口腔咽頭粘膜のびまん性発赤など.
- 麻疹様, 風疹様, 蕁麻疹様, 多形紅斑様, 猩紅熱様, 乾癬様など多彩な皮疹(不定型発疹)を呈するが, 多形紅斑様皮疹が最も多い.
- 手足の硬性浮腫, 回復期の指先からの落屑.
- 1～2歳児では膝蓋, 臀部, 大腿などに無菌性小膿疱が出現することがある.
- BCG接種後3か月～3年未満の症例ではBCG接種部の発赤, 痂皮形成が参考になる.

必要な検査
- 心臓の聴診, 心エコー, 心電図, 胸部X線.
- 血液検査(白血球増多, 血小板増多, 肝障害, 炎症反応), 尿検査(無菌性膿尿).

治療
- 早期の大量免疫グロブリン静注療法(intravenous immunoglobulin; IVIG).
- アスピリン(IVIGと併用, 軽症では単独).
- IVIG不応例ではステロイド療法, 免疫抑制剤(シクロスポリン, メトトレキサート), 生物学的製剤, 血漿交換など.

シラミ症
Pediculus capitis

高橋 健造・山口 さやか
Kenzo Takahashi・Sayaka Yamaguchi

頻度 ★★★★☆　緊急度 ★☆☆☆☆

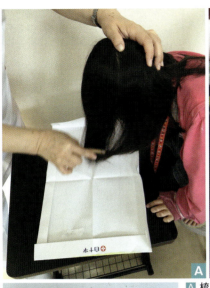
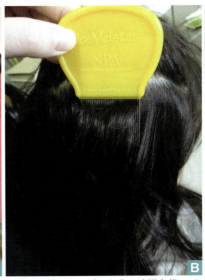
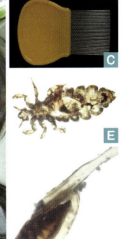
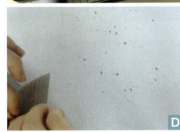

A 梳き櫛によりアタマジラミ虫の確認を行っている．
B なるべく目の細かい櫛を用い，髪の根元に近いところから，櫛の奥に差し込んで梳く．
C 目が細かく長い櫛が，アタマジラミの虫体や虫卵を効果的に除去しやすい（LiceMeister®）．
D 梳き櫛により，除去されたアタマジラミ虫体と虫卵（大きい黒点は虫体，小さい点が虫卵）
E アタマジラミの虫体．
F アタマジラミの卵．

疾患の概説
- アタマジラミ虫による虫刺症であるが，蚊などとは異なり，虫体が頭髪に潜み何度も吸血することから，シラミ特異的なIgEが産生されアレルギー炎症が遷延する．

診断のポイント
- 虫卵は，一見ヘアキャストやフケと似るが，虫卵は毛髪にセメント様物質で固着されており，しごいてもほとんど動かない．

必要な検査
- ルーペや拡大鏡などで，頭髪の中や梳いた後の櫛から，体長1～3mmほどの黒褐色の虫体や，0.3×0.8mmほどの黄褐色の虫卵を確認する．

治療
- これまでは一般用医薬品であるフェノトリン製剤を家庭で使用してもらうことで，数日で治癒していた．
- しかしわが国でも，欧米と同様にフェノトリン抵抗性アタマジラミが蔓延しつつあり，フェノトリン処置後8～12時間経っても，シラミが動く場合は，次の処置が必要．
- 古典的で手間はかかるが，毛髪をベビーオイルやリンスなどで濡らし，通常のブラッシング後，アタマジラミ専用の梳き櫛（通信販売やペットショップなどで購入できる）を繰り返し使用する．
- 55℃以上の熱で虫も卵も死滅するため，頭髪にドライヤーやヘアアイロン処理を強めに行うことでも，殺虫効果は得られる．
- 疥癬治療薬であるイベルメクチンは，フェノトリン抵抗性アタマジラミにも有効である．欧米では内服薬とローション製剤が医薬品として使用されており，これらの国内承認へ向けての働きかけが行われている．

各論 3 動物による疾患

ケジラミ症
Pediculosis pubis

頻度 ★★★★★　緊急度 ★★★★★

和田 康夫
Yasuo Wada

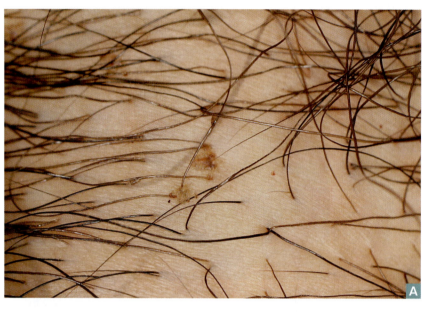

A 陰部についたケジラミ．ケジラミ虫体は陰毛基部に貼りつくように寄生している．

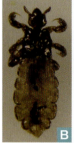
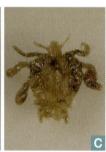

B アタマジラミ．
C ケジラミ．
シラミには毛髪につくアタマジラミと陰毛につくケジラミがある．

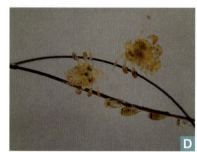

D ケジラミ虫体と虫卵．ケジラミは脚で陰毛を強く握っている．涙型の卵を探してもよい．

疾患の概説
- ケジラミ症は，ケジラミが陰毛や腋毛に寄生して生じる．
- 症状は，陰部や腋窩のかゆみ．
- 性病として感染する．
- 小児では睫毛に寄生することがある．

診断のポイント
- 陰毛基部についた虫体をみつけること．
- 虫体は，皮膚に貼りつくように寄生している．
- 陰毛をかきわけて，根元を探す．
- 陰毛についた虫卵を探してもよい．
- 陰部をかゆがる場合には，ケジラミ症を念頭に，虫卵や虫体を探す．
- 腋窩をかゆがる場合にも，陰毛の場合と同様に，虫体や虫卵を探す．

必要な検査
- 虫体を小さな鑷子で上下から挟み保持し，すくい上げて摘除する．
- 虫卵は，陰毛をカットし，顕微鏡検査をする．

治療
- 虫体を駆除する．
- フェノトリン（スミスリン®）シャンプーあるいはパウダーを使用．
- 1日1回，3日に一度ずつ（2日おきに）3～4回繰り返す．
- 剃毛をしても治るが，外用薬で治癒するため剃毛は不要．
- ピンポン感染を防ぐため，配偶者，パートナーにも感染があれば，同時に治療する．

疥癬
Scabies

和田 康夫
Yasuo Wada

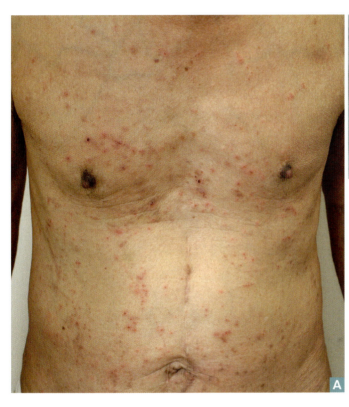
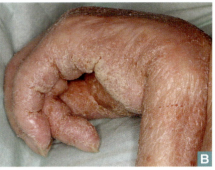

A 通常疥癬. 体幹に搔破痕を認めるが, ここに虫体がいることは少ない.
B 角化型疥癬（ノルウェー疥癬）. 手に垢のような角化があり, おびただしい数の虫体がいる.

疾患の概説
- ヒゼンダニが皮膚角質層に寄生して生じる感染性皮膚疾患.
- 症状は全身の激しいかゆみ.
- 虫体の寄生数により, 軽症の通常疥癬と, 重症の角化型疥癬（ノルウェー疥癬）の2つに大別される.
- 通常疥癬は, 人と人の接触により生じる.
- 角化型疥癬は感染力が強く, 物を介した間接的な接触でも感染する.

診断のポイント
- 疥癬トンネルをみつけること.
- 疥癬トンネルは, ヒゼンダニの住み家であり, その先端に虫体が寄生する.
- 疥癬トンネルは長さ5mm前後の線状皮疹で, 手足に好発.
- 男性陰部に結節が生じることがあり, 結節表面にも虫体がいる.
- 角化型疥癬の場合, 痂皮を顕微鏡検査すると虫体が多数いる.

必要な検査
- ダーモスコピーで皮膚に寄生した虫体がみえる.
- ヒゼンダニは, 疥癬トンネルの先端に寄生する. ヒゼンダニは口器・前脚が黒褐色をしているため, これらが一塊となって黒点としてみえる.
- 角化型疥癬の場合, 痂皮をKOH法で検査すると, 虫体が容易にみつかる.

治療
- イベルメクチン内服もしくはフェノトリンローションを塗布.
- 虫卵には無効であるため, 1週間の間隔で2回投与.

疥癬

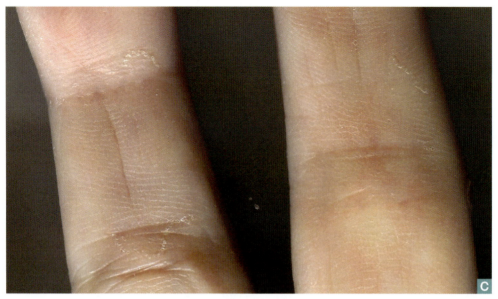

C 手指の疥癬トンネル．手に線状皮疹があり，先端の黒点が虫体である．

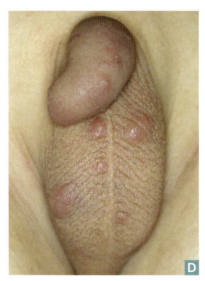

D 男児陰部の結節．陰茎部，陰嚢部に結節があり，それぞれに虫体がいる．

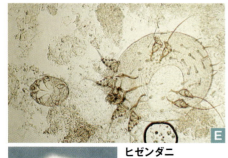

ヒゼンダニ
E 光学顕微鏡写真．
F 実態顕微鏡写真．口器・前脚が黒褐色をしており，この部位は皮膚に寄生しても黒い点としてみえる．

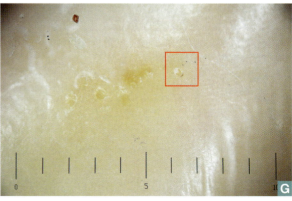

G ダーモスコピー所見．口器と前脚が黒い二等辺三角形としてみえる．後脚もうっすらとハの字にみえる．

疥癬診療ガイドライン

浅井 俊弥
Toshiya Asai

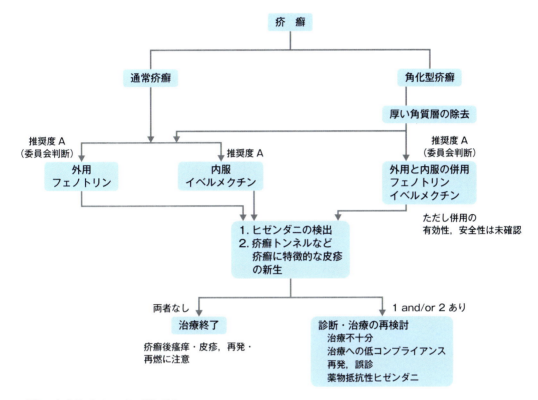

図 ■ 疥癬治療のアルゴリズム
推奨度Aの治療のみを記載した．各薬剤の使用法は本文参照．他の抗疥癬薬の使用を妨げるものではない．
[石井則久，浅井俊弥，朝比奈昭彦他：疥癬診療ガイドライン（第3版）．日皮会誌 2015；125：2023-2048 より引用]

　疥癬はこれまで有効な保険適用薬がなく，イオウ含有入浴剤，イオウ軟膏あるいはローション，10％クロタミトンクリーム，安息香酸ベンジル，殺虫剤であるγ-BHC，さらには国外からペルメトリンを個人輸入で購入するといった治療の選択肢しかなかった．しかし，2006年8月からイベルメクチン（ストロメクトール®錠）の内服が，また，2014年8月から，5％フェノトリン（スミスリン®）ローションの外用が，疥癬治療薬として保険収載となった．2015年改訂の日本皮膚科学会による「疥癬診療ガイドライン（第3版）」で，5％フェノトリンローションの外用が治療アルゴリズムの中に初めて組み入れられた．具体的な治療として，通常疥癬では，フェノトリン外用（頸部から下，全身に，週1回を2回施行）と，イベルメクチン内服（体重15kgあたり1錠：0.3mgを週1回，内服回数は症状に応じて1〜2回）のいずれかを選択するよう勧められている．また，角化型疥癬（かつて，ノルウェー疥癬と呼ばれた）は，寄生するヒゼンダニがきわめて多く，強い感染源になることから，フェノトリン外用とイベルメクチン内服の併用を考慮してよいことになった．

　今後もこの2種類の薬剤が疥癬治療の中心になるが，どちらがより有効な治療薬なのか，あるいは，両者の併用が単薬より有用なのか，併用する際の時間差はどの程度が最適なのかなど，未解決の課題も多く，今後の症例の蓄積がさらに必要というのが現状である．

各論 3 動物による疾患

虫刺症
Insect bite

頻度 ★★★★★　緊急度 ★☆☆☆☆

夏秋 優
Masaru Natsuaki

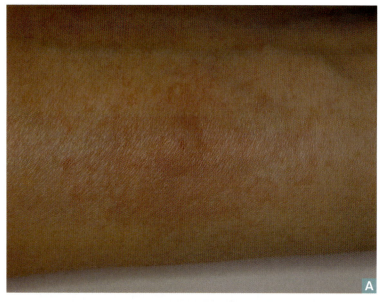

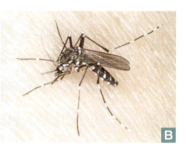

A カ刺症．刺された直後に生じた膨疹．
B ヒトスジシマカ．

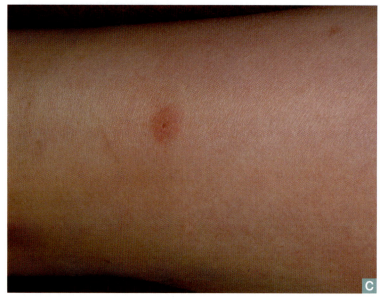

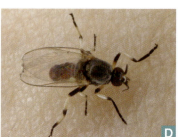

C ブユ刺症．刺された翌日に生じた腫脹．
D アシマダラブユ．

疾患の概説

- 虫刺症は主に吸血性，あるいは刺咬性節足動物などに起因する皮膚炎の総称．
- 吸血性節足動物としてはカ，ブユ，アブ，ノミ，トコジラミ，ダニなど，刺咬性節足動物としてはハチ，ムカデ，クモなどが挙げられる．
- ドクガやイラガなど有毒毛を有するガの幼虫との接触によって生じる皮膚炎を虫刺症に含める場合がある．
- 虫刺症における炎症は虫由来の唾液腺物質や有毒物質に対する刺激反応，およびアレルギー反応によって生じる．
- 刺激症状としては疼痛が特徴で，発赤や腫

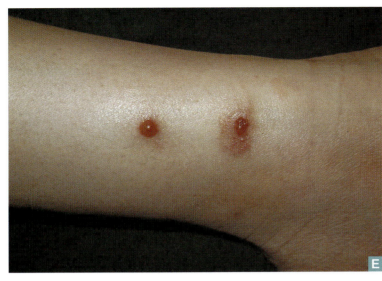
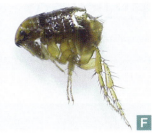

E ネコノミ刺症．刺された3日後に生じた水疱．
F ネコノミ．

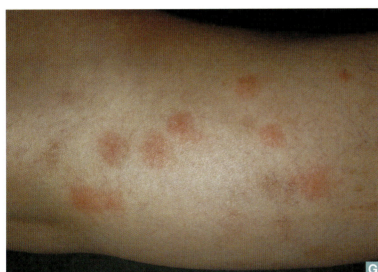
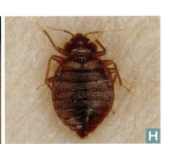

G トコジラミ刺症．紅色丘疹が不規則に分布．
H トコジラミ．

脹を伴うことが多い．
- アレルギー症状には，直後から生じる瘙痒，膨疹，紅斑（**即時型反応**）と，1〜2日後に生じる紅斑，丘疹，水疱，腫脹（**遅延型反応**）がある．
- 症状の現れ方は体質による個人差が大きいのが特徴．

診断のポイント
- 原因虫が明確であれば診断は容易．
- 多くの場合は，皮疹の分布や形態，および病歴によって原因虫を推定して診断する．

必要な検査
- 診断を確定できる検査はない．

治療
- 個々の皮疹に対してはステロイド外用薬で対応する．
- 炎症症状が強い場合は抗ヒスタミン薬やステロイドの内服を併用する．

各論 3 動物による疾患

毛虫皮膚炎
Caterpillar dermatitis

頻度 ★★★★☆　緊急度 ★☆☆☆☆

夏秋 優
Masaru Natsuaki

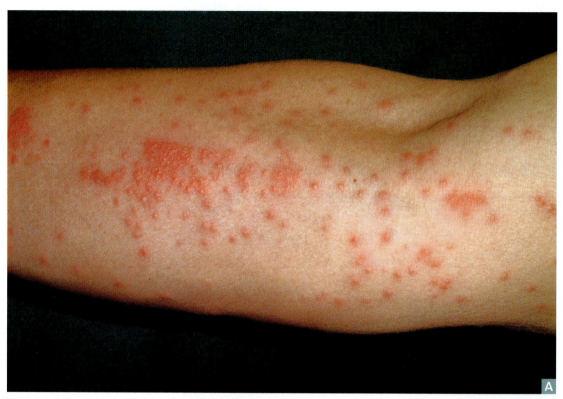

A 毛虫皮膚炎．チャドクガ幼虫に触れて3日後の臨床像．

疾患の概説
- 毛虫皮膚炎は有毒毛をもつガの幼虫（毛虫）との接触によって生じる皮膚炎である．
- **ドクガ科**のドクガやチャドクガ，**カレハガ科**のマツカレハなどの幼虫には多数の微細な毒針毛が付着している．
- **毒針毛による皮膚炎**は毒成分に対する即時型，あるいは遅延型のアレルギー反応によって生じる．
- **毒針毛による皮膚炎**は強い瘙痒を伴う紅色丘疹が多発する臨床像が特徴．
- **イラガ科**のイラガやヒロヘリアオイラガなどの幼虫は鋭い毒棘を有しており，皮膚に触れると毒液が注入される．
- **毒棘による皮膚炎**は毒成分の化学的刺激による疼痛，膨疹であり，毒成分に対するアレルギー反応による瘙痒性紅斑を生じることもある．

診断のポイント
- 有毒の毛虫に触れた病歴があれば診断は容易．
- 毒針毛による皮膚炎は毛虫に触れた覚えがなくても生じることがある．

必要な検査
- 診断を確定できる検査はなく，臨床像と病歴から診断する．

治療
- ステロイド外用薬を塗布．
- 炎症反応が強い場合は抗ヒスタミン薬やステロイド薬の内服を併用．
- 初期対応として付着した毒針毛を粘着テープで除去するとよい．

毛虫皮膚炎

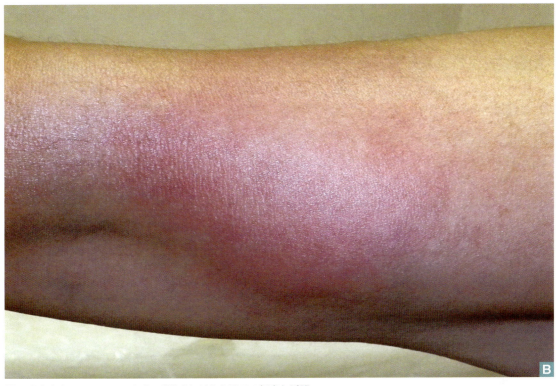

B 毛虫皮膚炎．ヒロヘリアオイラガ幼虫に触れた翌日の紅斑と腫脹．

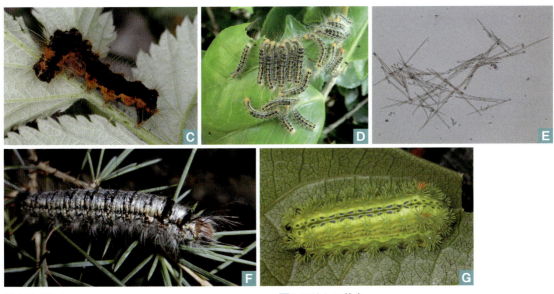

C ドクガ幼虫．
D チャドクガ幼虫．
E チャドクガ幼虫の毒針毛．
F マツカレハ幼虫．
G ヒロヘリアオイラガ幼虫．

各論 3 動物による疾患

ハチアナフィラキシー
Anaphylaxis caused by bees

頻度 ★☆☆☆☆　緊急度 ★★★★★

夏秋　優
Masaru Natsuaki

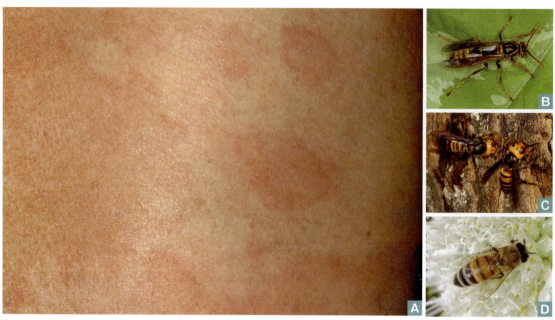

A ハチ刺症に伴って生じた蕁麻疹．
B セグロアシナガバチ．
C オオスズメバチ．
D セイヨウミツバチ．

疾患の概説
- ハチ刺症はアシナガバチ，スズメバチ，ミツバチなどの毒針で刺されることで生じる．
- 初めてのハチ刺症では，ハチ毒による刺激反応として疼痛や発赤を生じて数時間以内に軽快する．
- ハチ毒に対する特異的IgE抗体が産生されると，刺咬直後〜30分以内に即時型アレルギー反応として蕁麻疹，喘鳴，呼吸困難，腹痛，嘔吐，気分不良などを生じる．
- 重症例では，血圧が低下してアナフィラキシーショックとなり死に至る場合がある．

診断のポイント
- ハチ刺症に伴って，皮膚症状，呼吸器症状，消化器症状など複数臓器の即時型アレルギー症状が出現すればアナフィラキシーと診断する．
- 急速な血圧低下をきたした場合はアナフィラキシーショックと診断する．

必要な検査
- ハチ毒特異的IgE抗体を測定して次回のハチ刺症に伴うアナフィラキシー発症のリスクを評価する．
- ハチ毒（海外より輸入）による皮膚テストは，信頼性は高いがリスクを伴う．

治療
- アナフィラキシー症状に対しては酸素投与，ルート確保，補液と共にアドレナリンの筋肉内注射が第一選択となる．
- ハチ刺症によってアナフィラキシー発症が予想される場合はアドレナリン自己注射薬を処方して携帯させる．

各論　3　動物による疾患

皮膚爬行症
Creeping disease

向井 秀樹
Hideki Mukai

頻度 ★☆☆☆☆　緊急度 ★★★☆☆

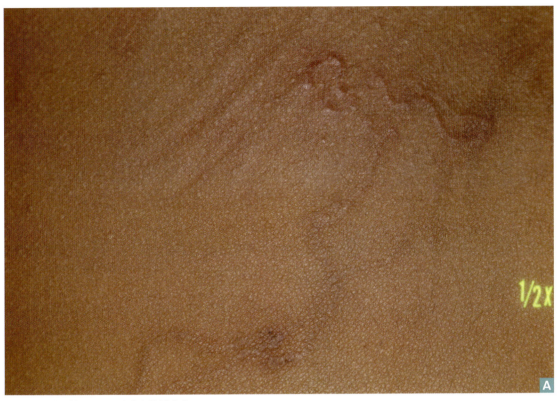

A 背部に移動性のかゆみを伴う線状皮疹

疾患の概説
- 皮膚爬行症（creeping disease）は，ヒト以外の動物を固有宿主とする寄生虫が成虫に発育できず，幼虫のまま皮内や皮下を移行する疾患である．皮膚以外の臓器にも迷入する．
- 国内の経口感染は，食文化からライギョ生食や輸入ドジョウ踊り食いによる**顎口虫**の報告が半数以上と最も多い．次いでホタルイカによる**旋尾線虫**，ヘビやカエルによる**Manson 裂頭条虫**が報告されている．経皮感染はイヌやネコによる鉤虫，土壌の糞線虫がある．

診断のポイント
- 特徴的な臨床像として，皮膚を蛇行状かつ移動性の幅 2〜3 mm の線状皮疹や皮内結節ないし腫脹を呈する．時に痛みやかゆみを伴う．日内や数日で移動する．
- 経口感染は体幹に生じ，鉤虫類による経皮感染は下肢，特に足に好発する．

必要な検査
- 皮膚生検や切除による虫体の証明が必要．検出されない場合も多く，ELISA 法，Ouchterlony 法，間接蛍光抗体法などの免疫血清学的診断が有用である．

治療
- 移動する皮疹の先端部を切除し虫体を検出するのが確実な治療法である．駆虫薬として，メベンタゾール，アルベンタゾール，イベルメクチンなどが有効．
- 淡水魚の生食をしないことが感染予防につながる．ホタルイカ生食時には内臓を除く．

海洋生物による皮膚障害
Skin damages due to marine lives

頻度 ★★★★★　緊急度 ★★★★★

高橋 健造
Kenzo Takahashi

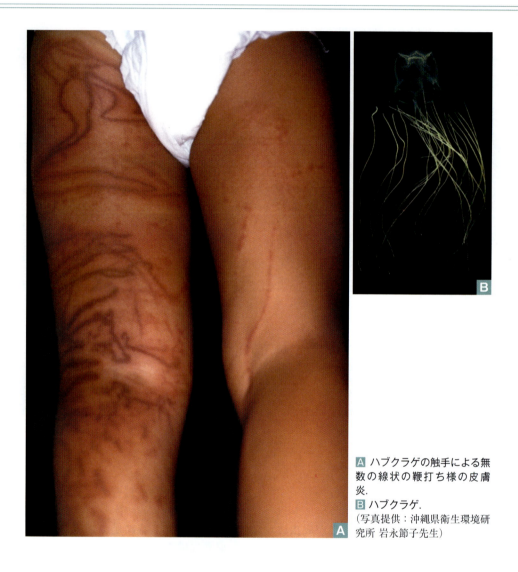

A ハブクラゲの触手による無数の線状の鞭打ち様の皮膚炎．
B ハブクラゲ．
（写真提供：沖縄県衛生環境研究所 岩永節子先生）

疾患の概説
- 日本近郊の海では生命に危険を及ぼす海洋生物は稀だが，沖縄県，琉球海域では，時に特有の生物被害に遭遇する．
- 一般的な水着皮膚炎（プランクトン皮膚炎）や沖縄地方に特有なハブクラゲのほかに，稀ながらオニヒトデ，ウンバチイソギンチャクの毒素障害，ガンガゼ（ウニ），オコゼ，ゴンズイの毒棘外傷，ウミヘビ被害がある．
- 現地での注意事項を守る限り心配しすぎる必要はない．
- 遊泳時でも長袖のTシャツやラッシュガードで肌の露出を避けるとともに，みだりに珊瑚や海中生物に触れないことである．

ハブクラゲ
- 沖縄県で最も被害が多い．
- 1.5 mに及ぶ触手に触れると，鞭で打たれたようなミミズ腫れを呈し，皮膚壊死から瘢痕を残すことがある．
- 3〜5％の酢酸により刺胞が脱水するため，沖縄県では多くのビーチに，クラゲ侵入防止ネットと食酢が準備されている．

海洋生物による皮膚障害

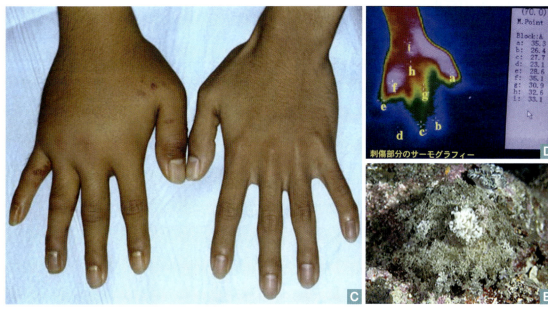

C ウンバチイソギンチャクを素手で触った手指．
D サーモグラフィーで観察される接触部手指先の循環障害．
E サンゴの上のウンバチイソギンチャク．

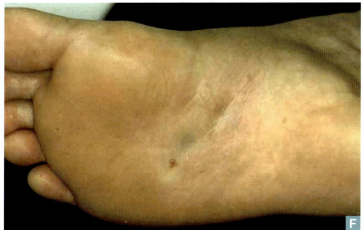

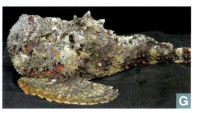

F オニオコゼを踏み抜いた足底．
G 背びれの棘が特徴的なオニオコゼ．

■ ウンバチイソギンチャク
- サンゴと見分けにくく，シュノーケリング中に誤って触れることが多い．
- 激痛を伴う地図状の紅斑・水疱・血疱・末梢循環障害，時には腎不全を生じる．
- 食酢は使わずに，海水で刺胞球や触手を洗い流し冷やす．

■ オニオコゼ
- 海藻の生えた岩のような姿の魚であり，気がつかずに踏んでしまう．
- 背びれの毒棘は硬く，ゴム草履などは貫通する．死に至ることもある．

各論 3 動物による疾患

マムシ咬症
Mamushi bite

頻度 ★☆☆☆☆　緊急度 ★★★★★

中川 浩一
Koichi Nakagawa

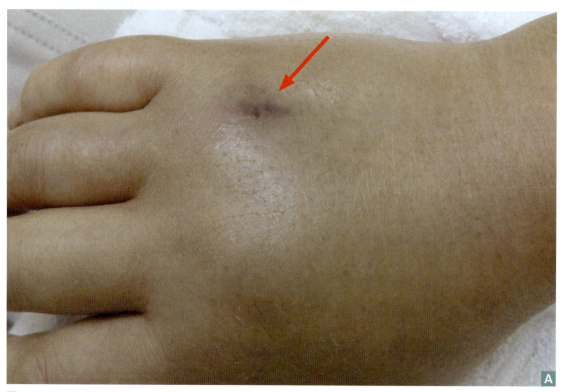

A マムシ咬症．手背から指にかけて強く腫脹している．咬み口もみられる（矢印）．
腫脹があまりにも強い場合は減張切開が必要である．

疾患の概説
- マムシ咬症はわが国において，年間約3,000例の発生があると推定されている．そのうち10例前後が腎不全・DICなどで死亡する．
- マムシ咬症患者を診察したら入院加療が原則で，その**緊急性を強く認識**しなければならない．

診断のポイント
- 受傷部位の多くは指趾であり，強い痛みと局所の発赤・腫脹を認める．紫斑がみられることも多い．
- 受傷部位から，徐々にまたは急速に中枢側に腫脹が広がることが多く，治療の判断材料になるので，経時的に観察することが重要．

必要な検査
- 一般的な**血算**，**生化学検査**，**出血凝固系検査**は必須．
- 受傷後，数時間で急激に血小板が減少する症例が報告されており，早急なマムシ抗血清の適応と考えられる．
- AST，LDHおよびCKの上昇は重症化の指標とされており，経時的な検査が必要である．

治療
- 補液，破傷風予防，ステロイド，抗菌薬投与は一般的に行われるべきである．
- セファランチンの毒素中和作用については検討されていない．
- 臨床症状のGrade Ⅲ以上（手関節，足関節以上の腫脹の広がり）はマムシ抗血清の投与が推奨されている．しかし，それ以下でも血小板減少や腎不全などを生じることもあり，投与が必要なこともある．

多形滲出性紅斑
Erythema exudativum multiforme (EEM)

伊藤 宏太郎・今福 信一
Kotaro Ito・Shinichi Imafuku

頻度 ★★★☆☆　緊急度 ★★★★☆

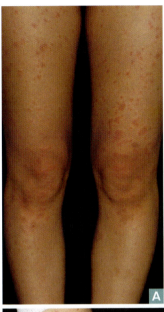
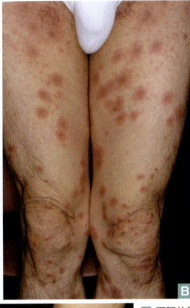
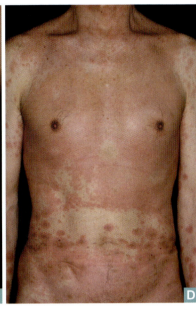
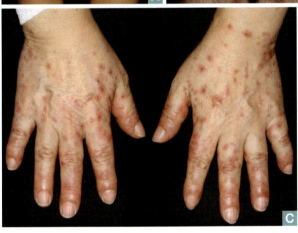

A 下腿伸側に類円形の浮腫性紅斑が認められる．肘や膝に紅斑が集簇するのも特徴である．
B 紅斑は周囲が浮腫により堤防状に隆起し，特徴的な target lesion を呈する場合が多い．
C 手背に，中心が暗紫色で一部水疱形成を伴う紅斑が多発している．
D 体幹の紅斑は多発し，融合して大きな局面を形成することがある．

疾患の概説
- 標的状病変（target lesion）と呼ばれる特徴的な類円形で環状の浮腫性紅斑を主に四肢伸側に左右対称性に生じる疾患群．
- 病態はウイルスやマイコプラズマ，薬剤などに対するTリンパ球による免疫応答と考えられているが，完全には解明されていない．
- Stevens-Johnson症候群（Stevens-Johnson syndrome；SJS）（→ S 143頁）は重症型のEEMとして捉えられている．

診断のポイント
- 手背，足背を含む四肢伸側に左右対称性に発症し，紅色丘疹や浮腫性紅斑から始まり，徐々に特徴的な target lesion を呈する．
- 皮疹に先行して感冒症状などの前駆症状を伴うことが多い．

必要な検査
- 特徴的な検査所見はない．
- 確定診断には病理検査を行う．
- 重症化が予測される例では迅速病理検査を

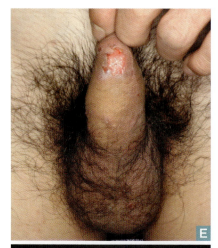
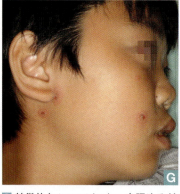
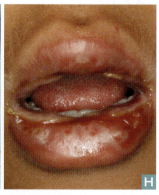

G 特徴的な target lesion を認めるが少数である．
H 紅斑が軽度でも，重度の粘膜症状を伴うことがあり注意を要する．

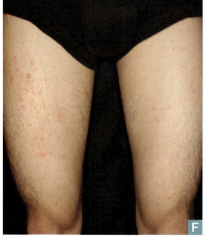
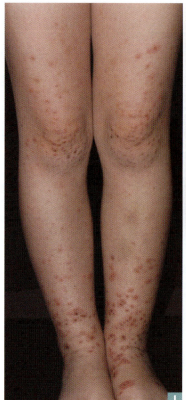
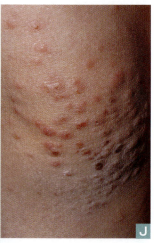

E 陰茎部の単純ヘルペス感染．
F ヘルペス感染の数日後に生じた herpes associated erythema multiforme．

I 下肢伸側に浮腫性紅斑が散在し，一見すると多形滲出性紅斑様にみえる．
J しかし個疹をよく観察すると単調な水疱形成が主体であり，これは手足口病である．

行い，表皮細胞の壊死を確認することも推奨される．
- 原因検索としてマイコプラズマやヘルペスウイルスの抗体価や薬剤のリンパ球刺激試験を行う．

治療
- 軽症であれば自然治癒することもあるためステロイド外用や抗ヒスタミン薬，NSAIDs内服で経過をみる．
- 軽症例では，特に誘因なく再発を繰り返すことがある．
- 重症例では入院のうえでステロイド全身投与を行う（0.5～1 mg/kg）．
- 明らかに単純ヘルペスウイルスが原因と考えられる場合は抗ウイルス薬内服が有効な場合がある．

Stevens-Johnson 症候群
Stevens-Johnson syndrome (SJS)

頻度 ★★★★★　緊急度 ★★★★★

塩原 哲夫
Tetsuo Shiohara

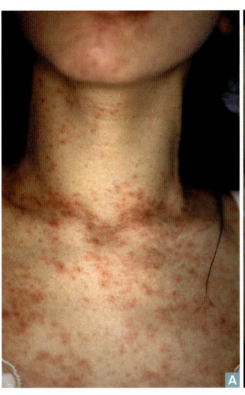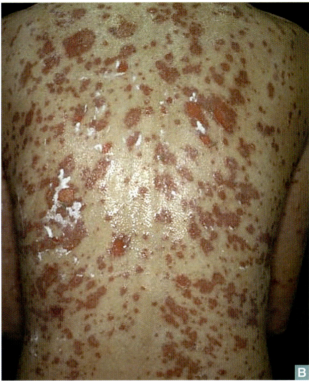

A, B 体幹を中心に，びらんを伴う浮腫性紅斑が多発融合している．

疾患の概説
- 発熱に伴って，眼粘膜，口唇，外陰部などの皮膚粘膜移行部に重症の粘膜疹を生じ，皮膚の紅斑は表皮の壊死性変化により容易に水疱・びらん化する．
- 原因としては医薬品が多いが，マイコプラズマやウイルス感染症が原因となることも少なくない．
- より軽症の多形滲出性紅斑重症型（erythema exudativum multiforme major）と鑑別が必要．
- 表皮の剝離面積は体表面積の10%以下で，進展すると中毒性表皮壊死症（toxic epidermal necrolysis；TEN）（→ S 197頁）になる．

診断のポイント
- 口唇，口腔粘膜疹は壊死性障害のため，血痂となる．
- 眼症状は偽膜形成と上皮欠損のどちらかを認める．
- 全身性の紅斑は体幹に生じやすく，隆起せず融合傾向が強い flat atypical target となる．

必要な検査
- 病理検査で壊死性変化を認める．

治療
- ステロイドの全身投与が原則．通常は0.5〜1 mg/kg/日だが，必要に応じて1.5 mg/kg/日で開始してもよい．
- 急速に進行する場合や，上記治療で反応性が悪い場合には，ステロイドパルス療法（メチルプレドニゾロン1 g/日を3日間）行うか，ヒト免疫グロブリン製剤大量静注（400 mg/kg/日を5日間）療法を行う．
- それでも進行する場合には血漿交換療法（単純血漿交換法．週2〜3回）を行う．

Stevens-Johnson症候群

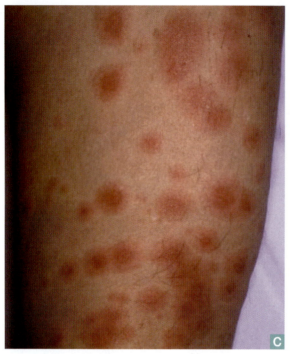
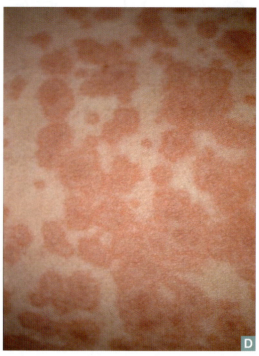

C 多形滲出性紅斑重症型にみられるtarget lesion.

D SJSにみられるflat atypical target. SJSにみられる紅斑は周辺が隆起せず，flatで融合傾向が強い．

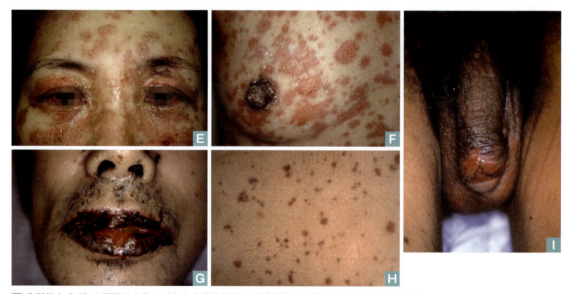

E 典型的なSJSの顔面の水疱・びらんを伴う紅斑．眼球結膜には著明な充血と眼脂を認める．
F SJSの紅斑は速やかに水疱，びらん化する．小型の紅斑でもびらん，水疱になる傾向が強い．
G 口唇にみられる著明な血痂．口唇の壊死性変化が強いために血液に混じった痂皮が付着する．
H SJSにみられる紅斑は，しばしば表皮の壊死性変化のため褐色調となる．こうした褐色調の紅斑は壊死性変化が強いことを示しており，すべて表皮剥離とみなされる．
I 亀頭，包皮のびらん．

結節性紅斑

Erythema nodosum

永井 弥生
Yayoi Nagai

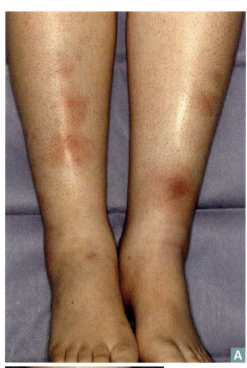
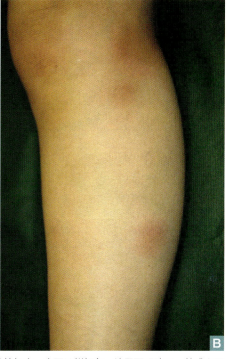
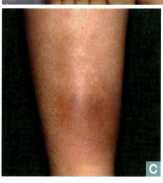

A, B 急性型結節性紅斑．表面は鮮紅色，境界不明瞭で，熱感や圧痛がある．
C 慢性型．皮下結節の境界は比較的明瞭であり，表面は暗紅色調を呈し硬い．循環障害が生じると潰瘍化し，瘢痕を残しうる．

疾患の概説

- 下腿伸側に多発する有痛性紅色結節．女性に多く，通常，急性に発症し，経過は一過性．時に慢性の経過をとる．
- 感染症に続発，全身性疾患に合併するものなどがある．
- 全身性疾患の皮膚症状名としても用いられる．
- 基礎疾患は感染症のほか，サルコイドーシス，Behçet 病などが多い．Sweet 病，潰瘍性大腸炎，Crohn 病などに伴う場合もある．

診断のポイント

- 発熱などの全身症状を伴うことがある．
- 結節は鮮紅色，境界不明瞭で，熱感や自発痛，圧痛がある．
- 基礎疾患の検索が重要．
- 鑑別疾患は蜂窩織炎，遊走性血栓性静脈炎，うっ滞性脂肪織炎，Bazin 硬結性紅斑など．

必要な検査

- CRP 上昇や赤沈亢進，白血球などの炎症反応が高値．
- 溶血連鎖球菌感染では ASLO や ASK が上

結節性紅斑

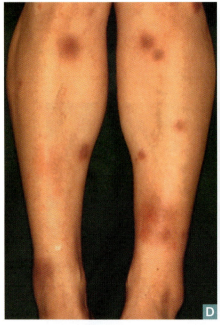
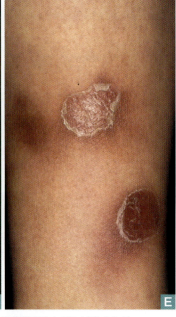
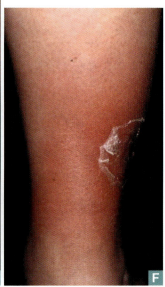

D Behçet 病．結節は小型のことが多く，血栓性静脈炎もしばしばみられる．
E Bazin 硬結性紅斑．慢性に経過，潰瘍化することもある．
F うっ滞性脂肪織炎．静脈瘤のある患者の下腿に生じる有痛性の硬結で慢性に経過する．

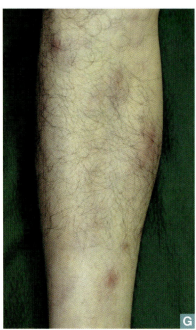
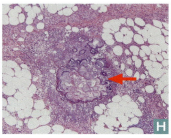

G 膵疾患に伴う脂肪壊死症．膵がんや慢性膵炎の急性増悪などに伴って生じる．
H Ghost-like cell（矢印）が特徴的．

昇．基礎疾患を含めた鑑別診断のための検査．

治療

- 軽症例は以下のいずれかを用いるか併用．
  ①ロキソプロフェンナトリウム水和物（ロキソニン®錠）（60 mg）　1回1錠　1日3回　食後．
  ②ヨウ化カリウム　1回 300 mg　1日3回．
- 感染症に続発と考える場合：セフジニル（セフゾン®）（100 mg）　1回 100 mg　1日3回．
- 重症例，感染症が否定される場合（胃粘膜保護薬などを併用）：プレドニゾロン（プレドニン®）（5 mg）　朝3錠，昼2錠，夜1錠．
- 難治な場合，基礎疾患について再検討．

各論　4　紅斑と紅皮症

Bazin 硬結性紅斑
Erythema induratum (Bazin)

頻度 ★★☆☆☆　緊急度 ★☆☆☆☆

井川　健
Ken Igawa

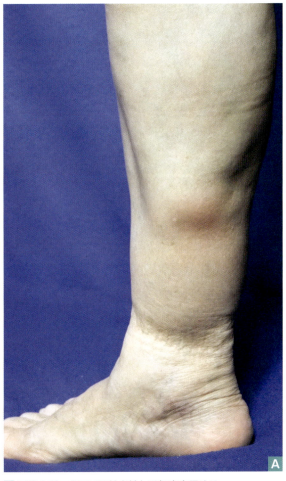

A 下腿内側．皮下に硬結を触れる紅斑を認める．

疾患の概説
- 皮下脂肪組織における肉芽腫性炎症を特徴とする．
- 狭義では，結核が基盤にあるものをさす場合が多い．
- 女性に多いとされる．

診断のポイント
- 好発部位（下腿）に出現する皮下脂肪組織の炎症反応である．
- しばしば自壊し，潰瘍化することも臨床的な特徴．
- 積極的に病理検査を行い，皮下脂肪組織における肉芽腫性炎症反応を確認する．
- 他臓器に結核の病巣がみつかる場合がある．
- 病変部からの結核菌検出は難しいとされる．

必要な検査
- 組織培養，Ziehl-Neelsen 染色，組織検体における PCR 検査などにより結核菌の病変部における存在について検査を行う．
- ツベルクリン反応，クォンティフェロン検査，T-SPOT 検査などを行い，結核感染のスクリーニングを行う．
- 他臓器の結核病巣の検出のための各種検査を施行する．

治療
- 抗結核薬の投与により改善がみられる．

各論 4 紅斑と紅皮症

Sweet病
Sweet disease

頻度 ★★☆☆☆　緊急度 ★★★★★

川上 民裕
Tamihiro Kawakami

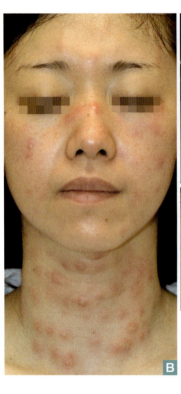

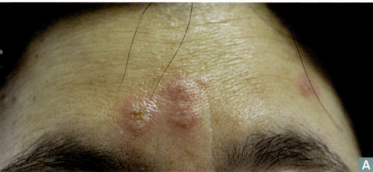

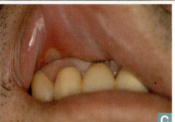

A 典型疹は，圧痛，自発痛を伴う境界鮮明な周囲より隆起する浮腫性の紅斑ないし局面である．顔面，項頸部，四肢が多い．
B 浮腫が強ければ水疱を，好中球浸潤が顕著なら膿疱を伴う．時に紅斑の中央はやや陥凹し，辺縁隆起性で，潰瘍形成もある．爪甲大〜母指頭大の大きさで，散在性に多発する．色調は鮮紅色〜暗赤色で，経過とともに紫赤色へと変化し，色素沈着を残す．
C アフタ性口内炎は，円形〜卵円形で，正常人でみられる口内炎よりはやや大きい．

疾患の概説
- 急な発熱と末梢血**好中球増多**を伴い，有痛性の隆起性紅斑（典型疹といわれる）が特徴．
- 病理所見は，真皮に好中球の密な浸潤．

診断のポイント
- 約半数で咽頭痛などの上気道感染様症状が皮膚症状に先行．
- 38℃前後の高熱を伴う．
- 有痛性の隆起性紅斑（典型疹）が顔面，四肢を中心に多発．
- 血中好中球数増多，CRP上昇，赤沈亢進．
- 病理所見での真皮全層にびまん性の好中球浸潤．
- 典型疹が確認されない場合は**好中球性皮膚症**（neutrophilic dermatosis）と診断する．

必要な検査
- 血中好中球数増多（好中球の活性化状態を意味する）．
- 血清CRP上昇，赤沈亢進，CH50などの血中補体値上昇があり，病勢を反映．
- 血清IgDや血清銅が上昇．
- HLA-B54と相関．
- 皮膚生検で真皮好中球浸潤．
- **骨髄異形成症候群**，**白血病**などの血液系悪性腫瘍の合併が知られる．
- **顆粒球コロニー刺激因子（G-CSF）**での薬剤誘発性発症がある．

治療
- 高熱のため，多くは入院加療．
- 感染症が先行する場合，抗菌薬投与．
- まず，ヨウ化カリウム末（900 mg/日），効果が乏しい場合は以下を用いる．
- 軽症：ロキソプロフェンナトリウム水和物（ロキソニン®）（60〜120 mg/日），コルヒチン（コルヒチン錠「タカタ」）（0.5〜1.5 mg/日），ジアフェニルスルホン（レクチゾール®）（50〜100 mg/日）のいずれかを用いる．
- 重症：プレドニゾロン（プレドニン®）（20〜30 mg/日），シクロスポリン（サンディミュン®）（3〜5 mg/kg/日）のいずれかを用いる．

各論 4 紅斑と紅皮症

環状紅斑
Annular erythema (Erythema anulare)

人見 勝博・伊崎 誠一
Katsuhiro Hitomi・Seiichi Izaki

頻度 ★★☆☆☆　緊急度 ★★☆☆☆

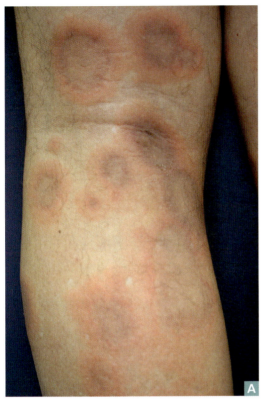

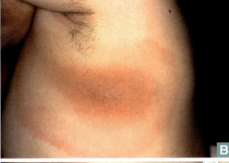

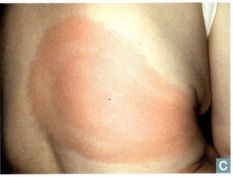

A 遠心性環状紅斑．壮年男女の体幹や四肢近位側に好発．辺縁が隆起し浸潤を触れる紅斑で，鱗屑は付けない．2週間程度遠心性に拡大し，色素沈着を残して消退する．多くは原因不明．

慢性遊走性紅斑，ライム病
ボレリア菌をもつマダニに刺された数日～1か月後に生じる．最初は刺咬部を中心に生じるが，菌体が血行散布されると多発する．発熱，全身倦怠感，筋肉痛なども伴う．
B 左側胸部の環状型の慢性遊走性紅斑．
C 中背部の均一型の慢性遊走性紅斑．
（写真提供：旭川厚生病院皮膚科 橋本喜夫先生）

疾患の概説
- 環状，連圏状，馬蹄形の紅斑を一症状とする疾患群の総称．
- 反応性の炎症病変であり，全身性エリテマトーデスやSjögren症候群，内臓悪性腫瘍，感染症に随伴して生じるが，原因不明なことも多い．

診断のポイント
- **皮疹の性状**をよく観察する．分布（露光部，体幹・四肢，間擦部），瘙痒の有無，表皮の変化（鱗屑や痂皮）があるか，浮腫を伴うか，浸潤を触れるか，紅斑の中央にマダニの刺し口はないか．
- **全身症状の有無**（病巣感染，膠原病，内臓悪性腫瘍）．
- **家族歴**の聴取（膠原病）．

必要な検査
- 鱗屑を付けていれば，真菌鏡検にて白癬を除外．
- 採血（抗核抗体，抗SS-A抗体，抗SS-B抗体，血糖値，各種腫瘍マーカー）．
- 内臓悪性腫瘍の検索（CT，内視鏡など）．
- ボレリア感染の検索（国立感染症研究所に要依頼）．

治療
- 原因が見出せれば原因疾患の治療を行う．
- 遠心性環状紅斑
  ①ベタメタゾン酪酸エステルプロピオン酸エステル（アンテベート®軟膏）1日2回外用．
- 慢性遊走性紅斑：下記のいずれかを用いる．
  ①ドキシサイクリン塩酸塩水和物（ビブラ

環状紅斑

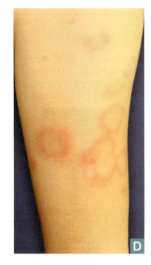

D Sjögren症候群に伴う環状紅斑．顔面・四肢・体幹上部に好発する浸潤性〜浮腫性紅斑．個々の皮疹は1〜2か月で自然消退する．

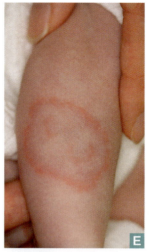

E 新生児エリテマトーデスの環状紅斑．露光部に好発．母親由来の抗SS-A抗体，抗SS-B抗体が消失する生後6か月までに自然消退する．

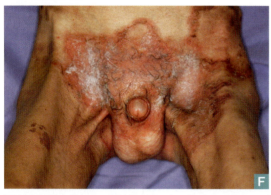

F 壊死性遊走性紅斑．間擦部や開口部に好発する水疱，びらん，痂皮を伴う紅斑．膵臓のグルカゴノーマに関連．

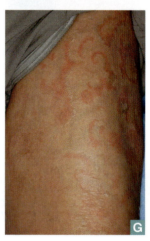

G 匍行性迂回状紅斑．かゆみの強い波紋状〜木目状を呈する紅斑．内臓悪性腫瘍を高率に合併．
（写真提供：獨協医科大学越谷病院皮膚科 片桐一元先生）

環状の紅斑がみられても環状紅斑に分類されない鑑別すべき疾患

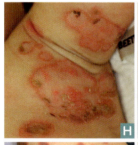
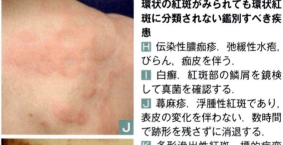

H 伝染性膿痂疹．弛緩性水疱，びらん，痂皮を伴う．
I 白癬．紅斑部の鱗屑を鏡検して真菌を確認する．
J 蕁麻疹．浮腫性紅斑であり，表皮の変化を伴わない．数時間で跡形を残さずに消退する．

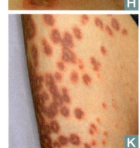
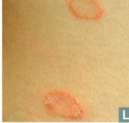
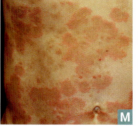

K 多形滲出性紅斑．標的病変（target lesion）が環状紅斑にみえることがある．
L 乾癬．銀白色の鱗屑を付けた浸潤性紅斑．
M 水疱性類天疱瘡の初期．浮腫性紅斑で始まる．緊満性水疱を探す．

マイシン®錠）（100 mg） 1日2錠 分2 14日．

②ミノサイクリン塩酸塩（ミノマイシン®錠）（100 mg） 1日2錠 分2 14日．

紅皮症
Erythroderma

花房 崇明
Takaaki Hanafusa

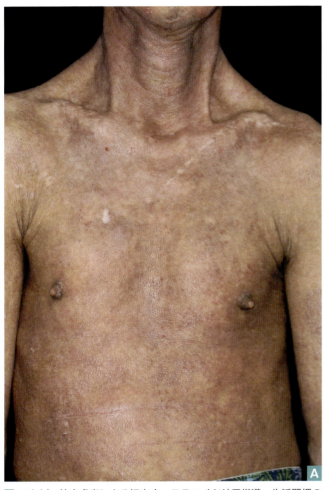

A アトピー性皮膚炎による紅皮症．ステロイド外用指導，生活習慣の見直しにて改善．

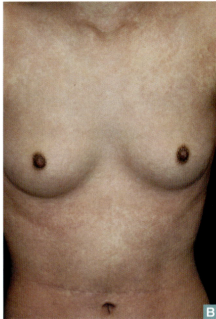

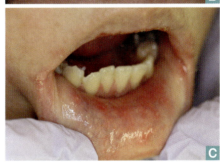

B 抗結核薬（エタンブトール塩酸塩）の薬疹による紅皮症．ウイルスの再活性化を伴う，重症薬疹，薬剤性過敏症症候群と診断．ステロイドセミパルス療法，免疫グロブリン大量療法などにより治癒．

C 口唇にはびらん，痂皮がみられ，口腔内にはアフタがあった．粘膜疹を伴い，急激に進展する紅皮症は重症薬疹の可能性がある．

疾患の概説
- 全身の皮膚に体表面積の 90％ 以上のびまん性の潮紅をきたし，鱗屑や落屑を伴う状態．
- 紅皮症は疾患名ではなく症候名であり，何らかの原因疾患が存在して全身へ拡大したもの．

診断のポイント
- 紅皮症の原因疾患は多岐にわたる（表）ため，原因疾患の確定診断が重要．
- 原因疾患を推測させる皮疹が残っていることもあるが，推測できない場合も多い．

必要な検査
- 皮膚生検による病理検査にて原因疾患の確定診断．
- 鱗屑に対して細菌・真菌培養，真菌・疥癬鏡検．
- 血液検査（末梢血液像を検査し，細菌感染

紅皮症

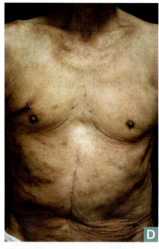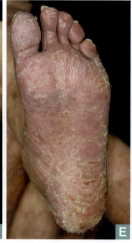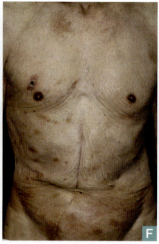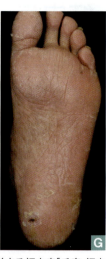

D 内臓悪性腫瘍に伴う紅皮症．経過中に肺がんがみつかった．内臓悪性腫瘍や悪性リンパ腫を合併する紅皮症［丘疹-紅皮症（太藤）］では，紅斑が大きな皺の部分を避けて特徴的な分布を示すことがある（deck-chair sign）．本症例では deck-chair sign ははっきりしなかった．
E 手掌，足底には亀裂を伴う，分厚い鱗屑を付した紅斑局面があった．
F 肺がんに対して悪性腫瘍切除術を行い，1 か月程度で紅皮症は改善．
G 肺がんに対して悪性腫瘍切除術を行い，手掌・足底の紅斑も改善．肺がんに伴う紅皮症および Bazex 症候群（腫瘍随伴性末端角化症）と診断．

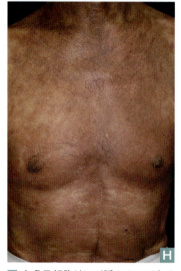

H 皮膚 T 細胞リンパ腫の 1 つである Sézary 症候群による紅皮症．

表 ■ 紅皮症の原因疾患

1. **原疾患の汎発化**
   - 湿疹（アトピー性皮膚炎，自家感作性皮膚炎，脂漏性皮膚炎，皮脂欠乏性皮膚炎，接触皮膚炎など）
   - 角化症（乾癬，毛孔性紅色粃糠疹，先天性魚鱗癬様紅皮症）
   - 水疱症（落葉状天疱瘡，水疱性類天疱瘡，Hailey-Hailey 病，Duhring 疱疹状皮膚炎）
   - 感染症［白癬，カンジダ症，ウイルス性発疹（麻疹，風疹など），ブドウ球菌性熱傷様皮膚症候群，疥癬，HIV 感染症］
   - Graft-versus-host disease（GVHD）（輸血後を含む）
   - その他（ループスエリテマトーデス，皮膚筋炎，サルコイドーシス）
2. **薬疹**
   播種状紅斑丘疹型薬疹，多形滲出性紅斑型薬疹，Stevens-Johnson 症候群，中毒性表皮壊死症（TEN），薬剤性過敏症症候群（DIHS）
3. **腫瘍性**
   菌状息肉症，悪性リンパ腫，白血病，内臓悪性腫瘍
4. **原因不明**
   丘疹-紅皮症（太藤），老人性紅皮症

症，血液疾患の検索を行う．IgE や好酸球数，TARC などの測定もアトピー性皮膚炎や薬疹の診断に有用）．
- CT，内視鏡などによる内臓悪性腫瘍の検索．
- う歯や歯根膿瘍などの病巣感染の検索．
- 薬疹の可能性があれば，薬歴の聴取，薬剤リンパ球刺激試験（DLST）やパッチテスト．

治療
- **原因疾患の診断確定**が最も重要．
- 原因疾患が診断できれば，**原因疾患の治療**を行う．
- 真菌感染症などの感染症が否定できれば，対症的にステロイド外用や抗アレルギー薬内服を行うことがある．
- 診断が確定する前に安易に**内服ステロイド薬の投与は行うべきではない**．

慢性色素性紫斑
Chronic pigmented purpura

齊藤 典充
Norimitsu Saito

頻度 ★★★★☆　緊急度 ★☆☆☆☆

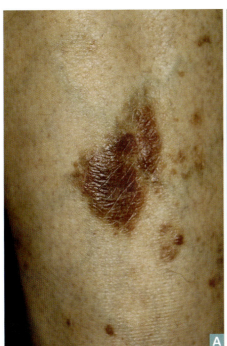

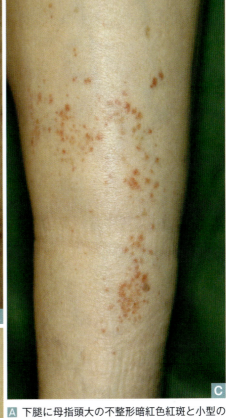

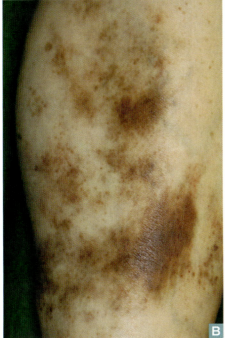

A 下腿に母指頭大の不整形暗紅色紅斑と小型の紅斑が散在．
B 紅斑や色素沈着，点状の紫斑が混在する例もある．
C 点状〜米粒大の紫斑のみがみられる例もある．

疾患の概説

- 両側下腿に自覚症状を欠くか，軽度の瘙痒を伴う細かい紫斑ができる．
- 点状毛細血管拡張として始まり，それが出血点となり遠心性に拡大，中央はヘモジデリン沈着となる(Majocchi血管拡張性環状紫斑)．
- 点状出血が集簇し後にヘモジデリン沈着となり，その辺縁に点状出血が再燃(Schamberg病)．
- 丘疹性の紫斑で発し，その後増大して扁平隆起性の局面となる(紫斑性色素性苔癬様

慢性色素性紫斑

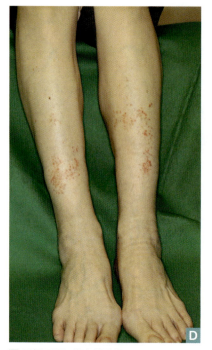

D 両側下腿に紫斑が分布.

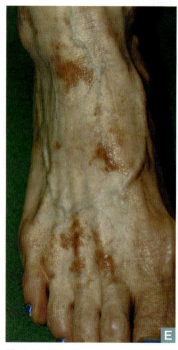

E 右側下腿のみに紅斑と色素沈着がみられる.

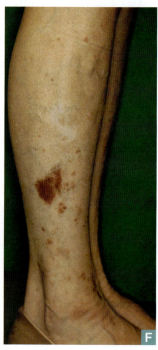

F 治療により炎症は消失し色素沈着が残る.

皮膚炎).
- 静脈性循環障害や病巣感染,薬剤などが原因となりうるが原因不明のこともある.

診断のポイント
- 細かい点状紫斑とヘモジデリン沈着を伴う局面が混在し,慢性に経過する.
- 自覚症状は欠くか,あっても軽度の瘙痒のみ.
- 成人男性の主に下腿に好発するが,時に大腿から腰臀部に及ぶことがある.

必要な検査
- 血液検査上異常はない.
- 皮膚生検で真皮上層血管周囲のリンパ球を主体とする細胞浸潤と出血の所見がみられる.

治療
- 血管強化薬:アスコルビン酸/パントテン酸カルシウム配合剤(シナール®) 3錠1日3回内服.
- ステロイド外用薬:モメタゾンフランカルボン酸エステル(フルメタ®軟膏) 1日2回外用.
- 静脈性循環障害のある例では,下肢挙上や弾性包帯・ストッキングによる圧迫.
- 病巣感染が疑われる例では,感染に対する処置.

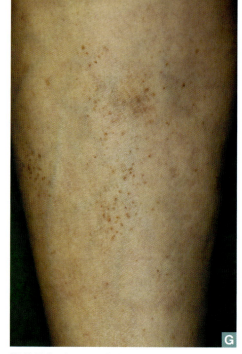

G 静脈瘤に起因して紫斑が生じた例.

播種性血管内凝固症候群
Disseminated intravascular coagulation (DIC)

齊藤 典充
Norimitsu Saito

頻度 ★☆☆☆☆　緊急度 ★★★★★

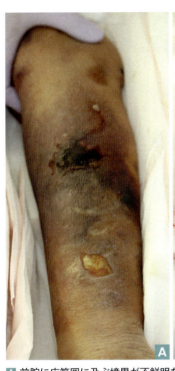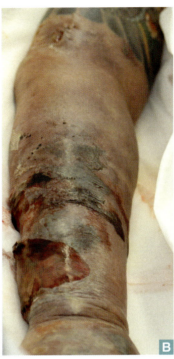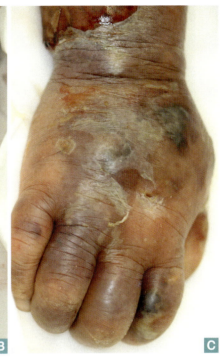

A 前腕に広範囲に及ぶ境界が不鮮明な紫斑を認め、血疱もみられる．
B 血疱は破れ、びらんを形成する．
C 手背では著明な浮腫と紫斑が混在する．

■疾患の概説
- 敗血症などから播種性血管内凝固症候群（DIC）を発症すると血液凝固能に異常をきたし、易出血性となり皮膚や粘膜に紫斑を生じる．
- 紫斑は大小不同であり、次々に新生を繰り返し、時に血疱や潰瘍を形成．生命予後が非常に悪いことを示唆する所見である．

■診断のポイント
- 全身のどの部位の皮膚、粘膜にも生じうる．
- 敗血症や白血病などDICを生じうる基礎疾患がある．
- 大小不同の不整形の紫斑であるが大型に拡大することが多く、血疱や潰瘍を形成する．
- 急速に新生、拡大することが多く、**生命予後は非常に悪い**．
- 血液凝固能異常をきたす要因を精査し早急な対応が必要．

■必要な検査
- 血液検査にて血小板数、FDP、フィブリノーゲン、PTを確認．基礎疾患、出血症状と合わせ **DICスコア** を確認し診断．

■治療
- DICに対する治療を行う．
  ①ヘパリン製剤、アンチトロンビン濃縮製剤：ダルテパリンナトリウム（フラグミン®）、乾燥濃縮人アンチトロンビンIII（ノイアート®）．
  ②合成プロテアーゼインヒビター：ガベキサートメシル酸塩（エフオーワイ®）、ナファモスタットメシル酸塩（フサン®）．
  ③補充療法：濃厚血小板、新鮮凍結血漿．
- 原病に対する治療を行う．敗血症に対する抗菌薬投与、白血病に対する化学療法など．
- 皮疹に対しては白色ワセリン塗布後ガーゼ貼付など保護に努める．

各論　5　紫斑と血管炎

高ガンマグロブリン血症
Hyper gamma globulinemia

頻度 ★☆☆☆☆　緊急度 ★★★☆☆

新井　達
Satoru Arai

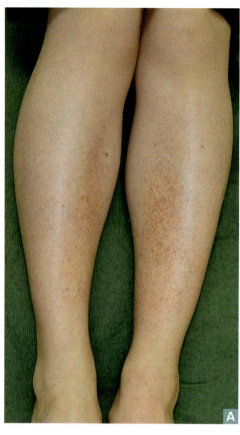
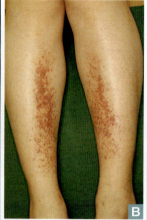
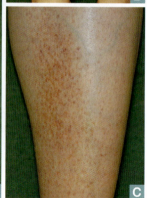
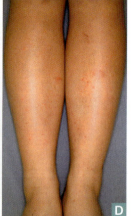

A 典型例．粟粒大の浸潤のない紫斑が多発．
B 紫斑が目立つ例．
C 紫斑とともにヘモジデリン沈着を伴うことが本症の特徴．
D 若年者ではヘモジデリン沈着が目立たない．

疾患の概説
- 血中ガンマグロブリンが 2.0 g/dL 以上の状態．
- 原発性マクログロブリン血症，多発性骨髄腫，MGUS(monoclonal gammopathy of undetermined significance)などの血液疾患，Sjögren症候群を代表とする膠原病，サルコイドーシス，結核や梅毒などの感染症に伴って生じる．
- 皮膚科を受診する契機は高ガンマグロブリン血症性紫斑であり，下腿前面に多発する半米粒大紫斑が主訴である．

診断のポイント
- 中高年の下腿に褐色のヘモジデリン沈着を伴う半米粒大の多発性紫斑をみたら，本症を疑う（IgA血管炎ではヘモジデリン沈着は目立たない）．
- 通常，慢性，再発性であり，長時間歩行や運動が誘因になるが，自覚症状はない．
- 若年者ではIgA血管炎(Henoch-Schönlein紫斑)(→S 164頁)に類似するので，注意が必要．

必要な検査
- 総タンパクとタンパク分画，免疫グロブリン(IgG, IgA, IgM)の測定を行う．
- 背景となるべき内科疾患の有無を検索する．
- 皮膚生検で病理組織学的に確定診断を行う．

治療
- 原疾患の治療が優先される．皮疹の予後は良好であるが，繰り返す症例ではアスコルビン酸／パントテン酸カルシウム配合薬(シナール®)，カルバゾクロムスルホン酸ナトリウム水和物(アドナ®)，トラネキサム酸(トランサミン®)などを用いる．

クリオグロブリン血症
Cryoglobulinemia

新井 達
Satoru Arai

頻度 ★☆☆☆☆　緊急度 ★★★★☆

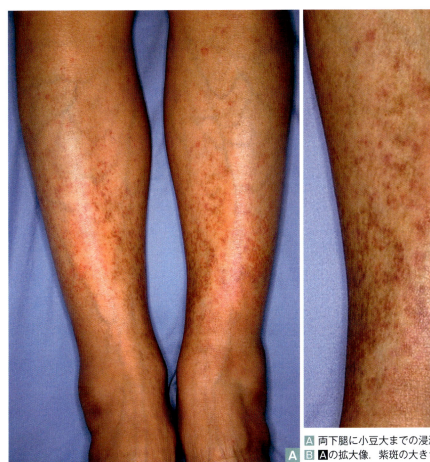

A 両下腿に小豆大までの浸潤を伴わない紫斑が多発.
B Aの拡大像. 紫斑の大きさは大小さまざまである.

疾患の概説
- クリオグロブリンは4℃で白色ゲル化し, 37℃で再溶解する異常免疫グロブリンである.
- I型(単クローン性免疫グロブリン), II型(多クローン性IgG＋単クローン性IgG), III型(多クローン性IgG＋単クローン性IgM)に分類される.
- 下腿の紫斑, 下腿潰瘍, 壊疽, 網状皮斑(リベド), 蕁麻疹などを呈する.

診断のポイント
- 下腿にリベドを伴う紫斑をみたら本症を考える.
- II型, III型では細小血管レベルの血管炎を呈し, 下腿に粟粒大〜爪甲大の紫斑が多発・混在する.
- 血栓を惹起するI型では血栓症に伴う潰瘍や壊疽を呈することが特徴.

必要な検査
- クリオグロブリン定量を行ってクリオグロブリンのタイプを決定する.
- 補体低下の有無, そしてI型であれば多発

クリオグロブリン血症

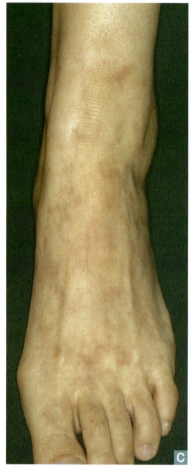

C クリオグロブリン血症ではリベドを呈する例が多い.

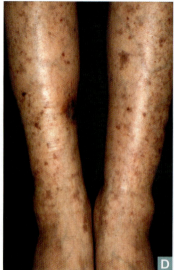

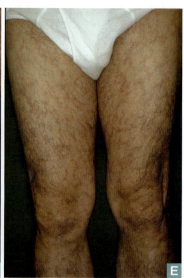

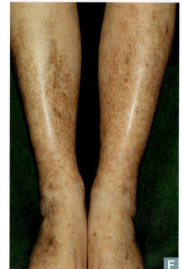

D I型クリオグロブリン血症では血栓や潰瘍形成に注意する.
E 顕著なリベドを伴った例.
F ヘモジデリン沈着の目立った例.

性骨髄腫,マクログロブリン血症などの血液疾患,II型であればC型肝炎,III型であればC型肝炎,もしくは自己免疫疾患[全身性エリテマトーデス(→S 229頁)やSjögren症候群(→S 235頁)]の検索を行う.
- 皮膚生検で病理組織学的に確定診断を行う.

治療

- 原疾患があれば,原疾患の治療を行う.自己免疫疾患合併,もしくは本態性クリオグロブリン血症では中等量のプレドニゾロン内服(30 mg/日程度)を行う.保温に留意する.

蕁麻疹様血管炎
Urticarial vasculitis

頻度 ★★☆☆☆　緊急度 ★★★★☆

川上 民裕
Tamihiro Kawakami

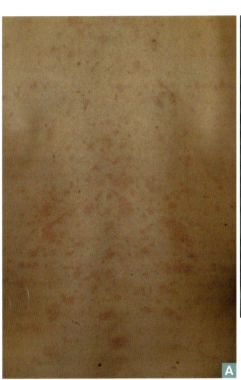
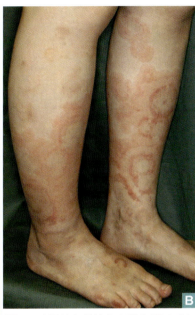

A 24時間以上持続する膨疹（蕁麻疹）．瘙痒以外に灼熱感・疼痛を伴う．
B 膨疹のほかに，血管炎であるので紫斑が混在し，環状や木目様を形成．

■疾患の概説
- 血管炎による膨疹（蕁麻疹）．
- 通常の蕁麻疹と異なる（24時間以上持続，灼熱感・疼痛を伴う）．
- 低補体血症を伴うもの（低補体血症性蕁麻疹様血管炎）を，正補体血症性蕁麻疹様血管炎と区別することが多い．

■診断のポイント
- 血管炎であるので，膨疹の他に，紫斑などが混在する．
- 24時間以上持続し，灼熱感・疼痛を伴う蕁麻疹．
- 皮膚生検で真皮上中層の壊死性血管炎像，すなわち白血球破砕性血管炎像を確認．
- 全身性エリテマトーデス（SLE）（→ S 229頁）の否定，Sjögren症候群（→ S 235頁）の確認．

■必要な検査
- CH50などの血中補体値の測定．
- 抗核抗体などSLE関連検査で，SLEの否定をする（SLEが存在すれば，lupus vasculitisの診断となる）．
- 抗好中球細胞質抗体（ANCA）やクリオグロブリンなどの検査で全身性血管炎を否定．
- SSA抗体，SSB抗体で，基礎疾患の可能性あるSjögren症候群を確認．
- 血中抗C1q抗体測定（抗C1q血管炎の別称あり）．

■治療
- 抗アレルギー薬の効果は乏しい．
- 重症なら，プレドニゾロン（プレドニン®錠）（15～20 mg/日），シクロスポリン（ネオーラル®カプセル）（100～150 mg/日）のいずれかを用いる．
- 軽症なら，コルヒチン（0.5～1.5 mg/日），ジアフェニルスルホン（レクチゾール®錠）（50～100 mg/日）のいずれかを用いる．
- 蕁麻疹の顔をした血管炎なので難治．
- 再発に注意し，十分な経過観察．

各論 5 紫斑と血管炎

多発血管炎性肉芽腫症（Wegener 肉芽腫症）
Granulomatosis with polyangiitis (Wegener granulomatosis)

頻度 ★★★★★　緊急度 ★★★★★

川上 民裕
Tamihiro Kawakami

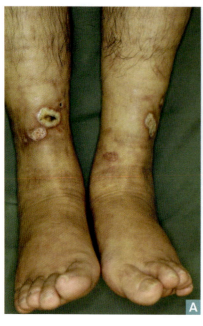
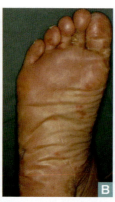
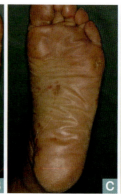
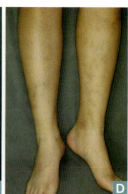

A 両下肢の浮腫，難治性潰瘍，網状皮斑（リベド）．特に環状の閉じていない livedo racemose．
B, C 両足底に紫斑・出血斑が混在．
D 両下肢の網状皮斑（リベド）がやや改善．皮膚病変は病勢の指標といわれる．ANCA 関連血管炎性中耳炎（otitis media with ANCA associated vasculitis；OMAAV）の概念が整備されつつある．

疾患の概説
- CHCC2012 で，Wegener 肉芽腫症から多発血管炎性肉芽腫症へ病名変更．
- 鼻，眼，耳，咽喉頭などの上気道に血管炎．
- **PR3-ANCA 陽性**で ANCA 関連血管炎の 1 つ．

診断のポイント
- 発熱，倦怠感，体重減少などの血管炎による全身症状．
- ANCA 関連血管炎の症状［肺（血痰，咳嗽，呼吸困難），腎（血尿，タンパク尿，高血圧）］．
- 上気道の血管炎症状［鼻（膿性鼻漏，鼻出血），眼（視力低下，眼充血，眼痛，眼球突出），耳（難聴，耳漏，耳痛），気道症状（咽喉頭痛，嗄声など）］．
- 皮膚病変の出現は半数以下，必ずしも病初期ではない．

必要な検査
- 多彩な皮膚症状から結節（皮内・皮下）を探して皮膚生検を行う．
- 白血球増多，貧血，血小板増多，赤沈亢進，CRP 上昇，ANCA 陽性．
- 尿潜血，尿タンパク，赤血球円柱（血清 BUN とクレアチニン上昇）．
- 肺や上気道の X 線写真，CT．

治療
- 寛解導入療法：ステロイドパルス療法あるいはシクロホスファミド水和物点滴静注療法．
  ① メチルプレドニゾロンコハク酸エステルナトリウム 500〜1,000 mg/日　点滴静注 3 日間連続．
  ② シクロホスファミド水和物（エンドキサン®）500〜600 mg　点滴静注　4 週間間隔 計 6 回．
- 寛解維持療法：ステロイドを漸減し，アザチオプリンの併用．
  ① プレドニゾロン（プレドニン®）30〜50 mg/日．
  ② アザチオプリン（イムラン®）25〜100 mg/日．
- 軽症例：時に以下を併用する．
  ① プレドニゾロン（プレドニン®）15〜30 mg/日．
  ② アザチオプリン（イムラン®）25〜100 mg/日．

好酸球性多発血管炎性肉芽腫症(Churg-Strauss 症候群)
Eosinophilic granulomatosis with polyangiitis (Churg-Strauss syndrome)

川上 民裕
Tamihiro Kawakami

頻度 ★★★★★　緊急度 ★★★★★

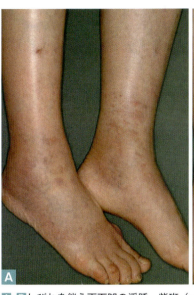
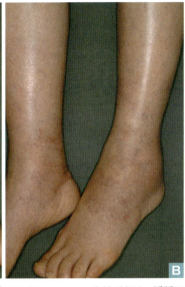
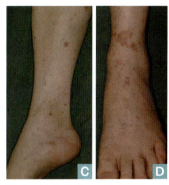

C しびれを伴う右下腿内側の palpable purpura.
D しびれを伴う左足背の palpable purpura

A, B しびれを伴う両下腿の浮腫，紫斑（palpable purpura やリベドは，浮腫のためにはっきりしない）.

疾患の概説
- CHCC2012 で，Churg-Strauss 症候群から好酸球性多発血管炎性肉芽腫症へ病名変更．
- 先行する気管支喘息と好酸球が関与する血管炎．
- ANCA 関連血管炎の 1 つ，しかし ANCA 陰性も半数．

診断のポイント
- 喘息，アレルギー性鼻炎が必発（多くが先行症状）．
- 多発性単神経炎が必発（下肢のしびれ）．
- 皮膚症状は 40〜80％ に認められ，palpable purpura を含めた紫斑・網状皮斑（リベド）が多い．
- ANCA 関連血管炎の症状［肺（血痰，咳嗽，呼吸困難），腎（血尿，タンパク尿，高血圧）］．
- 消化管症状（腹痛，腸管出血，下血，吐血）．

必要な検査
- 多彩な皮膚症状から，palpable purpura や結節（皮内，皮下）を探して皮膚生検を行う．
- 血中好酸球数著増，血中 IgE 高値．
- 白血球増多，貧血，血小板増多，赤沈亢進，CRP 上昇．
- MPO-ANCA 陽性（半数は陰性）．
- 神経症状がみられる場合は筋電図・神経伝達速度（治験では徒手筋力テストで評価された）を検査する．

治療
- ステロイドパルス療法あるいはシクロホスファミド水和物点滴静注療法で血中好酸球数を抑える．
  ①メチルプレドニゾロンコハク酸エステルナトリウム 500〜1,000 mg/日　点滴静注　3 日間連続．
  ②シクロホスファミド水和物（エンドキサン®）500〜600 mg　点滴静注　4 週間間隔　計 6 回．
- ステロイドを漸減し，アザチオプリンの併用．
  ①プレドニゾロン（プレドニン®）30〜40 mg/日．
  ②アザチオプリン（イムラン®）25〜100 mg/日．
- 免疫グロブリン大量静注療法．
  ①乾燥スルホ化人免疫グロブリン（献血ベニロン®）400 mg/kg/日　5 日間　連続点滴静脈注射．

各論 5 紫斑と血管炎

閉塞性動脈硬化症
Arteriosclerosis obliterans (ASO)

頻度 ★★★★★　緊急度 ★★★★★

立花 隆夫
Takao Tachibana

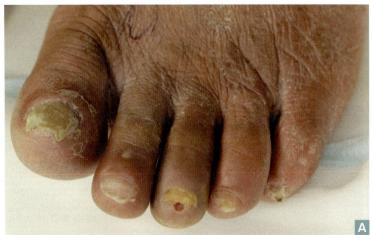

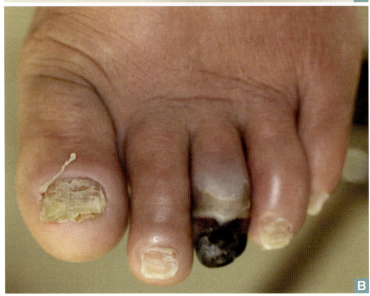

76歳男性
A 第3趾尖端に外傷を認める．また，足趾全体は乾燥し色素沈着をみ，足趾の棍棒状化，爪の粗糙，趾背の脱毛を認める．保湿薬の外用を開始した．
B 徐々に壊死が進行（ストローでプールに潜り，じーっとしていると何とか呼吸できるが，動くとしんどくなる状態をイメージするとわかりやすい．すなわち，血行に予備力がないため，傷ができるとそれを治そうと酸素消費量が増し，壊死が拡大する）．

■疾患の概説
- 脂質異常症，糖尿病，高血圧などにより，動脈の内膜が肥厚，次いで内膜下の平滑筋層が増殖・肥厚，さらには脂肪滴を貪食した細胞が集積して線維化が生じ動脈内腔に狭窄・閉塞を引き起こし，ひいては血流不全をきたす．
- 末梢性動脈疾患（peripheral arterial disease；PAD）は，ASOなどを含めた末梢性動脈疾患の総称である．
- 厳密にはASOのほかにもBuerger病や急性動脈閉塞症などが含まれるが，圧倒的にASOが多いため，ASOの同義語としてPADが用いられているのが現状．

■診断のポイント
- メタボリックシンドロームが注目を集めるなか，患者数は確実に増えているため，まず疑うこと．
- 足趾の冷感・しびれなどの自覚症状のほか，足趾の棍棒状ないし短小化，爪の粗糙ないし脱落，趾背の脱毛なども参考となる．

■必要な検査
- 膝窩，足背動脈などの触診ないしドプラ検査，足関節-上腕血圧比（ankle brachial

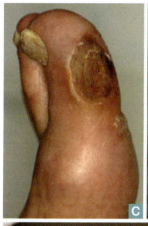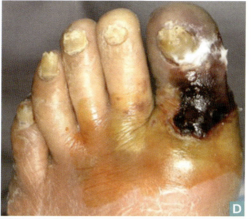
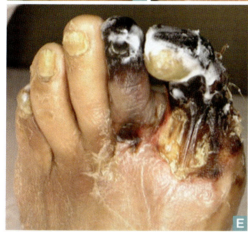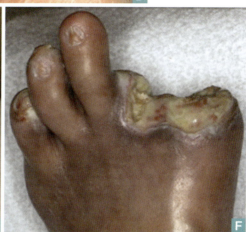
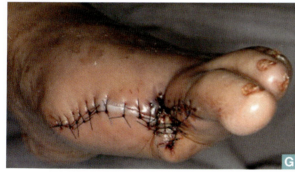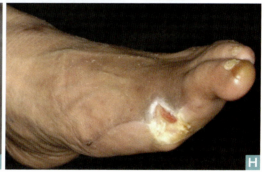

73歳女性
- C 第1趾に小さな皮膚潰瘍を認める．
- D 保存的治療を行うも，潰瘍は次第に拡大し壊疽となる（1か月後）．
- E 2か月後．
- F デブリードマンするも血行不良により創治癒は遷延のため，バイパス手術を施行する（バイパス前）．
- G 血流改善がみられるようになってきたため，創を閉鎖した（術後1か月半）．
- H 術後3か月．

［立花隆夫：閉塞性動脈硬化症の皮膚症状は？宮地良樹，北 徹（編）：高齢者の皮膚トラブル FAQ．診断と治療社，東京，2011：137-139 より引用］

pressure index；ABI），皮膚灌流圧（skin perfusion pressure；SPP）などを行う．

治療
- 禁煙，食生活の見直し，よく歩くなど，生活習慣を改善する．
- 抗血小板薬などの薬物療法，さらにカテーテル治療（endovascular treatment；EVT），ステント留置術，バイパス手術などによる血行再建術の適応を考える．

IgA 血管炎（Henoch–Schönlein 紫斑病）

IgA vasculitis (Henoch–Schönlein purpura)

頻度 ★★☆☆☆　緊急度 ★★★★☆　幼小児に好発

川上 民裕
Tamihiro Kawakami

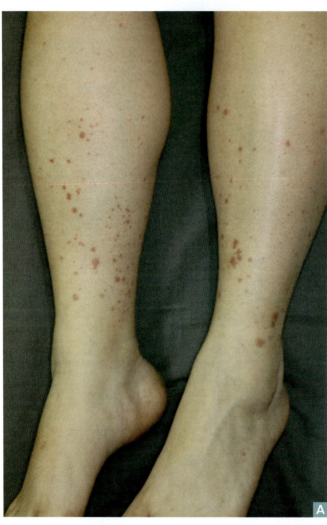
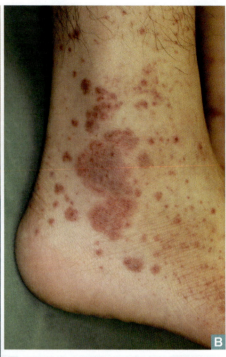

A 両下肢の palpable purpura. 触診（palpation）できる（able）軽度に盛り上がった紫斑.
B 真皮上層血管炎からの出血が広範囲に及ぶと，皮膚所見は点状の palpable purpura から，斑状出血へ拡大.

疾患の概説

- CHCC2012 で Henoch–Schönlein 紫斑病から IgA 血管炎へ病名変更.
- **Palpable purpura** が必要不可欠．真皮上中層壊死性血管炎（白血球破砕性血管炎）を示唆．
- 蛍光抗体直接法で**血管炎壁に IgA 沈着**を確認．

診断のポイント

- 下肢の palpable purpura を確実に診断（時に上肢も）．
- 皮膚生検での蛍光抗体直接法で血管炎局所に IgA 沈着を確認．
- 合併症としての**消化管症状と腎症状**．

必要な検査

- **紫斑病性腎炎**への対応として，特に尿タンパクを認めた場合，十分な経過観察を行う．皮膚症状出現，約 1 か月以内に尿タンパクや尿潜血．時に急性進行性腎炎，進行するとネフローゼ症候群にいたる．Palpable purpura は，腎糸球体にも同様の血管炎が起こっている．
- 消化管症状として腸管壁血管炎で腹痛，吐気，嘔吐，下痢，血便，血性下痢がみられる．皮膚症状とほぼ同時期に起こり，急性腹症で来院することもある．検便での便潜

IgA 血管炎（Henoch-Schönlein 紫斑病）

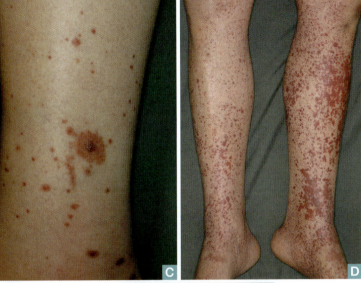
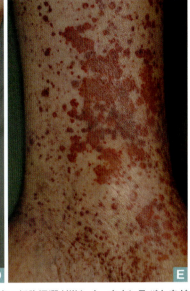
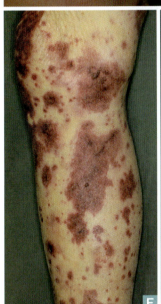
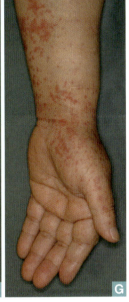

C 真皮上層血管炎の細胞浸潤が激しく，表皮に及び血痂が付着．
D 搔破などの外的刺激により，palpable purpura が線状に配置する Köbner 現象．
E 下肢の palpable purpura が融合．
F 血管炎の炎症が強く，斑状出血へ拡大，びらんを形成．
G 上肢にも palpable purpura．

血反応，腹部超音波検査・内視鏡検査で消化管の炎症や出血を評価．血漿第XIII因子の低下［フィブリン架橋形成（リンカー）が血管炎で消費され結果として減少］．

治療
- 症状の軽い場合（止血および血管壁強化の治療）：以下を併用する．
  ①カルバゾクロムスルホン酸ナトリウム水和物（アドナ®）90 mg/日．
  ②トラネキサム酸（トランサミン®）750 mg/日．
  ③アスコルビン酸／パントテン酸カルシウム配合剤（シナール®）3.0〜6.0 g/日．
- 関節痛などの自覚症状を伴う場合：以下を併用する．
  ①ロキソプロフェンナトリウム水和物（ロキソニン®）180 mg/日．
- 上記の治療で抵抗性あるいはさらに強い症状の場合：時に以下を併用する．
  ①プレドニゾロン（プレドニン®）0.5 mg/kg/日．
  ②ミゾリビン（ブレディニン®）150〜300 mg/日．
  ③ジアフェニルスルホン（レクチゾール®）50〜75 mg/日．
  ④人血液凝固第XIII因子（フィブロガミン®P 静注用）0.5〜0.8 mL/kg/日 3日間点滴静注．

各論　5　紫斑と血管炎

老人性紫斑
Senile purpura

頻度 ★★★☆☆　緊急度 ★☆☆☆☆　高齢者に好発

立花 隆夫
Takao Tachibana

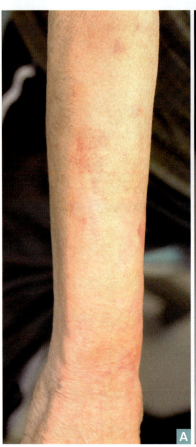
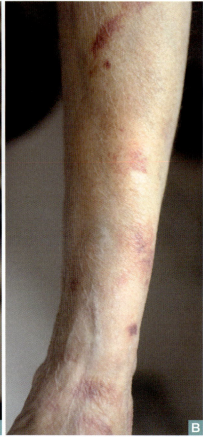
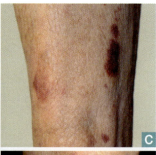
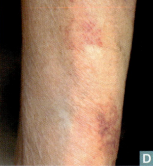

80歳男性．
不規則な形をした大小の斑状紫斑がみられる．
A 右前腕伸側．B 左前腕伸側．
C 右前腕屈側．同部の皮膚は縮緬状に萎縮している．
D 左前腕屈側．線状もしくは星芒状の白色瘢痕もみられる．

■疾患の概説
- 紫斑とは，真皮あるいは皮下脂肪織内の出血（赤血球の血管外漏出）により生じる皮表の色調変化であり，血小板（数，機能異常など）によるもの，凝固異常によるもの，タンパク代謝異常（クリオグロブリン血症，マクログロブリン血症など）によるもの，支持組織の脆弱化によるもの，血管内圧の上昇によるもの，血管炎によるものなどに分けられる．
- 本症は，ステロイド紫斑やEhlers-Danlos症候群，壊血病などとともに，支持組織の脆弱化によるものに分類される．なお，ステロイド紫斑とは病因・症状ともよく似ており，区別できないこともある．
- 高齢者の両前腕から手背に好発する紫斑で，加齢による弾力線維の変性などによって同部の血管周囲支持組織が脆弱化したため，軽微な外傷により皮下出血を生じたものである．

■診断のポイント
- 多くは不規則な形をした斑状の出血斑で新旧入り交じるが，痛みなどの症状はない．
- 同部の皮膚は萎縮，乾燥しており，星芒状偽瘢痕などもみられる．

■必要な検査
- 紫斑が大きな場合や抗血小板・抗凝固薬を服用している場合などは，出血凝固系検査などを行う．

■治療
- 外力を避けるよう指導するが，治療対象となる疾患ではない．

尋常性白斑
Vitiligo vulgaris

片山 一朗
Ichiro Katayama

頻度 ★★☆☆☆　緊急度 ★★☆☆☆

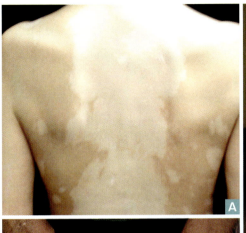
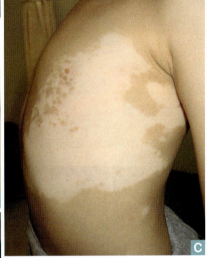
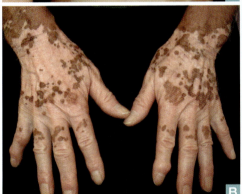
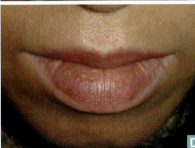

A, B 白斑（汎発型）.
C 分節型.
D 未分類型.

■ 疾患の概説
- 完全ないし不完全色素脱失を呈する.
- 多くは自己免疫的な機序により生じ，酸化ストレスの関与が考えられている.

■ 診断のポイント
- 有病率は0.5%～1.0%程度とされている.
- 診断は以下の2012年の分類による臨床像，経過などを参考にアルゴリズムにより行う.
- 白斑（汎発型）は神経支配領域と関係なく生じる．粘膜型（mucosal），四肢顔面型（acrofacial）が含まれる．
- 分節型（segmental type）は神経支配領域に一致して片側性に生じる．
- 未分類群（undetermined/unclassified）は片側性1か所のみの病変で神経支配領域に一致しない．

■ 必要な検査
- 色素異常症との鑑別には病理組織学的な検討が必要．
- HMB-45，MART1（Melan A）などのメラノサイト関連タンパクを認識する抗体による免疫染色が使用される．

■ 治療
- 尋常性白斑診療ガイドラインを参照（→S 169頁）．
- ステロイド，活性型ビタミンD3外用薬が用いられる．
- タクロリムス水和物軟膏の使用が増加しているが，患者への十分な説明が必要であり，露光部などへの使用は注意を要する．
- 光線療法はPUVA，ナローバンドUVB，エキシマランプなどが用いられる．
- 難治例にはステロイド内服，水疱蓋表皮やミニグラフトの植皮術が行われる．

尋常性白斑

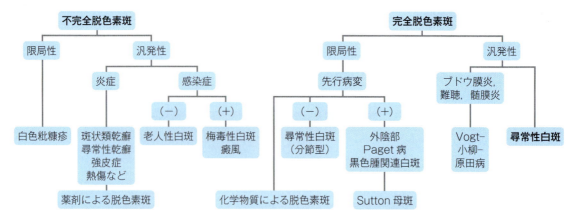

図 ■ 後天性白斑・白皮症の病型分類
尋常性白斑の合併疾患：自己免疫性甲状腺機能異常，膠原病，Sjögren症候群，慢性C型肝炎，糖尿病，円形脱毛症，悪性貧血，Addison病，重症筋無力症など（NALP1遺伝子変異）．

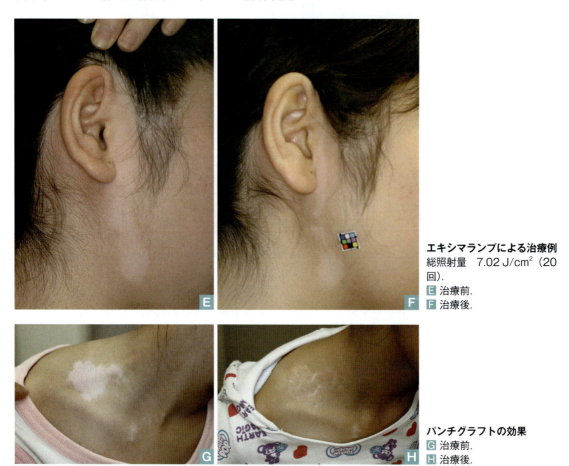

エキシマランプによる治療例
総照射量 7.02 J/cm^2（20回）．
E 治療前．
F 治療後．

パンチグラフトの効果
G 治療前．
H 治療後．

I 吸水水疱蓋の作製

COLUMN

尋常性白斑診療ガイドライン

片山 一朗
Ichiro Katayama

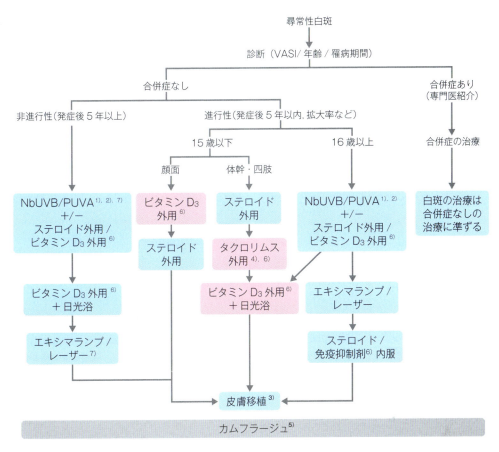

図 ■ 白斑治療のアルゴリズム
1)保有機器で選択する 2)白斑の面積，部位，通院の可否で考慮する 3)患者の好みで選択する 4)露光部禁 5)患者の希望で適宜使用する 6)保険未収載 7)16歳以上
（鈴木民夫，金田眞理，種村 篤他：尋常性白斑診療ガイドライン．日皮会誌 2012；122：1725-1740 より引用）

　日本皮膚科学会では厚生労働省研究班の疫学データをもとに，系統的な診断・治療を見据えた尋常性白斑の診療ガイドラインを作成した．治療アルゴリズム（図）では，ステロイド外用は，最も広く行われており，体表面積が 10～20％ 以下の白斑においては，治療の第一選択となりうる．ただ，顔面，頸部などの皮膚萎縮が生じやすい部位や小児では長期ステロイド外用の副作用に注意しながら治療を進める．汎発型についてはステロイド外用の効果は 20％ 以下と効果が出にくいことが知られており，ほかの治療（ナローバンド UVB などの光線治療）との併用が第一選択とされている．英国のガイドラインでは 2 か月以内の使用が推奨されている．タクロリムス水和物の推奨度は B とされているが，長期安全性は不明であり，3～4 か月を目処に効果判定を行うことが推奨されている．ナローバンド UVB，エキシマレーザーなどの紫外線療法については高いエビデンスをもった治療法としてわが国においても汎用されつつある．MED の 70％ から開始して，以後 10％ ずつ増量（臨床的な色素再生が確認できるまで）し，3 回/週を 6 か月まで，あるいは 60 回照射を行う（3 日連続照射は避ける）ことが示されている．

肝斑(しみ)

Melasma, Chloasma

大磯 直毅
Naoki Oiso

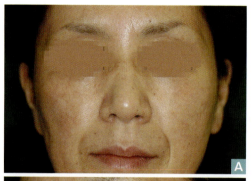
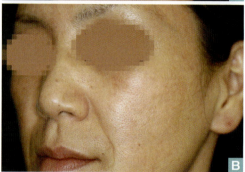
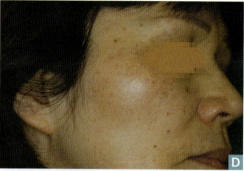
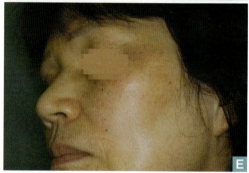
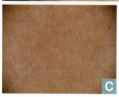

51歳女性．頬骨部型．
A, B 両頬骨部にやや色素増強した色素斑を認める．
C ダーモスコピーでは辺縁部よりやや色素増強した病変部を認めるのみとなる．

D, E 57歳女性．頬骨部型．両頬骨部にやや色素増強した色素斑と雀卵斑を認める．

疾患の概説
- 後天性の褐色色素斑である．
- 頬骨部型，眼周囲型，口周囲型，頬部外側型に分類される．
- 30〜50歳代の女性に生じやすいが男性例もある．
- QOLが低下しやすい．
- 発症・悪化因子に**遺伝的素因，紫外線曝露，女性ホルモン**などがある．
- 紫外線はメラノサイトへの直接作用とケラチノサイトや線維芽細胞からのサイトカインによる間接作用がある．
- エストロゲンが色素産生に重要な転写因子MITF発現を亢進させる．

診断のポイント
- 鑑別疾患に老人性色素斑(日光黒子)，雀卵斑(→S 172頁)，太田母斑(→S 180頁)，後天性太田母斑(後天性真皮メラノサイトーシス)，扁平母斑，炎症後色素沈着などがある．
- **老人性色素斑，雀卵斑，後天性太田母斑**などを**同一部位に併発**しうる．

必要な検査
- ダーモスコピーが鑑別診断に有用である．

治療
- 基本としてサンスクリーン剤や物理的防御による紫外線対策を実施する．
- ハイドロキノンが外用される．副反応として一時刺激，接触皮膚炎，長期連用による組織褐変症(ochronosis)などがある．
- トレチノイン，アゼライン酸，コウジ酸なども外用される．
- トラネキサム酸内服．長期連用は控える．抗凝固薬使用患者には避ける．

各論 6 色素異常症

Vogt-小柳-原田病
Vogt-Koyanagi-Harada disease

頻度 ★☆☆☆☆　緊急度 ★★★★★

大磯 直毅
Naoki Oiso

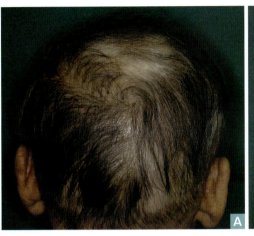
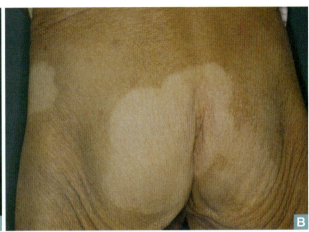
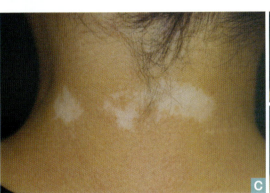
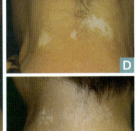

A, B 71歳男性．肺がん発症後にVogt-小柳-原田病に罹患．後頭部に白斑と白毛，臀部に白斑を認めた．

C～E 52歳女性．Vogt-小柳-原田病の眼症状発症後に白斑が出現．項部病変部は光線療法(ナローバンドUVB)により色素再生傾向を示した．

■ 疾患の概説
- 髄膜炎，眼症状，内耳症状，皮膚症状(白斑・脱毛)の経過順に発症．
- 色素産生細胞への全身性自己免疫反応．
- アジア人，特に日本人20～40歳代女性に生じやすい．
- ウイルス感染や外傷などが誘因．
- アジア人では全ぶどう膜炎患者の6～8％．
- HLA-DRB1*0405，HLA-DRB1*0407，HLA-DRB1*0410保有者に生じやすい．
- 日本人ではHLA-DRB1*0410保有者の割合が高い．
- 初期は発熱を伴う．
- 髄膜炎症状として頭痛，悪心，項部硬直．
- 眼症状はぶどう膜炎，脈絡膜炎，視神経炎．ぶどう膜炎は前駆期，急性ぶどう膜炎期，回復期，慢性/再帰性ぶどう膜炎期に分類される．
- 内耳症状は耳鳴，難聴，平衡失調．
- 白斑は眼囲に生じやすいが，全身のどの部位にも生じうる．眉毛・睫毛などが白毛化しやすい．
- 頭部などに脱毛を併発しうる．

■ 診断のポイント
- 白斑患者に先行症状の有無を問診する．

■ 必要な検査
- 髄膜炎，眼症状，内耳症状を各専門診療科に対診する．
- 白斑に対し，必要に応じて皮膚生検を実施する．

■ 治療
- ステロイド，シクロスポリン内服．白斑は白斑治療に準じる(→S 167頁)．

各論　6　色素異常症

雀卵斑（そばかす）
Ephelides, Freckles

頻度 ★★★★★　緊急度 ★★★★★　幼小児に好発

大磯 直毅
Naoki Oiso

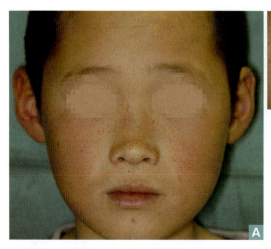

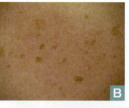

11歳男児
野球クラブで活動している．
A 両頬部，鼻背部に直径2〜3mmの不整形色素斑が多発．
B ダーモスコピーで不整形色素斑の多発を確認できる．

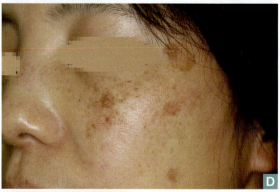

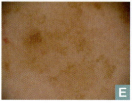

40歳女性
D 顔面に雀卵斑と老人性色素斑（日光黒子）を併発している．
E ダーモスコピーで老人性色素斑上にも雀卵斑の多発を確認できる．

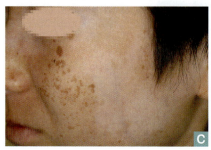

C 13歳男性．急性骨髄性白血病に対し骨髄移植が実施され，急性，慢性移植片対宿主病後に白斑が生じ，その後白斑非罹患部の両頬部に大型の雀卵斑が多発してきた．

疾患の概説
- 通常直径3mm程度までの不規則な形をした色素斑である．
- 日光曝露で誘発され，増悪する．
- 露光部に発症する．
- 常染色体優性で家族内発症しやすい．
- *MC1R* 機能欠損型多型保有者に生じやすい．
- 欧米人では赤毛と色白皮膚の red hair color phenotype に生じやすい．
- 病変部メラノサイトの数は変化しないが，メラニン生成能が亢進する．
- 表皮基底層の色素沈着が増強する．

診断のポイント
- 皮疹の性状と分布の評価が重要である．
- 思春期までに生じやすく，家族歴を有することが多い．
- 夏季に増悪し，冬季に軽快傾向となる．
- 鑑別疾患には，単純黒子，色素性乾皮症，REOPARD症候群，Peutz-Jeghers症候群などがある．

必要な検査
- ダーモスコピーが鑑別に有用である．

治療
- 基本としてサンスクリーン剤や物理的防御による紫外線対策を実施する．
- インテンスパルスライトやQスイッチルビーレーザー（ともに保険適用外）が有効である．
- 肝斑を併発した雀卵斑［肝斑 D, E（→S 170頁）］にQスイッチルビーレーザーを施行すると，肝斑の色素増強が生じうる．
- ハイドロキノン含有化粧品（保険適用外）なども用いられる．

各論 6 色素異常症

眼皮膚白皮症
Oculocutaneous albinism (OCA)

頻度 ★☆☆☆☆　緊急度 ★☆☆☆☆　幼小児に好発

鈴木 民夫
Tamio Suzuki

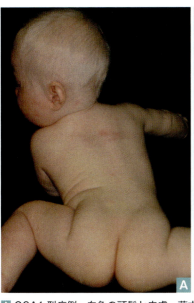
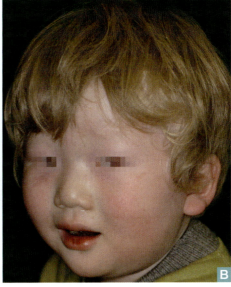
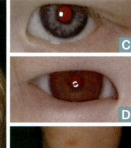
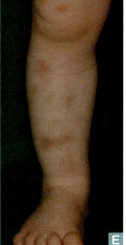

A OCA1型症例．白色の頭髪と皮膚．蒙古斑がみられない．
B HPS1型症例．白色の皮膚と金髪．
C OCA4型症例の青灰色虹彩．緩やかな眼振がみられた．
D HPS1型症例の低色素虹彩．眼振を伴っていた．
E HPS1型症例の下腿に多数みられた紫斑．頻繁に鼻出血があり，止血するのに30分程度の時間を要した．

疾患の概説
- 眼皮膚白皮症（OCA）は先天的に全身のメラニン色素沈着の欠損，低下する常染色体劣性遺伝性疾患．
- **出生時より全身皮膚が白色調，青〜灰色調の虹彩，白〜茶褐色の頭髪**を呈する．矯正不能な視力障害，眼振，羞明などの眼症状を伴うことが多い．
- 出血傾向や間質性肺炎などを合併する症候型OCA（syndromic albinism）と合併症のない非症候型OCA（non-syndromic albinism）に分類される．Hermansky-Pudlak症候群（Hermansky-Pudlak syndrome；HPS）は前者の代表的疾患．
- OCAの日本人での発症頻度は数万人に1人．症候型OCAの頻度はOCA患者の約10％程度．

診断のポイント
- 出生時より皮膚が色白，毛髪の色調が淡褐色〜白色．眼底低色素，黄斑低形成，虹彩低色素，眼振が観察される．
- HPSの場合，下腿にみられる多くの紫斑が特徴的である．
- 遺伝子検査により原因遺伝子に病的変異が明らかになればサブタイプが確定する．

必要な検査
- 小児期では視力などの眼科的検査と症候型の鑑別のための出血時間や血小板機能検査．
- 中年以降では症候型の合併症（間質性肺炎や肉芽腫性大腸炎）の有無のための検査．

治療
- 特異的な治療法は現時点では存在しない．**視覚障害，サンスクリーン，皮膚がん発生**の3つのキーワードを念頭に置いて生活指導する．
- HPSに合併する肉芽腫性大腸炎の症状については，インフリキシマブが有効であるという報告がある．

各論 6 色素異常症

老人性白斑
Leucoderma senile

頻度 ★★★★★　緊急度 ★★★★★　高齢者に好発

金田 眞理
Mari Wataya-Kaneda

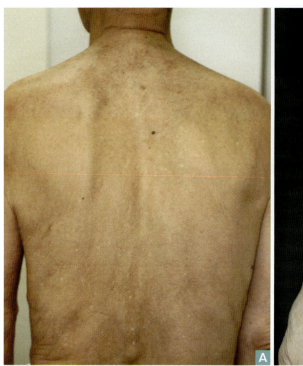
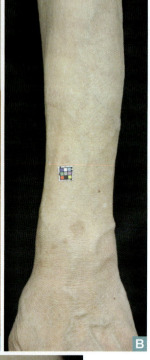

A 老人性白斑の多発．
B 老人性白斑．老人性色素斑も認める．
C 胸部の老人性白斑．不完全脱色素斑で，肌の色が白いとわかりにくい．

■疾患の概説
- 加齢によるメラノサイトの機能低下により生じる．
- 体幹・四肢に認められる境界明瞭な直径数mm〜10 mm大の類円形の不完全脱色素斑．
- 加齢に伴って生じる生理的変化の1つであるが，20〜30歳代でも認められ，必ずしも高齢者だけに認められるものではない．

■診断のポイント
- 加齢に伴って出現．
- 自覚症状はない．
- 辺縁部の色素増強や炎症所見はない．
- しばしば老人性色素斑や脂漏性角化症などの加齢に伴う皮膚病変の混在を認める．

■必要な検査
- 特になし．

■治療法
- 特になし．

表皮母斑

Epidermal nevus

頻度 ★★★☆☆　緊急度 ★☆☆☆☆　幼小児に好発

浅越 健治
Kenji Asagoe

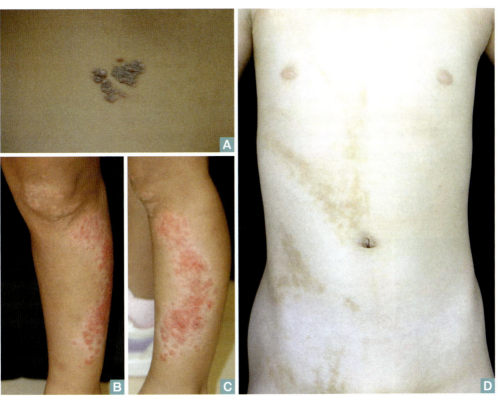

A 疣状母斑（限局型）．腰部の疣状角化性局面．
B, C 炎症性線状疣贅状表皮母斑．瘙痒を伴う疣状角化性の紅色局面を線状〜列序性に認める．
D 列序性母斑．Blaschko 線に沿った片側性，列序性の広範な角化性褐色局面．

疾患の概説

- **表皮角化細胞の乳頭状過形成を伴う母斑**．
- 臨床型，組織型から疣状母斑（限局型），列序性母斑（広範囲型），炎症性線状疣贅状表皮母斑（inflammatory linear verrucous epidermal nevus：ILVEN）に分類．
- 特に列序性母斑では体細胞性遺伝子変異（モザイシズム）が原因．
- 脂腺母斑と比べ二次腫瘍の合併は稀．

診断のポイント

- 大多数は出生時から生後 2〜3 か月以内に出現．
- 黄褐色乳頭状角化性丘疹，局面が集簇．
- 疣状母斑は比較的小型の限局性病変．
- 列序性母斑では Blaschko 線に沿って列序性の広範な病変を認める．片側性のことが多い．
- ILVEN は幼少時の片側下肢に好発し，強い炎症と瘙痒を伴う列序性病変を形成．
- 広範な列序性病変では稀に中枢神経症状，骨格異常，眼症状などを合併（表皮母斑症候群）．

必要な検査

- 特に ILVEN では病理検査を行う．

治療

- 整容的見地から外科的切除の適応．
- 広範囲の病変では凍結療法，皮膚剝削術，炭酸ガスレーザー療法などが試みられるが再発も多い．
- ILVEN では上記に加えステロイド外用，ビタミン D3 軟膏外用，エトレチナート内服など．

扁平母斑

Nevus spilus

大野 貴司
Takashi Oono

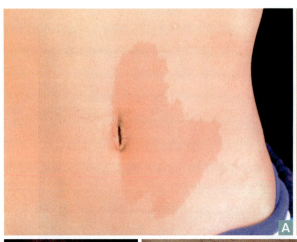
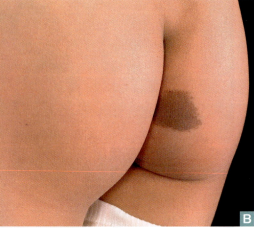
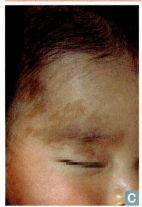
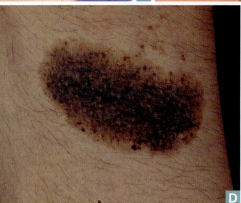

A 淡褐色色素斑.
B 褐色色素斑.
C 多発例.
D 欧米での扁平母斑．わが国では点状集簇性母斑.

疾患の概説

- 出生時ないし，生後早い時期に色素斑を認める．
- 色素斑は扁平で淡褐色～暗褐色，大きさは数 mm～数 cm 大の卵円形ないし不整形を呈し皮表から隆起しない．
- 組織所見では表皮におけるメラニン色素増加を認める．
- 同様の色素斑が神経線維腫症 1 型（von Recklinghausen 病）（→ S 187 頁），Albright 症候群にみられる場合はカフェオレ斑と呼ばれる．
- 手掌，足底以外に生じる．

診断のポイント

- von Recklinghausen 病では，体の広い範囲に不規則に多発する（成人では径 1.5 cm 以上のものが 6 個以上あれば，von Recklinghausen 病を疑う）．
- Albright 症候群（性的早熟，長管骨線維性異形成，褐色斑）では褐色斑辺縁が鋸歯状（coast of Maine と形容）である点が特徴．
- 欧米では褐色丘疹ないし小結節が淡褐色斑状に散在するもの（café au lait macule speckled with multiple nevi）を扁平母斑と呼ぶ（わが国では点状集簇性母斑に相当）．

必要な検査

- 発症年齢，経過，臨床症状から診断．

治療

- レーザー治療（ルビーレーザー，Q スイッチルビーレーザー），皮膚凍結療法，小さいものは切除など．

母斑細胞母斑（色素細胞母斑）

Nevus cell nevus (Melanocytic nevus)

浅越 健治
Kenji Asagoe

頻度 ★★★★★　緊急度 ★☆☆☆☆

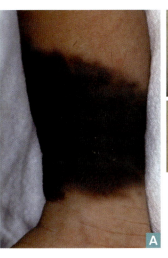
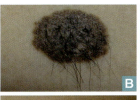
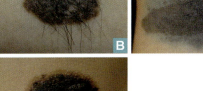

先天性母斑細胞母斑
A 大型の先天性母斑細胞母斑．
B しばしば有毛性となる．
C 一部が隆起性で，周囲に扁平母斑を伴った病変．
D 異所性蒙古斑を伴った症例．

1 先天性母斑細胞母斑

疾患の概説
- メラノサイトに分化する母斑細胞が表皮内，真皮内で増殖する先天性の新生物ないし母斑．
- メラニン色素を反映して褐色調を呈す．

診断のポイント
- 出生時（～生後数か月以内）より認める境界明瞭な褐色～黒褐色斑．
- 大きさは数 mm 程度から体の大部分を覆うものまでさまざま．
- 径が 20 cm 超のものは大型に分類．小型の病変と比べ悪性黒色腫（→ S 263 頁）の発症頻度が高い．
- しばしば有毛性となる．

必要な検査
- ダーモスコピー．
- 大型の病変内に腫瘤や皮下硬結を生じた場合には，悪性黒色腫の合併を鑑別するために病理検査を施行する．
- 巨大色素性母斑に神経症状を合併する場合は，神経皮膚黒色症を疑い MRI，CT を施行する．

治療
- 外科的切除：特に先天性巨大色素性母斑では悪性黒色腫発生の問題もあり切除が望ましいが，完全切除が困難なことも多い．
- レーザー治療：一定の効果は得られるが根治は望めない．

2 後天性母斑細胞母斑

疾患の概説
- メラノサイトに分化する母斑細胞が表皮内，真皮内で増殖する後天性の新生物ないし母斑．

診断のポイント
- 通常は褐色調の斑ないし小結節であるが，病型によりさまざまな像を呈する．
- 臨床組織学的に，Miescher 型，Unna 型，Clark 型，Spitz 型（若年性黒色腫），掌蹠の母斑などに分類．
- 非対称性，境界不整，色調不均一，6～7 mm 以上に増大，などの所見があれば悪性黒色腫との鑑別を要す（ABCD ルール）．

必要な検査
- 悪性黒色腫との鑑別上，ダーモスコピーがきわめて有用．
- ダーモスコピー：生毛部と掌蹠の病変で所見が異なる．生毛部では色素ネットワーク，色素小球，線条などの規則性や定型性をみる．掌蹠の良性病変は基本的に皮溝平行パターンを呈す．
- 悪性黒色腫と鑑別困難な病変では切除生検して病理検査を行う．

治療
- 外科的切除．

母斑細胞母斑（色素細胞母斑）

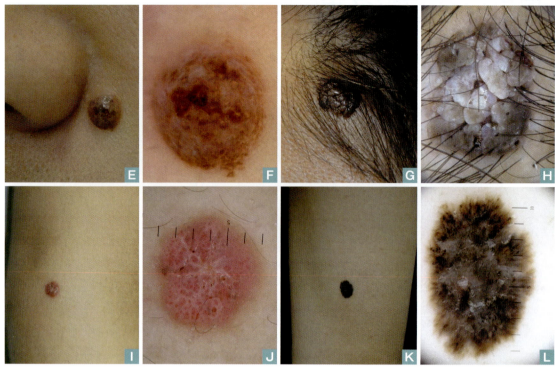

E, F Miescher 型の臨床像およびダーモスコピー像．ドーム状の表面平滑な小結節．
G, H Unna 型の臨床像およびダーモスコピー像．表面顆粒状の結節．頭頸部に好発し，しばしば低色素性となる．
I, J Spitz 型の臨床像およびダーモスコピー像．若年者に好発し比較的急速に増大する．紅色の小結節を呈する．
K, L Spitz 型のメラニン色素を伴う亜型（Reed 型）の臨床像およびダーモスコピー像．

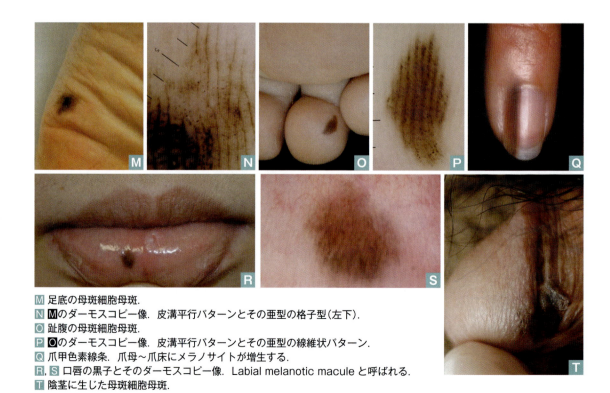

M 足底の母斑細胞母斑．
N M のダーモスコピー像．皮溝平行パターンとその亜型の格子型（左下）．
O 趾腹の母斑細胞母斑．
P O のダーモスコピー像．皮溝平行パターンとその亜型の線維状パターン．
Q 爪甲色素線条．爪母〜爪床にメラノサイトが増生する．
R, S 口唇の黒子とそのダーモスコピー像．Labial melanotic macule と呼ばれる．
T 陰茎に生じた母斑細胞母斑．

Sutton 母斑(白暈母斑)
Sutton nevus (Halo nevus)

頻度 ★★★★★　緊急度 ★★★★★

浅越 健治
Kenji Asagoe

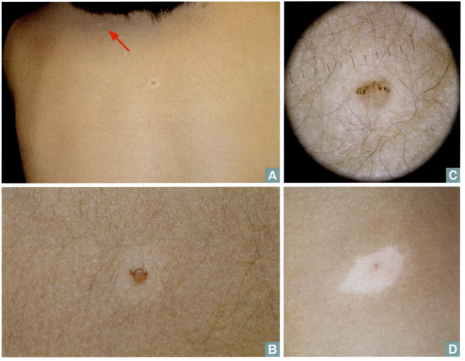

A 上背部に白斑を伴う淡褐色の丘疹(母斑細胞母斑)を認める．母斑のない部にも小型の白斑が存在(矢印)．
B Aの拡大像．
C Aのダーモスコピー像．中心の母斑部には規則的色素小球を認める．
D 別症例．この症例では母斑細胞母斑の色素もほぼ消退している．

疾患の概説
- 既存の母斑細胞母斑を中心に遠心性に拡大する白斑．
- メラノサイト関連抗原に対する自己免疫反応と考えられている．

診断のポイント
- 若年者の体幹，特に背部に好発．
- 類円形～楕円形の境界明瞭な完全脱色素斑で，中央には母斑細胞母斑が存在．
- 中央の母斑細胞母斑自体も色調が薄くなったり，消退したりすることが多い．
- しばしば多発性．
- 母斑の存在部位以外に汎発性の白斑を生じることも多い．
- 悪性黒色腫など母斑細胞母斑以外の色素性腫瘍周囲にも白斑を生じることがあり，その場合は Sutton 現象と呼ばれる．
- 白斑や中央の色素性病変の形状が不整な場合には悪性黒色腫に対する Sutton 現象を鑑別．

必要な検査
- ダーモスコピー．
- 特に悪性黒色腫の鑑別が必要な場合は，切除生検による病理検査を行う．

治療
- 無治療でも長期の経過で色素が再生してくる症例が多いとされる．
- 白斑内の母斑細胞母斑を切除することにより周囲の白斑治癒を促進する可能性があると言われていたが，切除しない症例との予後の差は明らかではない．
- 汎発性白斑を合併する前に母斑を切除すると，その合併を予防できる可能性が示唆されている．
- 特に汎発性の白斑を合併した症例では，尋常性白斑に準じた治療を行う．

太田母斑
Nevus of Ota

大野 貴司
Takashi Oono

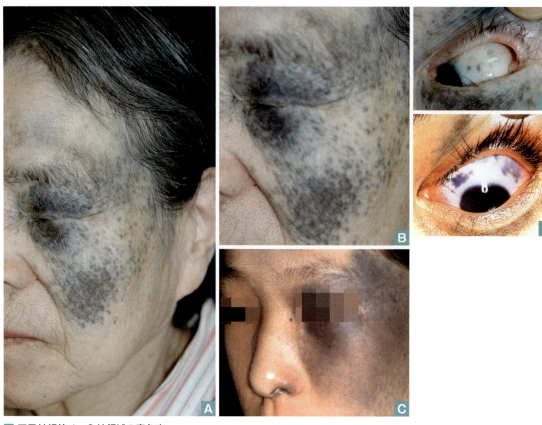

A 三叉神経第1〜2枝領域の青色斑.
B 青色斑の周囲に点状色素斑がみられる.
C 扁平な青色色素斑.
D, E 眼球メラノーシス.

疾患の概説
- **真皮メラノサイトによる色素病変.**
- 上眼瞼，下眼瞼，外眼角部，頬部，額，鼻根部，鼻翼部に生じる褐色〜青色の斑状，点状の色素斑で通常は片側性.
- **早発型は生後まもなく，遅発型は思春期に新たに発症**するが，20歳以降や中年になって発症する症例もある.
- 蒙古斑と異なり自然消退はない.
- 眼球結膜（眼球メラノーシス），硬口蓋（口蓋メラノーシス），頬粘膜，鼻粘膜にも色素斑がみられる.
- アジア人に多く，男女比は1：3〜5で女性に多い.
- 約5％の症例で両側性の病変を伴う.
- 難聴を伴う例もある.

診断のポイント
- 三叉神経第1〜2枝領域にみられる褐色〜青色斑と淡褐色の小色素斑.
- 肝斑は紫外線曝露で増悪する後天性の褐色色素沈着症で，上下眼瞼には生じない（→S 170頁）.

必要な検査
- ダーモスコピーで青色〜灰色調の色素沈着を確認.

治療
- Qスイッチレーザーによる治療.

脂腺母斑（類器官母斑）

Nevus sebaceus (Organoid nevus)

頻度 ★★★☆☆　緊急度 ★☆☆☆☆　幼小児に好発

浅越 健治
Kenji Asagoe

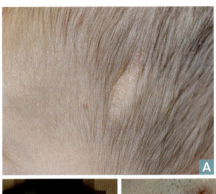
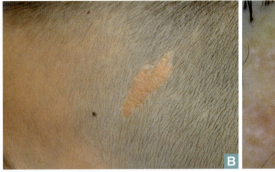
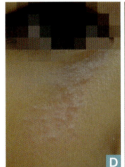
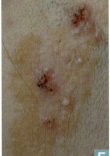
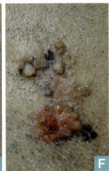

A 生後4か月の初期病変．表面粗糙な脱毛斑を認めるが，色調も淡く疣状隆起も目立たない．
B Aと同一症例の6歳時．黄色調の疣状隆起性病変を形成．
C 初期病変のダーモスコピー像．黄色の小点～小球を認める．
D 下眼瞼～頬部に生じた症例．
E 思春期に，耳前部の脂腺母斑に二次腫瘍（乳頭状汗管嚢胞腺腫）を生じた症例．黄色乳頭状局面のなかに，紅色腫瘤と嚢腫様病変が散在．
F 基底細胞がんを生じた頭皮の病変．不規則に隆起する黒色および紅色結節を伴う．

疾患の概説
- 主として頭頸部に生じる黄色調の先天性母斑．
- 脂腺の増生を伴うことが特徴であるが，それ以外にも表皮，真皮，毛包，汗腺など皮膚構成成分の増生や異常を伴う．
- 早ければ思春期前後，多くは中高年以降に二次腫瘍（毛包脂腺系良性腫瘍，汗腺系良性腫瘍，基底細胞がんなど）を生じる可能性がある．

診断のポイント
- 出生時より存在する境界明瞭な黄色～橙赤色斑．
- 多くは頭頸部に発症し，過半数が頭部の先天性脱毛斑として気づかれる．
- 初期には平坦で淡い色調の病変のことも多い（第Ⅰ期）．
- 成長に伴い表面は粗糙で角化性となり，顆粒状～乳頭状の隆起性局面を形成（第Ⅱ期）．
- 黒色斑，びらん，腫瘤形成などを生じた際には二次腫瘍の合併（第Ⅲ期）を疑う．

必要な検査
- ダーモスコピー：黄色の点状病変ないし小球，乳頭状構造を認め，特に初期病変では先天性皮膚欠損症との鑑別に有用．
- 二次腫瘍の合併が疑われる場合にはダーモスコピーでスクリーニングのうえ，皮膚生検による病理検査を行う．

治療
- 整容的目的，二次腫瘍発生の予防目的に外科的切除の適応となる．
- 二次腫瘍を生じた際には，発生した腫瘍に応じた切除．

蒙古斑, 青色母斑
Mongolian spot, Blue nevus

浅越 健治
Kenji Asagoe

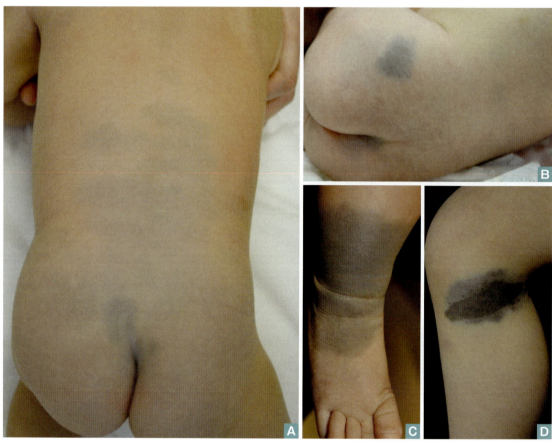

A 仙尾部を中心に, 臀部から下背部にかけ濃淡のある不整形灰青色斑.
B 色調, 分布, 大きさは症例ごとにさまざま.
C 下腿に生じた色調の濃い病変. 体幹背側以外に生じたものを異所性蒙古斑と呼ぶ.
D 母斑細胞母斑(中央の色調が濃い部)と重なって生じた異所性蒙古斑.

1 蒙古斑

疾患の概説

- 真皮メラノサイトの増生により生じる先天性の灰青色斑で, 主として仙尾骨部付近に生じる.
- 体幹背側以外に生じた場合, 異所性蒙古斑とよぶ.

診断のポイント

- 出生時より認める.
- 多少濃淡のある灰青色斑で, 隆起したり浸潤を触れたりしない.
- 大きさや形は症例によりさまざま.
- 主として仙尾骨部付近に生じるが広範囲に病変を認める場合もあり, 体幹背側以外に生じたものを異所性蒙古斑とよぶ.

治療

- 色調の濃い異所性病変以外は自然消退する.
- 消退しない場合はレーザー治療を考慮.

2 青色母斑

疾患の概説

- 真皮メラノサイトの増生により生じる後天性の青黒色局面ないし結節.

診断のポイント

- 通常は幼少時期以降に生じる.
- 10 mm 前後までの, 表面平滑な青黒色局面ないし結節.
- 境界明瞭な類円形病変から濃淡ある不整形病変までさまざま.

蒙古斑，青色母斑

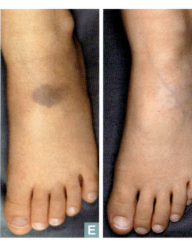
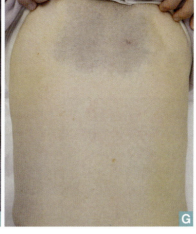

E 足背の異所性蒙古斑．
F Qスイッチルビーレーザーによる治療後．
G 色調の濃かった蒙古斑が壮年期まで残った症例．

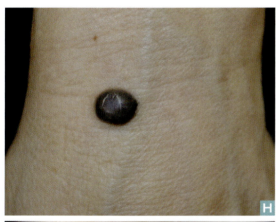
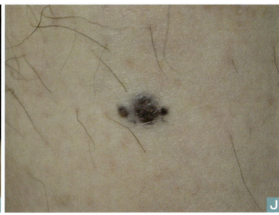
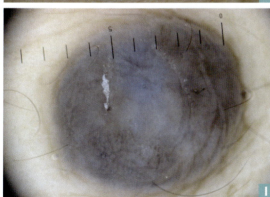
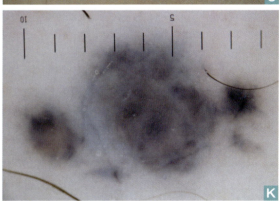

H 手首の青色母斑．境界明瞭でドーム状に隆起する表面平滑な硬い青黒色腫瘤．
I Hのダーモスコピー像．境界明瞭でやや濃淡のある，びまん性青灰色〜青褐色色素沈着．
J 下腿に生じた集簇性の暗青色斑．転移性悪性黒色腫などとの鑑別が必要．
K Jのダーモスコピー像．娘結節を伴い不整な形状．白色調のもやがかかったような青灰色〜青黒色色素沈着．

- 複数の病変が集簇性となる場合があり，周囲の衛星病巣を娘結節と呼ぶ．
- 増大傾向があれば結節型悪性黒色腫（→ S263頁），悪性黒色腫の皮膚転移（→ S267頁）などとの鑑別が必要．

必要な検査
- ダーモスコピーによる診察が有用．
- 発症時期や経過により，悪性黒色腫を鑑別するために切除生検．

治療
- 外科的切除．

イチゴ状血管腫

Infantile hemangioma

頻度 ★☆☆☆☆　緊急度 ★☆☆☆☆　幼小児に好発

濱田 利久
Toshihisa Hamada

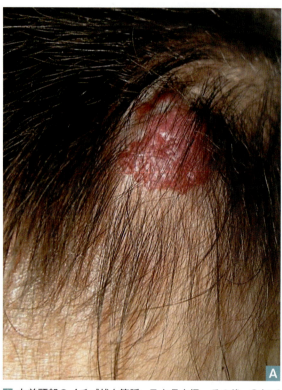

A 左前頭部のイチゴ状血管腫. 7か月女児. その後, 3年で自然退縮.

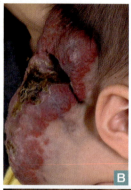

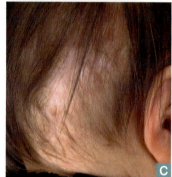

9か月女児.
B 右後頭部より懸垂性に増大し易出血性. 全血算や凝固能に異常はなく, プレドニゾロン(2 mg/kg/日)内服を開始. 内服3か月後から減量開始し, 6か月後に内服終了.
C 内服10か月後, ほぼ消退した. その後も再燃を認めない.

疾患の概説

- イチゴ状血管腫[strawberry hemangioma (mark)]は, 特に海外で infantile hemangioma の1つとして記載されるようになった.
- **生後まもなく紅色局面として出現し, 半年くらいまで増大傾向**を示すが, その後消退していく.
- 真皮もしくは皮下で血管内皮細胞が脈管構造を形成しつつ増生する.
- 通常は治療を要さないが, 増大し出血を伴う場合や眼瞼上で視野に影響するような場合には治療介入を検討する.
- 近年, 進行・増殖型の乳幼児血管腫に対してプロプラノロール塩酸塩内服の有用性が明らかになった.

診断のポイント

- **生後すぐより出現し, 徐々に隆起する紅色局面もしくは腫瘤**.
- 臨床経過を含めて特徴的な臨床像.

必要な検査

- 皮膚生検(非典型的な症例).
- 増大傾向で出血を合併する場合は, 全血算, 凝固能のチェック.
- 画像診断(エコー, MRI).

治療

- **経過観察**(生後半年から徐々に退縮する).
- 薬物療法.
  ① トリアムシノロンアセトニド(ケナコルト-A®注), 局所注射.
  ② プレドニゾロン(プレドニゾロン®散「タケダ」)1〜2 mg/kg.
  ③ 進行・増殖型の乳幼児血管腫に対して:プロプラノロール塩酸塩(インデラル®)内服 0.5〜2 mg/kg.

ポートワイン母斑（毛細血管奇形，火炎状母斑，単純性血管腫）

Port wine stain (Capillary malformation, Nevus flammeus, Hemangioma simplex)

浅越 健治
Kenji Asagoe

頻度 ★★★☆☆　緊急度 ★☆☆☆☆　幼小児に好発

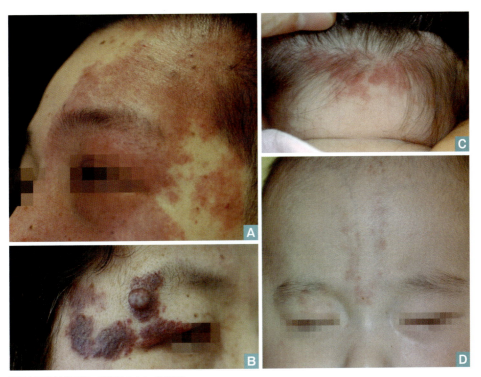

A 境界比較的明瞭で隆起のない赤色斑．
B 加齢とともに色調が濃くなり，全体に扁平隆起して結節も形成．
C 項部の Unna 母斑．
D サーモンパッチ．右上眼瞼，眉間から前額の傍正中に赤色斑を認める．

疾患の概説
- 先天性の毛細血管形成異常．
- 項部には高頻度に認められ Unna 母斑と呼ばれる．
- 顔面正中付近（前額部，眉間，眼瞼，上口唇など）に生じた場合，サーモンパッチ（salmon patch）と呼ばれ，大多数は幼児期に自然消退．

診断のポイント
- 出生時より認められる境界明瞭で隆起のない紅色～赤色斑．
- 乳幼児血管腫（イチゴ状血管腫）の初期像との鑑別には，隆起などの経時的変化がないことを確認する．
- サーモンパッチ以外は自然消退しない．
- 加齢とともに色調が濃くなり，隆起性病変や結節を形成することがある．
- 三叉神経領域に生じた場合には Sturge-Weber 症候群を鑑別（→ S 188 頁）．
- 四肢に広範囲の病変を認める場合は静脈瘤，患肢の骨軟部組織肥大を合併する Klippel-Trenaunay（KT）症候群を鑑別する（→ S 182 頁）．動静脈瘻を合併する場合は Parks-Weber（PW）症候群と呼ばれる．

必要な検査
- Sturge-Weber 症候群では，脳波，頭部 X 線写真，頭部 CT，頭部 MRI，眼科的検査など．
- KT 症候群，PW 症候群ではエコー，3D-CT，MRA/MRV，血管造影など．

治療
- 色素レーザー治療の適応．
- サーモンパッチでは自然消退を待つ．
- 治療不応例では医療用カバーメイクアップ製品の使用も考慮．

結節性硬化症

Tuberous sclerosis complex (TSC)

頻度 ★★★★★　緊急度 ★★☆☆☆

金田 眞理
Mari Wataya-Kaneda

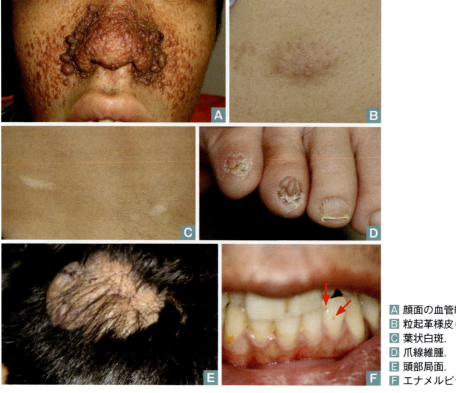

A 顔面の血管線維腫.
B 粒起革様皮（シャグリンパッチ）.
C 葉状白斑.
D 爪線維腫.
E 頭部局面.
F エナメルピッティング（矢印）.

疾患の概説

- 原因遺伝子 *TSC1*，*TSC2* 遺伝子．常染色体優性遺伝性．
- 全身の過誤腫とてんかんなどの神経症状，白斑を特徴とする．
- 自閉症などの発達障害が高頻度に出現．
- 主な皮膚症状は，白斑，顔面の血管線維腫，粒起革様皮（シャグリンパッチ），爪線維腫．
- スキンタッグ，口腔内の線維腫，エナメルピッティングの多発も特徴．
- 心横紋筋腫，腎血管筋脂肪腫と囊腫，肺のリンパ脈管筋腫症（lymphangioleiomyomatosis；LAM）と MMPH（micronodular multifocal pneumocyte hyperplasia），上衣下結節（subependymal nodule；SEN），網膜の多発性結節性過誤腫などがある．
- 肝，膵，卵巣，子宮などの囊腫や血管筋脂肪腫，血管腫もしばしば認める．

診断のポイント

- 生下時より，3個以上の長径5 mm 以上の葉状や楕円形の不完全脱色素斑や小円形白斑の多発を認める．ほかの皮膚症状は，加齢に伴って出現．
- 胎生期の多発性の心横紋筋腫，点頭てんかん，自閉症は本症に特徴的．
- 顔面の血管線維腫は早ければ1〜2歳で血管の拡張として出現し，思春期に増悪．

必要な検査

- 心エコー，頭部 MRI，肺の HRCT，腹部骨盤 CT，皮膚の臨床所見，眼底検査．
- 遺伝子検査．

治療

- 外科切除（レーザー，植皮術，腫瘍切除）．
- mTORC1 阻害薬の内服．
- mTORC1 阻害薬の外用薬が治験中．

神経線維腫症1型

Neurofibromatosis type1 (NF1), von Recklinghausen disease

加持 達弥
Tatsuya Kaji

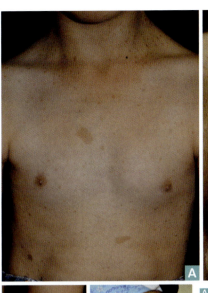
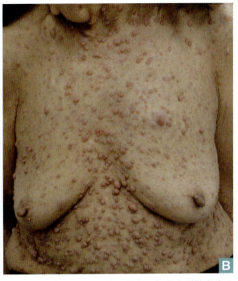
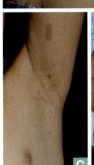
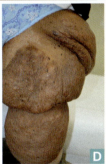

A 小児孤発例．カフェオレ斑と，色素斑が散在する．
B 成人例．多発する神経線維腫．
C Aと同一患者腋窩の雀卵斑様色素斑．
D 下肢に生じたびまん性神経線維腫．

疾患の概説
- 常染色体優性遺伝であり，浸透率はほぼ100％である．
- 出生約3,000人に1人の割合で生じ，**患者の半数以上は孤発例**である．
- 皮膚病変としてはカフェオレ斑，神経線維腫，雀卵斑様色素斑（小Recklinghausen斑）などがある．
- 骨病変としては脊椎の変形，四肢骨の変形，眼には虹彩小結節，神経系には時に脳脊髄腫瘍などを生じる．

診断のポイント
- カフェオレ斑（大きさ1～5cm程度の色素斑）はほとんどの患者にみられ，**6個以上あれば本症を疑う**．
- 腋窩や鼠径部にみられる雀卵斑様色素斑，眼の虹彩小結節は診断的意義が大きい．

必要な検査
- 定期的な経過観察が重要となる．
- 急速な腫瘍の増大，視力障害，神経症状，脊椎の変形などがみられれば，各専門分野の医師に早期に相談する．

治療
- 根治的治療法はなく，必要に応じて対症療法を行う．
- カフェオレ斑に対するレーザー治療は効果が一定でなく，カバーファンデーション（化粧品）が選択されることが多い．
- 皮膚の神経線維腫に対しては整容的な観点から外科的切除も選択される．
- びまん性神経線維腫は腫瘍内出血や悪性末梢神経鞘腫を続発する危険性があり，早期の外科的切除を考慮する．

Sturge-Weber 症候群
Sturge-Weber syndrome

幼小児に好発

加持 達弥
Tatsuya Kaji

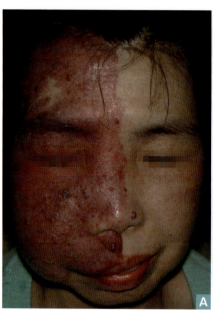
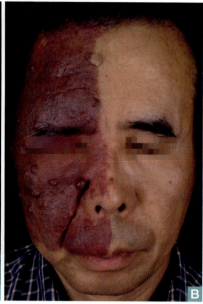
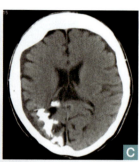
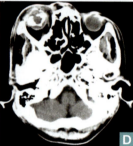

A, B 顔面の単純性血管腫．片側性に三叉神経第1枝，第2枝領域に沿って分布．
C, D Aの頭部CT所見
C 病変側の脳回石灰化と萎縮を認める．
D 眼球内石灰化と皮下の血管増生を認める．

疾患の概説
- 片側顔面の三叉神経領域の皮膚の単純性血管腫，同側の脳軟膜の血管奇形，同側の眼球の血管奇形の3主徴．
- 中枢神経症状として，痙攣発作，片麻痺，精神発達遅滞などがある．
- 眼症状では緑内障をきたし，失明に至ることもある．

診断のポイント
- 多くの症例は顔面の単純性血管腫と脳軟膜奇形のみを認める不完全型である．
- 顔面の単純性血管腫は生下時から存在し，片側性に三叉神経第1枝領域あるいは第2枝領域に沿って分布する．ほとんどの症例で**正中を越えない**．
- ほとんどの症例で乳幼児期から痙攣発作がある．
- 眼球結膜の血管拡張，眼圧亢進，緑内障，牛眼などがみられ，眼症状は幼児期から認める．

必要な検査
- 頭蓋骨X線では，病変側の頭蓋内に脳回状の石灰化像(tramline calcification)がみられ，特徴的所見である．
- 眼圧検査で眼圧亢進の有無を確認する．
- そのほか，頭部CT，頭部MRI，脳波検査，髄液検査など神経学的検査．

治療
- 顔面の血管病変に対してはレーザー療法が行われる．
- 痙攣発作に対しては薬物療法が行われるが，治療抵抗例では外科的治療も選択される．
- 眼病変に対しては早期診断と眼圧の調整が重要となる．

静脈形成異常
Venous malformation

加持 達弥
Tatsuya Kaji

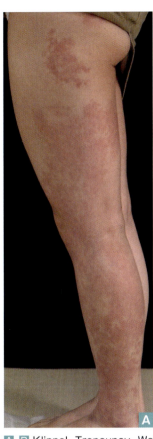
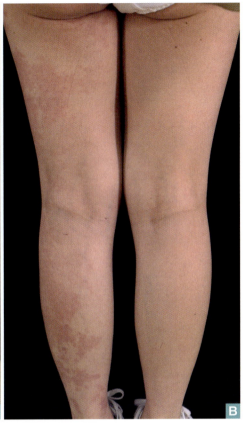

A, B Klippel-Trenaunay-Weber症候群．
左下肢に血管腫が存在する．

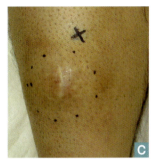
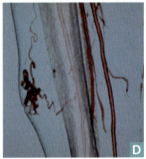

下腿前面に生じた動静脈奇形
C 拍動を触れる．
D 3D-CT画像では，動静脈の吻合を認める．

疾患の概説
- 四肢の単純性血管腫と患肢の肥大延長をきたす限局性の母斑症として，Klippel-Trenaunay-Weber症候群がある．出生時より四肢片側に単純性血管腫が広範囲に及ぶ．
- 動静脈奇形（arteriovenous malformation；AVM）では，先天的な血管奇形を基盤に，本来閉鎖すべき胎生期の動静脈瘻が多数存在する．

診断のポイント
- Klippel-Trenaunay-Weber症候群は，患肢の延長，血管腫の臨床症状から診断する．
- AVMは乳幼児期には目立たず，学童期以降に急速に腫大する症例が多い．小外傷が加わることで，増大が加速する．**拍動を触れ，皮膚温は上昇**する．

必要な検査
- AVMは超音波，MRI，血管造影などが有用である．

治療
- 対症療法が主体で，単純性血管腫に対してはレーザー治療も検討する．
- 下肢の脚長差が問題となり，整形外科的な治療が必要となる．
- AVMについては，塞栓術，外科的切除の併用が選択されることが多い．

鶏眼（うおのめ），胼胝（たこ）

Clavus, Corn, Tylosis

頻度 ★★★★★ 緊急度 ★☆☆☆☆

浅井 俊弥
Toshiya Asai

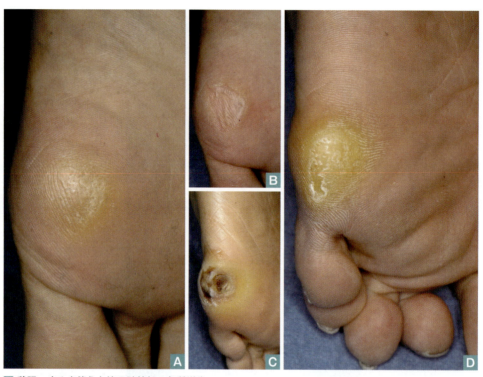

A 鶏眼．痛みを伴う左第5趾基部の角質増生．
B 鶏眼，Aの肥厚した角層を摘除したあと．内側に角質の内下方への陥入がある．
C 末梢神経障害を伴う糖尿病患者に生じた，細菌感染を伴う角質増生．verrucous skin lesions on the feet in diabetic neuropathy と呼ばれる場合もある．
D 胼胝．痛みのない，厚い角質増生．

疾患の概説

- 荷重，圧迫による慢性の機械的刺激による反応性の角質増生．
- 胼胝は外上方性の肥厚で痛みはない．鶏眼は内下行性に三角錐状の食い込み（corn）があり，痛みを伴う．
- 履き物との接触によって，足に生じることが多い．特に骨・関節の変形が基盤にある者や高齢者に好発．
- 糖尿病などの末梢神経障害を伴う患者では，感染症を併発することもあり，注意深い観察が必要．

診断のポイント

- 両側第1趾あるいは第5趾の基部など，荷重のかかる部位に生じる，均一に盛り上がった角質の増生で，痛みを伴う場合は鶏眼，痛みを伴わない場合は胼胝と診断できる．
- 足蹠に生じる場合は尋常性疣贅（→S 101頁）との鑑別が必要になることが少なくない．疣贅では，角質の増生が乳頭腫状であり，点状出血を伴うこともある．

必要な検査

- 持続する局所の細菌感染を伴う場合は，糖尿病，血管炎などの末梢神経障害をきたす疾患が基盤にあることを考慮．

治療

- 眼科用曲剪刀を用いて，増生した角質をシェイブするように摘除する．鶏眼では，食い込んだ三角錐状の角質を，えぐるように取り除く．
- サリチル酸含有被覆材（スピール膏など）を用いる治療が普及しているが，貼付のみで改善することは多くない．

各論　8　物理的障害および薬剤による疾患

熱傷，低温熱傷
Burn, Low-temperature burn

頻度 ★★☆☆☆　緊急度 ★★★★★

立花 隆夫
Takao Tachibana

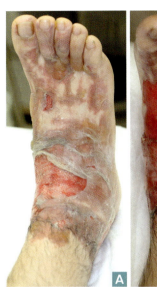
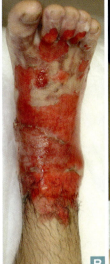
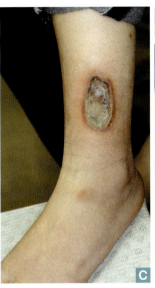
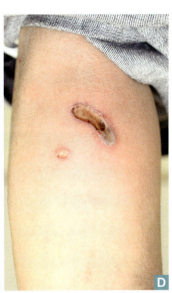

17歳男性．アルバイト中に負った右足背の熱傷．
A 初診時．
B 水疱天蓋除去後．水疱が破れていなければ，そのままにする，大きければ穿刺して内容物を取り除く，あるいは，最初から水疱を除去するなど諸説あり，その取り扱いにコンセンサスは得られていないが，破れていた場合は，除去して外用薬，ドレッシング材を用い moist wound healing を目指すのは異論のないところである．
C 17歳女性．湯たんぽによる左下腿前面の低温熱傷．
D 64歳男性．酩酊したまま掘りごたつで寝込み生じた左下腿後面の低温熱傷．

■疾患の概説
- 熱による皮膚組織の損傷であり，救急治療や全身管理を必要とする重症，一般病院での入院加療を要する中等症，外来通院治療が可能な軽症に分かれる（表）．
- 範囲だけでなく，深度，部位（顔面，外陰，手掌・足底など），気道熱傷の有無，年齢などを考慮して，入院も含めた治療方針を検討する．

■診断のポイント
- 住宅，ビルなどの火災防火対策の強化，普及により重症熱傷の総数自体は減少している反面，若年者のアルバイト先のファストフード店での熱傷や湯たんぽによる低温熱傷が増えている．
- 毛包のない手掌・足底の熱傷は拘縮を起こしやすいこと，乳幼児の熱傷では虐待の可能性があることを念頭に置いて診療する．

■必要な検査
- 中等症以上では，治癒遅延の誘因となりうる糖尿病などの基礎疾患の有無をチェックする．

■治療
- 重症例には輸液療法や減張切開，気道熱傷には挿管，さらには患者の状態・状況に応じた抗菌薬治療，中等症には植皮を中心とした外科的治療が必要．
- 外来通院治療が可能な軽症例には，外用薬，ドレッシング材を用い wound bed preparation と moist wound healing を目指した局所治療を選択するが［「褥瘡」（→S 201頁）参照］，患者の状態・状況などによっては外科的治療を行うこともある．

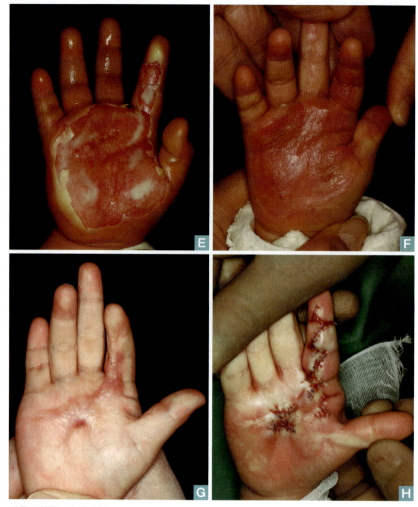

手掌の熱傷．1 歳女児．
E 初診時．
F 約 3 週間で上皮化する．
G, H 10 か月後，シーネ固定などによる保存的治療を行ったが，瘢痕拘縮を避除できなかったため，Z 形成術を行った．

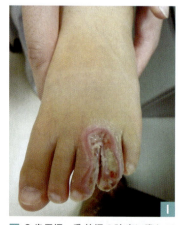

I 3 歳男児．乳幼児の診療に際しては，虐待の可能性も念頭に置く．

表 ■ Artz の基準

重症熱傷
1）Ⅱ度 30%TBSA 以上
2）Ⅲ度 10%TBSA 以上
3）顔面，手，足のⅢ度熱傷
4）気道熱傷の合併
5）軟部組織の損傷や骨折の合併
6）電撃症
中等度熱傷（一般病院で入院加療を要するもの）
1）Ⅱ度 15〜30%TBSA のもの
2）Ⅲ度 10%TBSA 以下のもの（顔，手，足を除く）
軽症熱傷（外来で治療可能なもの）
1）Ⅱ度 15%TBSA 以下のもの
2）Ⅲ度 2%TBSA 以下のもの

各論 8 物理的障害および薬剤による疾患

凍瘡
Pernio, Perniosis, Chilblains

頻度 ★★★★★　緊急度 ★★★★★

山本 俊幸
Toshiyuki Yamamoto

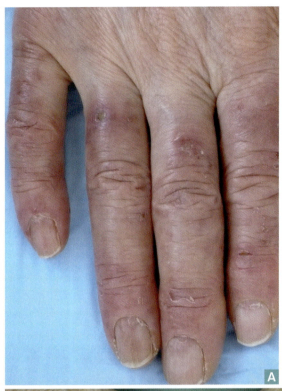

A 手指のびまん性の紅斑と腫脹（T型）．
B 手指の多形滲出性紅斑様紅斑（M型）．

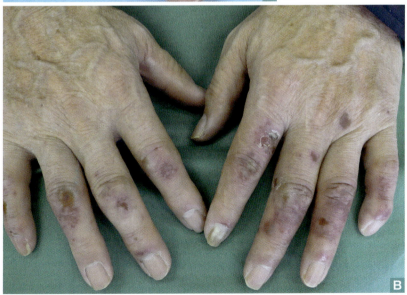

疾患の概説
- 冬季に，**手指，耳，足底**などの末梢に，痛がゆい**浮腫を伴う暗紫紅色調紅斑**が左右対称性に出現．
- **浮腫性紅斑の上に水疱**ができ，それが破れ，びらん，潰瘍，痂皮が混在．
- 末梢循環障害による．
- 手指では伸側が多いが，重症例は屈側にも

S 193

凍瘡

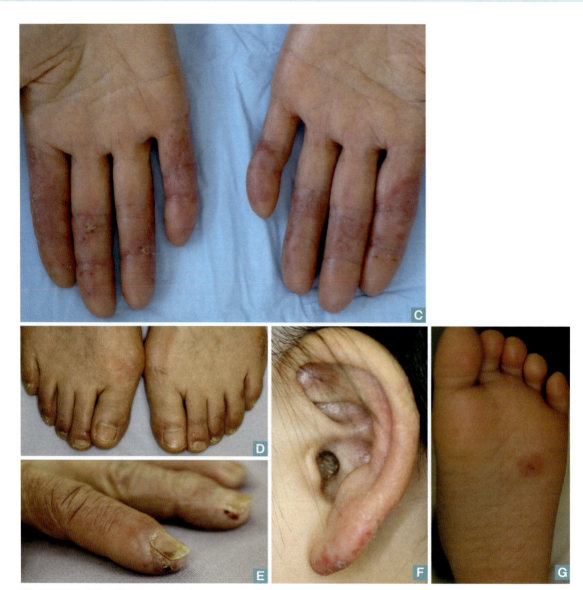

C 手指屈側にも滲出性紅斑がみられる．
D 両側足趾の凍瘡．
E 重症例では爪下出血をきたすこともある．
F 耳介，耳朶の凍瘡．
G 足底の凍瘡．

みられる．
- 末梢循環障害を伴う膠原病患者の指趾に凍瘡様紅斑がみられることもある．特に，全身性強皮症（→S 231頁），Sjögren症候群（→S 235頁）患者に多い．

診断のポイント
- 小児に多いが，成人になっても毎冬11月くらいから繰り返すことも多い．

- びまん性に紅斑がみられ指が樽柿状に腫脹するT型と，多形滲出性紅斑様を呈するM型がある．

必要な検査
- 抗核抗体をはじめとする膠原病の精査．

治療
- ビタミンE内服・外用，保温とマッサージ．
- 重症例は，循環改善薬の内服．

薬疹・中毒疹

Drug eruption, Toxicoderma

頻度 ★★★★☆　緊急度 ★★★☆☆

松倉 節子・相原 道子
Setsuko Matsukura・Michiko Aihara

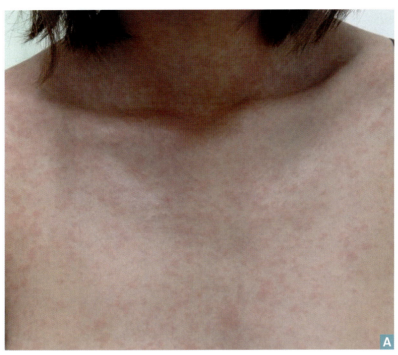

A 薬疹の中で最も多くみられる播種状紅斑丘疹型中毒疹．

疾患の概説
- 中毒疹は，感染症，薬剤などにより生じる全身性の発疹である．中でも薬剤によるものを薬疹と称する．

診断のポイント
- 薬疹で，最も多い臨床型は紅斑丘疹型である．
- 特徴的な薬疹の臨床型として，固定薬疹，光線過敏型薬疹がある．
- 多形紅斑型中毒疹は，感染症によるものと薬疹を鑑別する必要がある．重症薬疹であるTEN（→S 197頁）の初期像も多形滲出性紅斑型をとるため注意が必要である．
- 発熱，粘膜疹，リンパ節腫脹，肝腎機能障害，呼吸器障害を伴う場合，感染症や重症薬疹の可能性を考える．

必要な検査
- 皮疹の範囲が広範囲に及ぶ場合や全身症状がある場合，末梢血・生化学・尿検査，胸部X線検査など必要に応じて行う．
- 被疑薬の検査として，薬剤リンパ球刺激試験や皮膚テスト（パッチテスト）がある．偽陰性，偽陽性があり，解釈には注意を要する．

治療
- 軽症例：被疑薬の中止のみで改善する．
- 中等例：以下を併用する．
  ①ベタメタゾン酪酸エステルプロピオン酸エステル（アンテベート®軟膏）（5 g）（体）1日2回　外用．
  ②アルクロメタゾンプロピオン酸エステル（アルメタ®軟膏）（5 g）（顔）1日2回 外用．
  ③ベポタスチンベシル酸塩（タリオン®錠10 mg）2錠 分2 朝夕 内服．
- 重症例：以下を併用する．
  ①ジフルプレドナート（マイザー®軟膏）（30 g）（体）1日2～3回　外用．
  ②プレドニゾロン吉草酸エステル酢酸エステル（リドメックス®コーワ軟膏）（5 g）（顔）1日2～3回　外用．

薬疹・中毒疹

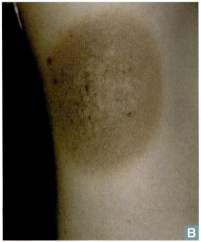
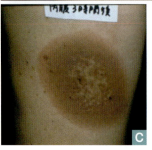
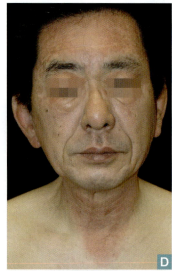
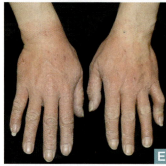

B 固定薬疹．同一部位に皮疹の誘発を繰り返し，境界明瞭な円形の色素沈着を生じる．
C 薬剤内服誘発テストにて同一部位に発赤出現．
D 光線過敏型薬疹．露光部に皮疹が出現する．頸部にみられる V neck sign が特徴である．
E 光線過敏型薬疹．露光部である手背に生じる紅斑．袖に覆われる前腕部には発赤がみられない．

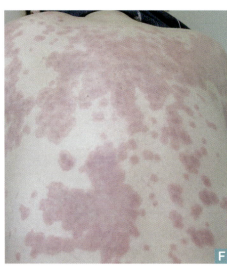
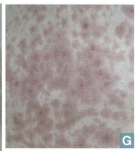

F 多形滲出性紅斑型薬疹．癒合傾向のある浮腫状円形紅斑，標的状病変がみられる．
G 多形滲出性紅斑型薬疹にみられる標的状病変．中心に水疱びらんがみられることもある．

③オロパタジン塩酸塩（アレロック®錠5）2錠　分2　朝夕　内服．
④プレドニゾロン（プレドニン®錠5mg）3〜4錠　分1〜2　内服．
● 重症例（入院）：以下のいずれかを併用する．
①ベタメタゾン酪酸エステルプロピオン酸エステル（10g）（体）　1日2〜3回　外用．

②アルクロメタゾンプロピオン酸エステル（5g）（顔）1日　2〜3回　外用．
③レボセチリジン塩酸塩（ザイザル®錠5mg）1錠　分1　夕　内服．
④ベタメタゾンリン酸エステルナトリウム（リンデロン®注4〜6mg）生理食塩液100mL に溶解し静脈点滴投与．

重症薬疹(TEN, DIHS)

Severe cutaneous adverse drug reactions (Toxic epidermal necrolysis, Drug-induced hypersensitivity syndrome)

松倉 節子 ▪ 相原 道子
Setsuko Matsukura ▪ Michiko Aihara

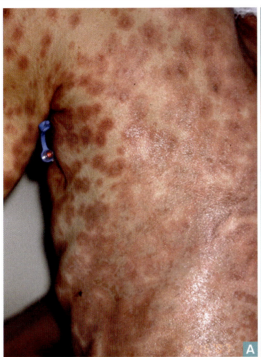

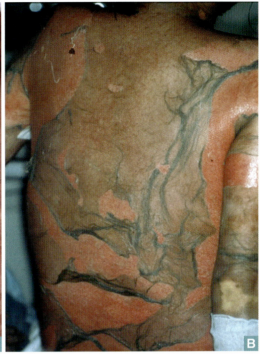

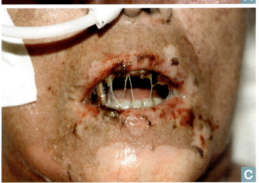

TEN
- A 全身にみられる癒合傾向のある標的病変.
- B 全身にみられる表皮剥離.
- C 口唇の出血を伴う粘膜疹.

疾患の概説
- 中毒性表皮壊死症(TEN)は発熱と紅斑で急激に発症し，**体表面積の10％以上**に熱傷様の水疱びらんを呈する最重症型の薬疹である．
- 薬剤過敏症症候群(DIHS)は，抗痙攣薬など特定の薬剤により発現する全身の紅斑で，発熱，リンパ節腫脹，肝障害などの臓器障害を伴って遷延する．**HHV-6の再活性化**がみられ**二峰性の経過**をとることが多い．

診断のポイント
- TENは多形紅斑と重症粘膜疹をみる **Stevens-Johnson症候群**(→S 143頁)から進行するものが大部分であり，皮疹の疼痛と水疱とびらん，**Nikolsky現象**を特徴とする．
- DIHSの多くは紅斑丘疹型からびまん性紅斑となる．顔面浮腫，眼周囲蒼白，口囲や鼻周囲に落屑や痂皮を伴う特徴的な顔貌を呈する．
- TENの3大原因薬は非ステロイド性消炎鎮痛薬および感冒薬，抗菌薬，抗痙攣薬で

重症薬疹（TEN, DIHS）

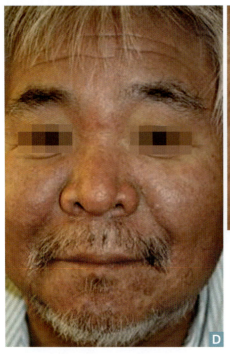
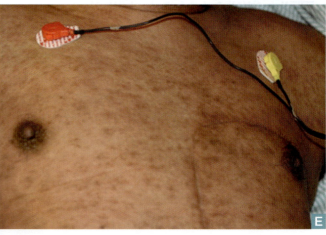

DIHS
D 顔面の浮腫性紅斑，眼周囲蒼白，鼻周囲にみられる紅斑鱗屑．
E 体幹や四肢には紅色丘疹と時に紫斑や膿疱・水疱を混じる．最終的に紅皮症の状態となることも多い．

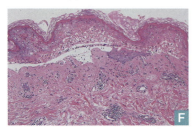

F TEN の病理像．全層性の表皮壊死がみられ，スリット状の表皮下水疱を伴う．

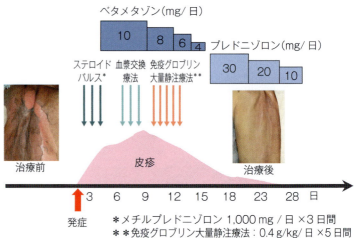

図 ■ TEN の治療経過の1例

ある．DIHS は抗痙攣薬が約 60％を占め，2〜8週間投与した後に発症する．

必要な検査
- TEN では皮膚生検を行い，全層性の表皮壊死と表皮下水疱を確認する．
- 血液・尿検査，胸部 X 線検査など内科的検査を行う．DIHS では末梢血の好酸球増多・異型リンパ球出現，肝（時に腎）障害が参考所見となる．発症後 2〜3 週で HHV-6 の再活性化がみられるため，血中ウイルス DNA 量と発症 4〜5 週後のウイルス抗体価の測定が参考になる（保険適用外）．

治療
- TEN は早期のステロイド大量投与が有用である．プレドニン換算 1 mg/kg/日で効果のないときはステロイドパルス療法を施行する．効果の不十分な場合，免疫グロブリン大量静注療法や血漿交換療法を併用する．
- DIHS はプレドニン換算 0.5〜1 mg/kg/日で開始し，症状に合わせてゆっくり漸減する．

下腿潰瘍
Leg ulcer

立花 隆夫
Takao Tachibana

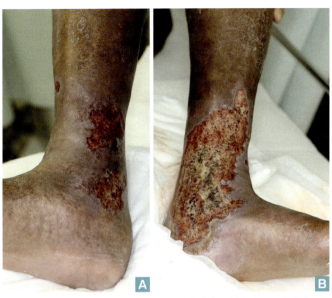

A, B 41歳男性．静脈瘤によるうっ滞性皮膚炎に続発する下腿潰瘍．
（立花隆夫：意外と知らない，正しい圧迫療法．形成外科 2016；59：157-167 より引用）

疾患の概説
- 原因は，大きく動脈性と静脈性の血行不全に分けられる．
- 動脈性には，たとえば膠原病などのように血管炎に基因するものと，閉塞性動脈硬化症［arteriosclerosis obliterans；ASO. 同義語として最近は末梢性動脈疾患（peripheral arterial disease；PAD）が用いられている］，Buerger 病，コレステロール塞栓症などのように血行途絶に起因するものがある．
- 静脈性は，静脈瘤によるうっ滞性皮膚炎に続発するものであり，下腿潰瘍の7〜8割を占める．

診断のポイント
- 病変をよく観察，病歴をよく聴取して，潰瘍の外観を呈する悪性腫瘍や壊疽性膿皮症などを除外する．
- 糖尿病や膠原病などの基礎疾患を有する患者には，基礎疾患を治療して病勢をコントロールするとともに合併症を検索する．

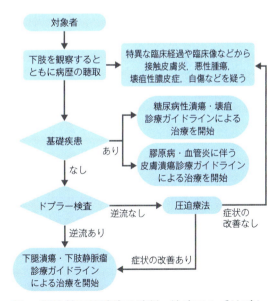

図 ■ 難治性下腿潰瘍の診断・治療アルゴリズム
（立花隆夫：難治性皮膚潰瘍の治療．Geriat Med 50：815-819, 2012 より引用）

下腿潰瘍

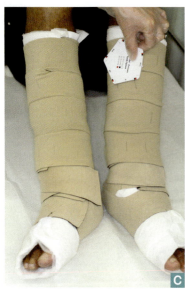
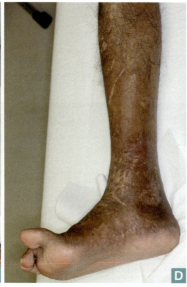
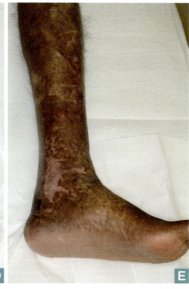

A , B と同一患者
潰瘍があると弾性ストッキングの着用は難しいので，弾性包帯を使用することになる．しかしながら，施行者や巻き方により圧迫力に違いが生じ，さらには時間経過とともに圧迫力が分散あるいは不安定となる．そのようなときは，補助装具のジャクスタライトなどを用いれば容易に一定の上向漸減圧迫効果を得ることができる．
C ジャクスタライト装着時．
D E 治癒時．
（立花隆夫：意外と知らない，正しい圧迫療法．形成外科 2016；59：157-167 より引用）

- ドプラ検査で静脈の逆流を認めるようであれば，その原因となっている静脈瘤を治療する．
- 静脈の逆流がなくても，リンパうっ滞性皮膚炎による下腿潰瘍の可能性を否定したのではないので，圧迫療法を行うことは有用である．

■ **必要な検査**
- 静脈性のものが7～8割を占めるため，ドプラ検査で逆流の有無を確認する．

■ **治療**
- 基礎疾患と合併症の病勢をコントロールするとともに，潰瘍に関しては wound bed preparation と moist wound healing を目指した局所治療を選択する（→ S 201 頁）．

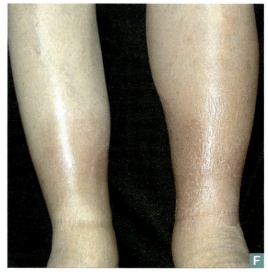

F うっ滞性皮膚炎には，表在静脈の拡張，怒張を認めるものと認めないものがある．なお，後者はうっ滞性脂肪織炎あるいは強皮症様皮下組織炎，硬化性脂肪織炎などとも呼ばれる

［立花隆夫：皮膚潰瘍（糖尿病以外）．古川福実（編）：日常診療で必ず遭遇する皮膚疾患トップ20攻略本．南江堂，東京，2013；139-148 より］

褥瘡
Pressure ulcer

立花 隆夫
Takao Tachibana

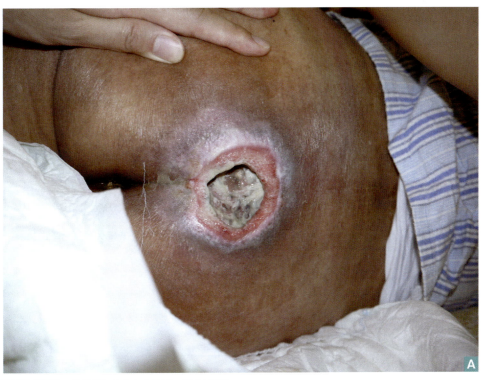

A 72歳男性．仙骨部にみられたステージⅣ褥瘡．

疾患の概説
- **褥瘡**とは，多くの場合は長期臥床が原因となって生じる皮膚局所の阻血性壊死であり，一定の場所に一定時間以上の圧迫とともに摩擦，ずれ，湿潤などの外的要因が加わることで生じる．
- 最近は**深部損傷褥瘡（deep tissue injury；DTI），医療関連機器圧迫創傷（medical device related pressure ulcer；MDRPU）**が注目を集めている．

診断のポイント
- 手術室発症を除くと多くは**長期臥床の患者（特に高齢者）の仙骨部など荷重部に発症**する．
- 反応性充血，接触皮膚炎などはステージⅠ褥瘡，便や尿の刺激による皮膚炎，皮膚カンジダ症などはステージⅡ褥瘡，また糖尿病などによるPADなどはステージⅢ以上の褥瘡と鑑別を要することもある．

必要な検査
- 特に必要なく，褥瘡の多くは詳細な問診，視診，触診によって診断可能．

治療
- 保存的治療の基本は wound bed preparation（WBP）と moist wound healing（MWH）であり，褥瘡を急性期とそれ以降の慢性期に分けて対処する．
- 急性期：発症後1〜3週の急性期では，創の保護とMWHを心がける．
- 慢性期
  ①真皮までの浅い褥瘡：急性期と同様に創の保護とMWHを心がける．
  ②皮下組織に達する深い褥瘡：創面保護とともに，治療前半（黒色期，黄色期）ではTIMEコンセプトによるWBP，後半（赤色期，白色期）ではMWHを心がける．

褥瘡

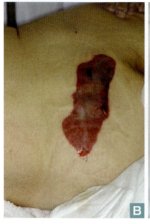
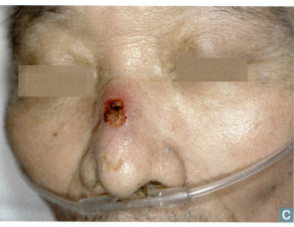
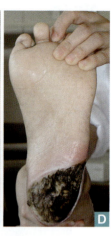

B 64歳女性．DTI．
［立花隆夫：褥瘡．皮膚分野監修：宮地良樹．今日の臨床サポート．永井良三，木村健二郎，上村直実，桑島 巌，名郷直樹，今井 靖，編．エルゼビア・ジャパン，2015（ウェブサイト：http://clinicalsup.jp/jpoc/）．【2014年11月28日】作成］
C 76歳男性．NPPVフェースマスクによるMDRPU．
（立花隆夫：Medical device-related pressure ulcers. 臨皮 2014；68：32-36 より引用）
D 46歳女性．虚血性潰瘍．外力により病変が顕性化したものであり，立場の違いにより虚血性潰瘍とも褥瘡とも診断できる．
［立花隆夫：静脈瘤による潰瘍，糖尿病性水疱（あるいは潰瘍），壊疽性膿皮症，ベーチェット病．WOC Nursing 2015；3：44-51 より引用］

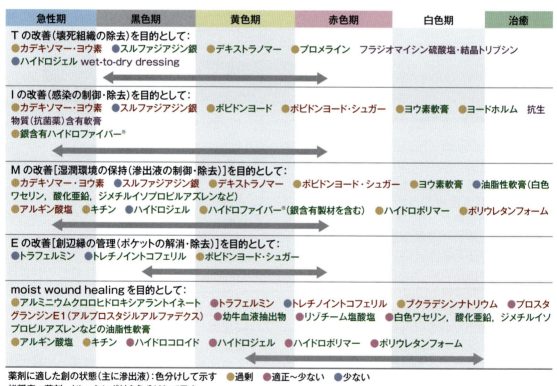

図 深い慢性期褥瘡に対するwound bed preparationとmoist wound healingを目指した外用薬とドレッシング材の選択．
推奨薬剤，推奨ドレッシング材を五十音順に記載した．
（立花隆夫：褥瘡．Derma 2013；202：47-56 より一部改変）

COLUMN

褥瘡診療ガイドライン

立花 隆夫
Takao Tachibana

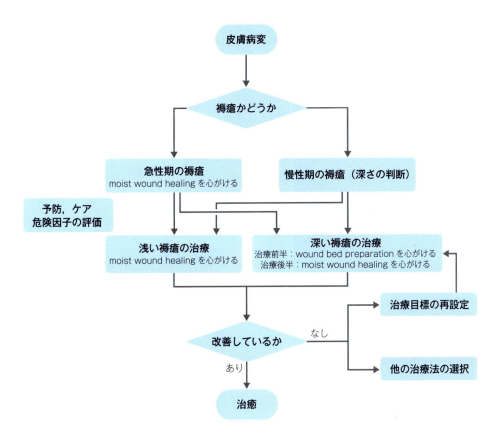

図 ■ 褥瘡診療のアルゴリズム
(立花隆夫,今福信一,入澤亮吉他:創傷・熱傷ガイドライン委員会報告—2:褥瘡診療ガイドライン.日皮会誌 2011;121:1791-1839 より改変)

　日本褥瘡学会は,褥瘡診療ガイドライン[第1版(2005年),第2版(2009年),第3版(2012年),第4版(2015年)]を公表しているが,医師のみならず看護師,栄養士,薬剤師,理学療法士,作業療法士なども対象としており,治療よりその予防,ケアを重視したものである.また,日本皮膚科学会も,2011年に創傷・熱傷ガイドラインの一環として褥瘡診療ガイドライン(第1版)を公表し2016年度には改訂を予定しているが,日本褥瘡学会のものとは異なり,皮膚科開業医や病院のレジデントを対象としたものである.

　それに伴い,日本褥瘡学会では各職種が自分に関連したところをわかりやすく検索できるよう7つのアルゴリズムを提示しているが,日本皮膚科学会では1人の医師が褥瘡に遭遇したときにどのように対処したらよいかを示した1つのアルゴリズムとしている(図).なお,日本褥瘡学会と日本皮膚科学会の両ガイドラインの治療方針は同様であり,浅い褥瘡と深い褥瘡の治療後半ではともに moist wound healing,また,深い褥瘡の治療前半の治療方針は,日本褥瘡学会では DESIGN に沿ったもの,日本皮膚科学会ガイドラインでは TIME コンセプトに沿ったものであるが,ともに wound bed preparation に基づいていることに変わりない.

掌蹠角化症
Palmoplantar keratoderma

青山 裕美
Yumi Aoyama

頻度 ★☆☆☆☆　緊急度 ★☆☆☆☆

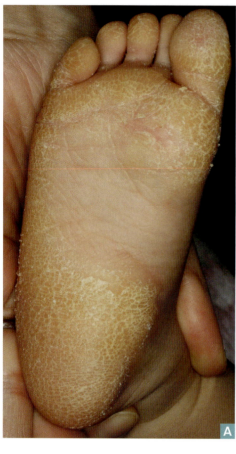

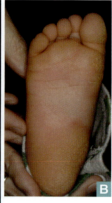

A Vörner 型掌蹠角化症．生後数日より発症した掌蹠に限局した角化（撮影時は2歳）．
B Aと同一患者．尿素軟膏外用により軽快する．

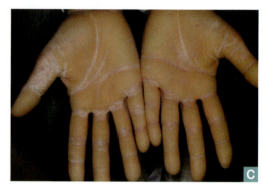

C Vörner 型掌蹠角化症．手掌のびまん性角化．

疾患の概説
- 手掌と足底の過角化を主症状とする疾患．先天性と後天性がある．
- 症状は多彩で，掌蹠に限局した角化を主症状とするもの，掌蹠外に皮疹を生じる疾患もある．
- 毛髪や爪甲の異常，精神発達遅滞や難聴，悪性腫瘍など皮膚以外の臓器に病変を随伴する疾患もある．
- 先天性掌蹠角化症の大部分は遺伝性である．

診断のポイント
- 手掌と足底に過角化がみられる．過角化の形態が**びまん性か，点状か，紅斑を伴うか，掌蹠を越えているか**を観察．
- 先天性の場合は，家族歴，発症年齢，臨床症状や病理学的所見より診断を絞り，遺伝子変異により確定診断する．
- 後天性の場合は，職業歴と合併症の検索．

必要な検査
- **遺伝子検査**．多汗を伴う場合真菌感染を合併し皮疹が悪化することがあり真菌検査．

治療
- 尿素軟膏などの外用療法で軽快することがある．
- 多汗を伴っている場合は，塩化アルミニウム溶液を外用すると症状が軽快することがある．
- 角化局面が肥厚し歩行時の痛みが生じる場合は角質を削るなどのフットケア．
- 機械的な刺激で角質肥厚が悪化するので足にあった靴を履く．

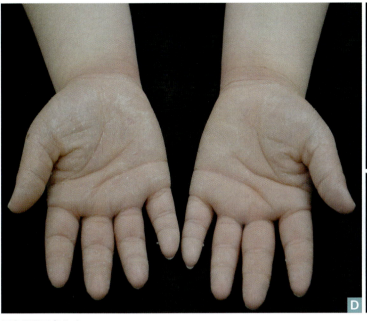
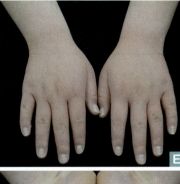
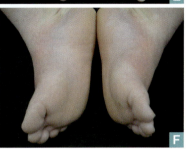

長島型掌蹠角化症
D 手掌の紅斑と過角化を認める．手掌を越えて手関節に紅斑が及ぶのが特徴．
E 手背にも紅斑と角化がみられる．
F 足底にも角化がみられ，紅斑が足背に及ぶ．

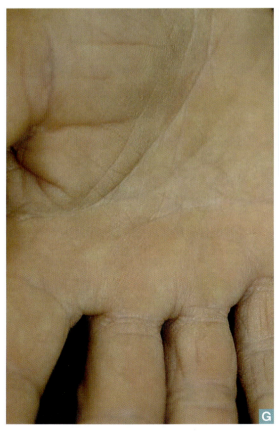
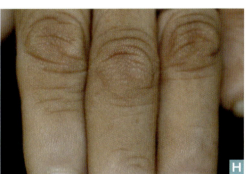

後天性掌蹠角化症
G 胃がん合併例．掌蹠のびまん性角化．
H 手背の顆粒状角化．このような角化病変をみたら内臓悪性腫瘍の検索を行う．

汗孔角化症
Porokeratosis

頻度 ★★☆☆☆　緊急度 ★☆☆☆☆

浅越 健治
Kenji Asagoe

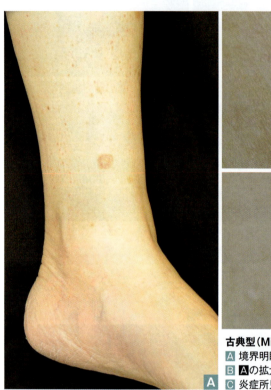
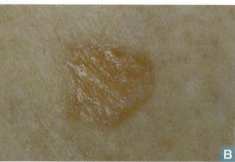
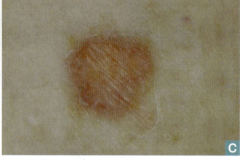

古典型（Mibelli型）
A 境界明瞭な環状の紅褐色局面.
B Aの拡大像．辺縁は角化性で，堤防状に隆起する.
C 炎症所見の強い皮疹．堤防状に隆起した外側に角化性鱗屑を伴う.

■疾患の概説
- 辺縁が堤防状に隆起する，環状の角化性皮疹を特徴とする疾患.
- 皮疹の大きさ・数・分布などから古典型（Mibelli型），線状型，限局型，表在播種型，日光表在播種型などに分類されるが，その境界は明瞭でない場合も多い.
- 常染色体優性遺伝とされるが孤発例も多い.

■診断のポイント
- 角化性丘疹として始まり，遠心性に拡大．境界明瞭な環状の淡褐色～紅色の斑・局面を形成.
- 辺縁部は角質肥厚が顕著で堤防状に隆起．中央は萎縮性.
- 小型のものは米粒大程度，大型のものでは手掌大を越える.
- 播種状表在型では小型の病変が播種性に散在し，日光播種状表在型では露光部に多発する.
- 大型の皮疹では悪性腫瘍を合併することがある．特に有棘細胞がんの合併が多い.

■必要な検査
- 皮膚生検による病理検査：錯角化円柱（cornoid lamella）などの特徴的所見を呈する.
- 急速に増大したり腫瘤形成を認めたりする場合には悪性化を疑い，病理所見を再評価する.

■治療
- 外用療法：角質溶解薬（サリチル酸ワセリン，尿素含有軟膏など），活性型ビタミンD_3軟膏，イミキモド（ベセルナクリーム），フルオロウラシル軟膏，など（サリチル酸ワセリン以外は保険適用外）.
- 内服療法：エトレチナート（保険適用外）など角質増殖抑制作用のある薬剤.
- 物理学的，外科的治療：凍結療法，炭酸ガスレーザー，皮膚剝削術，切除.

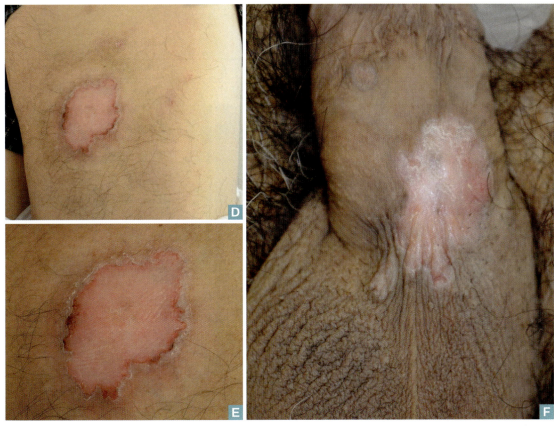

限局型
D 大腿後面の遠心性に拡大する大型で境界明瞭，辺縁不整な紅褐色局面．
E Dの拡大像．辺縁は堤防状に隆起し角化性．中央は淡紅色で萎縮性瘢痕様．
F 陰茎基部に生じた限局型汗孔角化症．

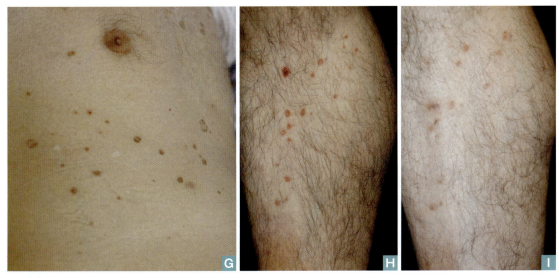

表在播種型汗孔角化症
G 比較的小型の褐色斑・局面が播種性に散在する．
H 日光曝露後に炎症を伴って悪化した症例．
I Hと同一症例．炎症が消退し，皮疹は色素沈着が主体．同一の病変でもしばしば炎症所見の消長を繰り返すことがある．

各論 9 角化症

乾癬
Psoriasis

頻度 ★★★★★　緊急度 ★☆☆☆☆

森実 真
Shin Morizane

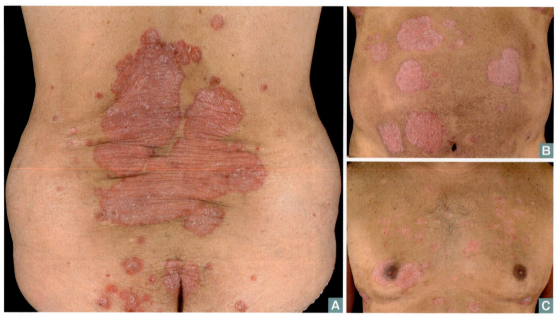

A 尋常性乾癬．背部に爪甲大から手掌大までの鱗屑を付す紅色局面を認める．
B, C 尋常性乾癬．胸腹部に爪甲大から小児手掌大までの鱗屑を付す紅色局面を認める．

疾患の概説
- 中年に好発する難治性の慢性炎症性角化症であり，原因は不明．
- 銀白色で厚い鱗屑を付した紅斑局面が外的刺激を受けやすい部位に出現する．
- 重症型として，関節の痛みと変形を伴う関節症性乾癬，全身皮膚に汎発して紅皮症化した乾癬性紅皮症，皮疹の上に無菌性膿疱を多数形成する膿疱性乾癬がある．

診断のポイント
- <u>銀白色で厚い鱗屑を付した紅斑局面</u>を形成．
- <u>肘頭部，膝蓋部，被髪頭部，腰臀部</u>に好発．
- 瘙痒を伴うこともある．

必要な検査
- 臨床像から診断は比較的容易であるが，ほかの皮膚疾患と鑑別を要する場合は皮膚生検を行う．
- 特徴として，錯角化を伴う過角化，角層下の微小膿瘍，表皮突起の延長，真皮浅層のリンパ球浸潤などを認める．

治療
- 軽症例：①〜③のいずれかを用いる．
  ① マキサカルシトール（オキサロール®軟膏）　1日2回　塗布．
  ② ベタメタゾン酪酸エステルプロピオン酸エステル（アンテベート®軟膏）　1日2回塗布．
  ③ カルシポトリオール水和物／ベタメタゾンジプロピオン酸エステル配合剤（ドボベット®軟膏）　1日1回　塗布．
- 重症例：①，②のいずれかを用いる．併用はしない．
  ① エトレチナート（チガソン®）　0.5〜1 mg/kg/日．
  ② シクロスポリン（ネオーラル®）　2.5〜5 mg/kg/日．
- 難治例：生物学的製剤の適応について日本皮膚科学会が承認した使用可能施設にコンサルトする．

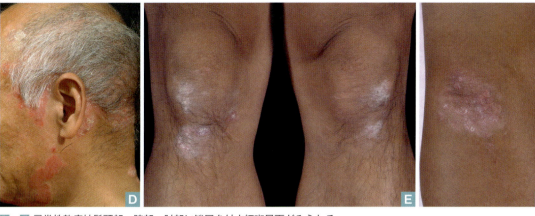

D〜F 尋常性乾癬被髪頭部，膝部，肘部に鱗屑を付す紅斑局面がみられる．

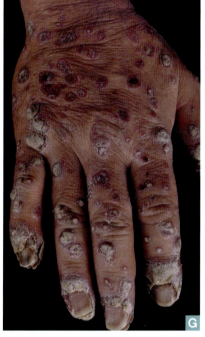

G 尋常性乾癬．手指手背に分厚い鱗屑を付す紅色局面を認める．

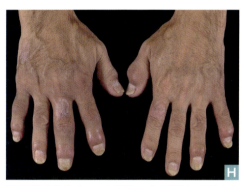

H 関節症性乾癬．DIP関節の発赤腫脹，爪乾癬を認める．

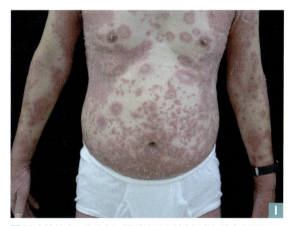

I 膿疱性乾癬．胸腹部に膜様鱗屑を付す紅斑と膿疱を認める．

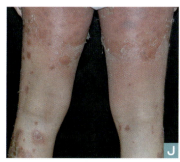
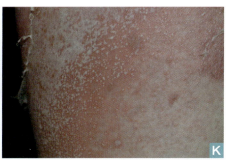

J, K 膿疱性乾癬．下肢に膜様鱗屑を付す紅斑と膿疱を認める．

COLUMN

膿疱性乾癬(汎発型)診療ガイドライン

小宮根 真弓
Mayumi Komine

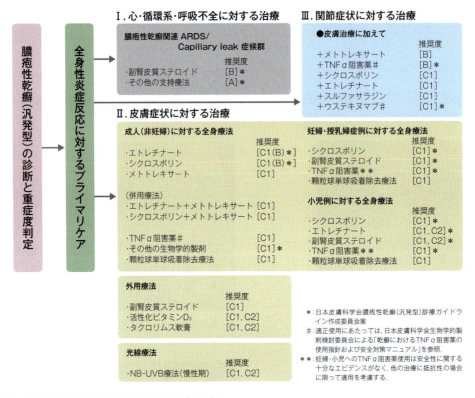

図 ■ 膿疱性乾癬(汎発型)治療アルゴリズム
［照井 正,秋山真志,池田志斈他：膿疱性乾癬(汎発型)診療ガイドライン 2014 年度版.日皮会誌 2015；125；2211-2257 より引用］

　わが国においては，日本皮膚科学会が策定した「乾癬における生物学的製剤の使用指針および安全対策マニュアル(2011 年版)」，「シクロスポリン MEPC による乾癬治療のガイドライン 2004 年度版」などは存在するが，現在のところ乾癬全般に関する診療ガイドラインは存在しない．ここではわが国における乾癬に関するガイドラインとして，膿疱性乾癬(汎発型)の診療ガイドラインを紹介する．

　膿疱性乾癬(汎発型)は，発熱などの全身症状を伴い，全身に膿疱と浮腫性紅斑が広範囲に多発する乾癬の一亜型であり，厚生労働省の指定難病である．膿疱性乾癬(汎発型)は生命を脅かす全身炎症性疾患であり，短時間に適切な判断が必要とされるため，診療ガイドラインの存在意義は非常に大きい．

　膿疱性乾癬(汎発型)は全身炎症性疾患であるため，プライマリケアとしての全身的対応が必要である．皮膚症状に対しては，エトレチナート，シクロスポリン，メトトレキサートの単独あるいはそれらの併用療法，および，TNFα阻害薬やその他の生物学的製剤，顆粒球単球除去療法が C1 で推奨されている．関節症状について，メトトレキサート，抗 TNFα阻害薬が B，シクロスポリン，エトレチナート，スルファサラジン，ウステキヌマブが C1 となっている．妊婦に対しては，シクロスポリン，ステロイド，抗 TNFα阻害薬，顆粒球除去療法が C1，小児については，シクロスポリン，抗 TNFα阻害薬，顆粒球単球除去療法が C1，エトレチナート，ステロイドが C1，C2 となっている．

扁平苔癬
Lichen planus

森実 真
Shin Morizane

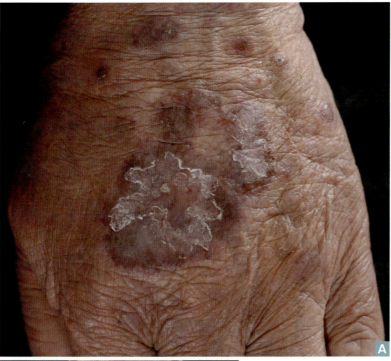
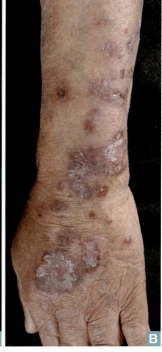
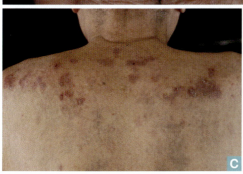

A 手背に鱗屑を付す紫紅色局面を認める．
B 手背～前腕にかけて鱗屑を付す紫紅色局面を認める．
C 上背部に鱗屑を付す紫紅色局面を認める．

疾患の概説
- 皮膚・粘膜における慢性炎症性角化症．
- 男女差はなく中年に好発．
- 薬剤，C 型肝炎ウイルス，ワクチン，歯科金属などが発症誘因となることがある．
- 口唇や粘膜部に長期間存在する場合は有棘細胞がんの発生母地となることがある．

診断のポイント
- 個疹は扁平で，表面にわずかな鱗屑を付す紫紅色丘疹または局面．
- 粘膜部では網状，レース状白斑あるいはびらん局面になる．
- 爪甲の菲薄化，剝離，縦溝などを伴うことがある．

必要な検査
- 皮膚生検を要することがある．組織学的には錯角化を伴わない角層肥厚，表皮突起の鋸歯状変化，基底層の液状変性，真皮浅層の帯状リンパ球浸潤を特徴とする．
- 薬剤性が疑われる場合は薬剤誘発リンパ球刺激試験（DLST），パッチテストなどを施行．

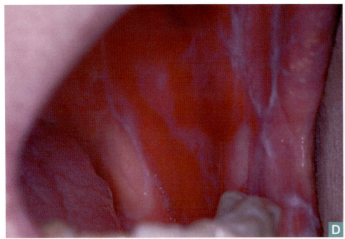
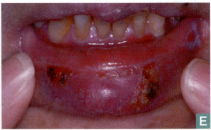

D 口腔粘膜に網状白斑およびびらん局面を認める．
E 下口唇にびらんおよび痂皮を認める．

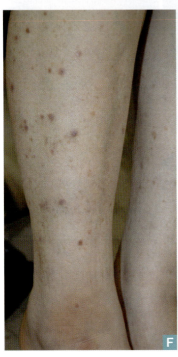
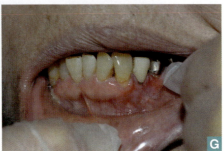

F 下腿に米粒大までの紫紅色丘疹が散在している．
G 歯肉部にびらんおよび白斑を認める．

治療

- 口腔内病変・軽症例：以下のいずれかを用いる．
  ①デキサメタゾン（デキサルチン®軟膏）（保険適用外）　1日2回　塗布．
  ②タクロリムス水和物（プロトピック®軟膏）（保険適用外）　1日2回　塗布．
- 皮膚病変・軽症例：以下のいずれかを用いる．
  ①タクロリムス水和物（プロトピック®軟膏）（保険適用外）　1日2回　塗布．
  ②ベタメタゾン酪酸エステルプロピオン酸エステル（アンテベート®軟膏）　1日2回　塗布．
  ③クロベタゾールプロピオン酸エステル（デルモベート®軟膏）　1日2回　塗布．
- 重症例
  ①エトレチナート（チガソン®）　0.5～1 mg/kg/日．

Gibert ばら色粃糠疹
Pityriasis rosea Gibert

頻度 ★★★☆☆　緊急度 ★☆☆☆☆

森実 真
Shin Morizane

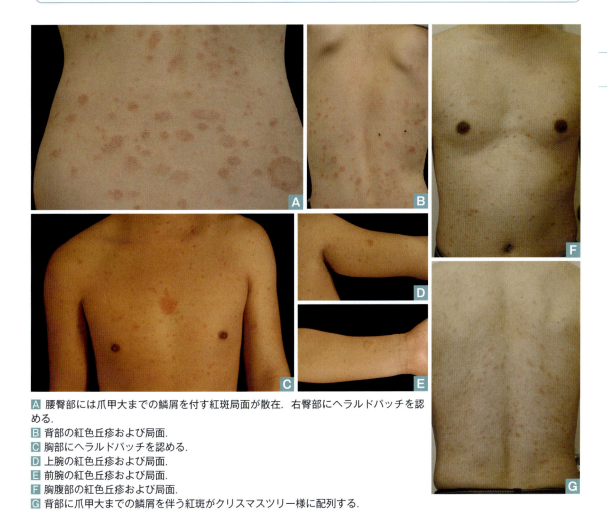

A 腰臀部には爪甲大までの鱗屑を付す紅斑局面が散在．右臀部にヘラルドパッチを認める．
B 背部の紅色丘疹および局面．
C 胸部にヘラルドパッチを認める．
D 上腕の紅色丘疹および局面．
E 前腕の紅色丘疹および局面．
F 胸腹部の紅色丘疹および局面．
G 背部に爪甲大までの鱗屑を伴う紅斑がクリスマスツリー様に配列する．

疾患の概説
- 一過性の炎症性角化症で，10～30歳代に多い．
- 原因は不明であるが，感染症，特にHHV-6，HHV-7の関与が示唆されている．
- 通常1～3か月で自然治癒し，再発しない．

診断のポイント
- ヘラルドパッチ（herald patch）と呼ばれる2～数cmの類円形で淡紅色の初発疹が体幹に1つ出現．
- 数日後に爪甲大までの鱗屑を付す淡紅色斑が四肢・体幹に多発．
- 典型例では背部の皮疹がクリスマスツリー様に配列．

必要な検査
- 経過と臨床像から診断する．
- 一般検査所見で特に異常は認めない．
- 真菌感染症と鑑別を要することがあるが，KOH直接鏡検で真菌陰性である（→S 89頁）．
- 第2期梅毒疹（バラ疹）と鑑別を要する症例では血清梅毒反応を確認（→S 105頁）．

治療
- 特異的なものはなく，対症療法となる．
①ベタメタゾン酪酸エステルプロピオン酸エステル（アンテベート®軟膏）1日2回塗布．
②フェキソフェナジン塩酸塩（アレグラ錠60 mg）2錠　2回　朝夕食後（保険適用外）．

摩擦黒皮症

Friction melanosis, Nylon towel melanosis

片山 治子
Haruko Katayama

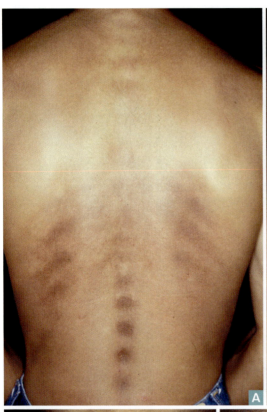
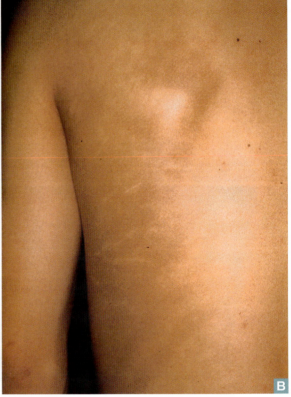
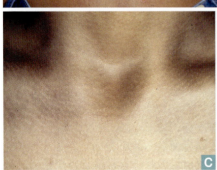

A 脊柱部，肋骨部の friction melanosis.
B 斑状，帯状の色素沈着.
C 鎖骨部のさざ波状の色素沈着.
D Friction amyloidosis.

疾患の概説

- ナイロンタオル・ブラシ，タワシの摩擦による機械的刺激が長期間慢性的に反復されるため生じる色素沈着．
- 角質層の障害が繰り返し起こることにより，組織学的色素失調が生じる．
- アミロイドーシス(friction amyloidosis)を続発することもある．

診断のポイント

- ナイロンタオル・ブラシなどの使用歴．
- 綿タオルによる発症も報告されている．また，エステとしての垢すり，塩もみで発症することもある．
- 鎖骨部に好発．そのほか，項部，背部，肩項部，肋骨，脊柱部，四肢伸側などに多い．
- 独特の灰褐色〜黒褐色のびまん性，斑状，帯状，網状，さざ波状の色素沈着．

治療

- ナイロンタオル・ブラシ使用の中止により徐々に軽快，消退していく．

柑皮症

Carotenosis, Aurantiasis cutis

片山 治子
Haruko Katayama

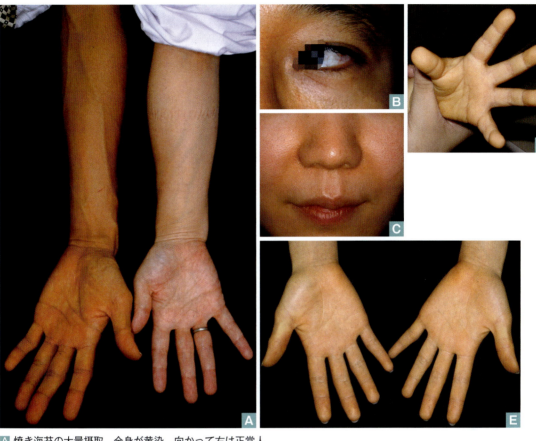

A 焼き海苔の大量摂取．全身が黄染．向かって右は正常人．
B 強膜は黄染していない．
C 脂漏部位の黄染．
D 海苔と野菜ジュースによる手掌の黄染．
E 極端なダイエットによる柑皮症．

疾患の概説

- β-カロチンを多量に含む食物（ミカン，緑黄色野菜，サツマイモ，カボチャ，海苔，野菜ジュースなど）を大量に摂取することによる皮膚の黄色化．
- β-カロチンの血中濃度が $250\,\mu g/dL$ 以上になると皮膚が黄染する．
- 脂質異常症，甲状腺機能低下症，糖尿病（特に極端な食事療法），極端なダイエット，神経性無食欲症などの背景に注意が必要．

診断のポイント

- 黄染は角質の厚い掌蹠，脂漏部位から始まり全身に拡大する．
- 黄疸と異なり強膜は黄染しない．
- 食事習慣や基礎疾患の聴取．

必要な検査

- 血中 β-カロチン濃度の測定．
- 甲状腺機能，脂質異常症などの検査．

治療

- 放置しても問題ないが，β-カロチンを多く含む食物の摂取を制限すれば 2～3 か月で軽快する．

各論 9 角化症

毛孔性角化症
Keratosis (lichen) pilaris

頻度 ★★★★☆　緊急度 ★☆☆☆☆　幼小児に好発

濱田 利久
Toshihisa Hamada

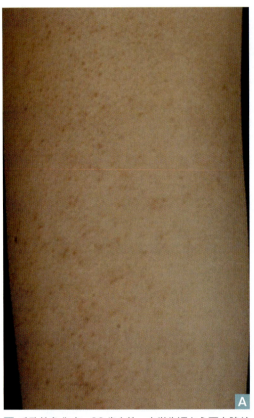

A 毛孔性角化症．26歳女性．中学生頃から両上腕外側中心に毛孔性の角化性丘疹を生じ，徐々に角化が強くなってきたという．

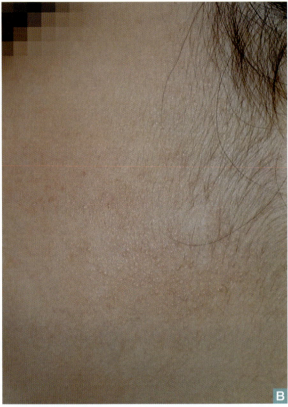

B 顔面毛嚢性紅斑黒皮症．7歳女児．両頬部に毛孔性小丘疹と色素沈着および，わずかにではあるが毛細血管拡張を認める．両上腕には毛孔性の角化性丘疹を認めた．

疾患の概説
- **小児期から思春期**に発症し，**両上腕伸側の毛孔性小丘疹**を特徴とする．丘疹の周囲に紅斑をしばしば伴う．
- 常染色体優性遺伝形式を示すので，問診の際に両親にも同様の症状がないかチェックする．
- 中年期以降には消退傾向になる．
- 特に男児に多く，両頬部に毛孔性小丘疹と色素沈着，紅斑を伴った顔面毛嚢性紅斑黒皮症を合併することがある．

診断のポイント
- 家族歴．
- 発症年齢，発症部位，左右対称性の分布．
- 臨床的に毛孔性角化性丘疹であること．またダーモスコピーでの観察も有用．
- 触診による"ざらざら"した感触．

必要な検査
- 特になし．

治療
- 尿素（パスタロン®ソフト軟膏）外用．
- 5％サリチル酸ワセリン外用．

リウマチ結節
Rheumatoid nodule

山本 俊幸
Toshiyuki Yamamoto

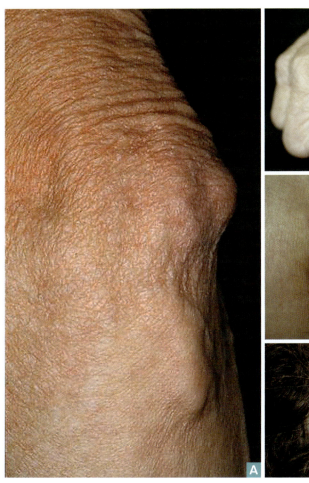
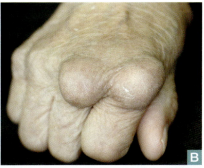
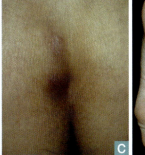
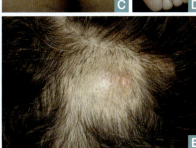

A 肘のリウマチ結節.
B メトトレキサート内服中に，手のMP関節に多発したリウマチ結節.
C 仙骨部のリウマチ結節.
D 足底のリウマチ結節(矢印).
E 頭頂部に生じたリウマチ結節.

疾患の概説
- 関節リウマチ患者の肘に硬い皮下結節を触れるのが，最も典型的である．
- 手指などにできるものは，硬くなくゴム状に触れるものもある．
- 足底，後頭部，仙骨部などの機械的刺激が加わる場所にもできる．
- 潰瘍化することもある．
- 多発することも多い．抗リウマチ薬(特にメトトレキサート)や，最近では生物学的製剤投与中に発症したとする報告もみられる．

診断のポイント
- 活動性の高い関節リウマチ患者に多い．
- 組織は特徴的な3層構造で，中央に類壊死(necrobiosis)に陥った膠原線維をリンパ球・組織球が柵状に配列して取り囲む，いわゆるpalisading granulomaの像を呈し，その周りには増生した血管とT細胞の浸潤像がみられる．

必要な検査
- 病理検査．

治療
- 切除．全切除しなくても，部分切除で壊死組織を排出するだけでも平坦化する．

痛風結節
Tophi

濱﨑 洋一郎
Youichiro Hamasaki

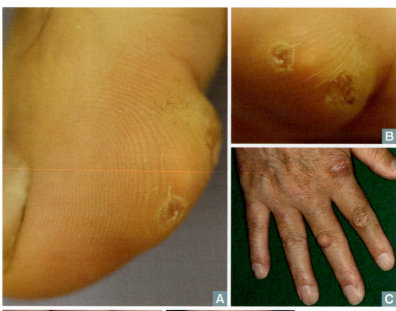

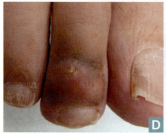
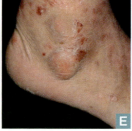

A 右第1足趾に生じたソラマメ大の痛風結節.
B Aと同一患者.黄白色の内容物が透見され,一部自壊している.
C 右第3手指にエンドウマメ大の痛風結節をみる.
[濱﨑洋一郎:皮膚科学.片山一朗,土田哲也,橋本 隆他(編),文光堂,東京,2006;426,図1より引用]
D 右第2足趾背の痛風結節,一部に自壊あり.
E 乾癬患者に生じた右足外果下部の痛風結節.乾癬は高尿酸血症を高頻度に合併する.

疾患の概説
- 痛風結節は生体内で過剰になった尿酸塩の結晶が,関節や軟骨の周囲,滑膜,腱,皮下組織,真皮に沈着し,肉芽腫反応を伴い形成される.
- 高尿酸血症の期間が長く,高値であるほど痛風結節はできやすい.
- 耳介および足趾,手指,膝,肘,足関節周囲などにみられる.
- 常色から黄白色調の硬い結節で,非対称性に生じ,基本的には無痛性である.時に自壊し,白色チョーク様の内容物を排出する.
- 高尿酸血症を放置すると結節は増大し,関節の破壊,運動障害をきたすことがある.

診断のポイント
- 結節内容物をプレパラートに薄層し,偏光顕微鏡で観察すると負の複屈折性を示す針状の尿酸塩結晶がみられる.
- 病理所見でエオジンに淡染する無構造物を取り囲む肉芽腫反応があり,結晶はDe Galantha染色で黒染する.検体は純アルコール固定する.

必要な検査
- 血清尿酸値の測定.
- 骨単純X線で打ち抜き像(punched-out lesion),庇状の骨硬化像(overhanging margin)をみる.

治療
- 尿酸降下薬により血清尿酸値を6.0 mg/dL以下にコントロールする.
- 機能障害,神経圧迫症状を伴うなどの場合は,外科的切除が適応となる.

黄色腫
Xanthoma

村上 有香子
Yukako Murakami

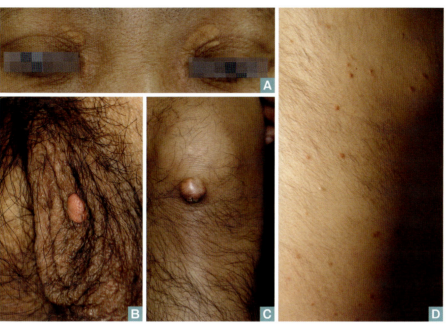

A 眼瞼黄色腫
B 疣状黄色腫(陰嚢)
C 結節性黄色腫(右膝)
D 発疹性黄色腫症(右背部)

■疾患の概説
- 機械的刺激や炎症によってリポタンパクが血管外に漏出しマクロファージ(Mφ)などの組織球がそれを取り込む．これが泡沫細胞に変化し真皮や腱などに浸潤する疾患．
- 以下に分類される．
  - ①高脂血症性：高トリグリセリド血症(発疹性黄色腫)，高コレステロール血症(結節性黄色腫，腱黄色腫，眼瞼黄色腫)，高リポタンパク血症(結節性発疹性黄色腫，手掌黄色腫)などが発症過程で存在．続発性高脂血症(自己免疫性，閉塞性黄疸)のこともある．
  - ②正脂血症性：Langerhans細胞性組織球症(Langerhans cell histiocytosis；LCH)(Hand-Schüller-Christian病など)，non-LCH(Erdheim-Chester病など)，植物性ステロール血症，脳腱黄色腫，Niemann-Pick病，Wolman病などがある．

■診断のポイント
- 黄色の斑，丘疹，結節，腱の肥厚などを特徴とする．

■必要な検査
- 血中総コレステロール，LDLコレステロール，トリグリセリドの測定．
- 皮膚生検にて泡沫細胞やTouton型巨細胞の浸潤を確認．
- 免疫染色でCD1a陰性，CD68陽性のMφがみられる．LCHではCD1a陽性，CD68陰性の細胞がみられる．

■治療
- 切除，YAGレーザー，液体窒素，放射線などの局所治療では時に再発あり．
- 脂質異常症治療薬のプロブコール，フィブラート系薬剤に有効例も多いがHDLの低下に注意しながら投薬．
- 化学療法，免疫抑制薬，ステロイド剤内服，ドキシサイクリン塩酸塩水和物に有効例もあり．

各論 10 代謝異常症

アミロイドーシス（アミロイド苔癬，斑状アミロイドーシス）

Amyloidosis (Lichen amyloidosis, Macular amyloidosis)

頻度 ★★☆☆☆　緊急度 ★☆☆☆☆

寺尾 美香
Mika Terao

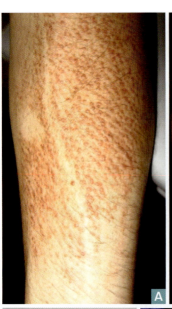
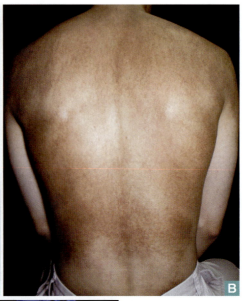
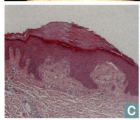
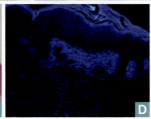

A 前腕のアミロイド苔癬．瘙痒の強い孤立性の角化性丘疹が集簇．
B 背部の斑状アミロイドーシス．瘙痒を伴うさざ波状の褐色斑．
C 病理像（HE 染色）．表皮直下に均一に淡好酸性の均一な物質がみられる．
D 病理像（チオフラビン T 染色）．表皮直下にアミロイドの沈着がみられる（青色）．

■ 疾患の概説
- アミロイド苔癬，斑状アミロイドーシスはケラチン由来のタンパクが表皮直下から乳頭下層にかけて沈着する限局性皮膚アミロイドーシス．

■ 診断のポイント
- アミロイド苔癬：全身に生じうるが，**下腿前面，前腕，背部**が好発部位である．個疹は**毛包不一致性の角化性丘疹**であり，**孤立性で融合することはない**．乾皮症やアトピー性皮膚炎などほかの皮膚疾患を合併することも多い．
- 斑状アミロイドーシス：**上背部**が好発部位であり，**瘙痒と色素沈着を伴うさざ波状の褐色斑**がみられる．ナイロンタオルや掻破に伴う慢性的な摩擦により生じることもある．

■ 必要な検査
- 両者ともに臨床症状から比較的容易に診断が可能だが，確定診断には皮膚生検を実施しアミロイドの沈着を証明する．
- アミロイドは HE 染色では球状，均一に染色される．また，アミロイドの検出にはダイロン染色（赤橙色に染色），コンゴーレッド染色（赤色に染色）やチオフラビン T 染色（特異性が高いが蛍光顕微鏡が必要）を行う．

■ 治療
- 軽症〜中等症では strong〜very strong クラスのステロイド軟膏の単純塗布を行う．
- 重症例ではステロイド軟膏（上記）の密封療法を試みる．
- 瘙痒を伴う場合は抗アレルギー薬を内服する．

リポイド類壊死症

Necrobiosis lipoidica

中島 武之
Takeshi Nakajima

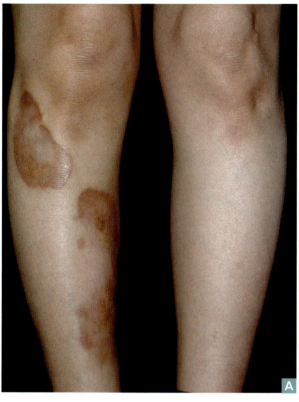

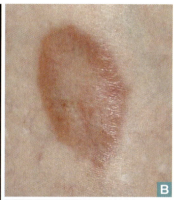

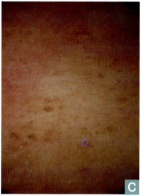

A 右下腿前面に境界明瞭な褐色局面を2か所認める．
B 環状にやや紅色を呈し，中心が軽度萎縮した褐色局面．
C Bのダーモスコピー像．拡張・蛇行した毛細血管と無構造な黄白色の領域および色素沈着斑がみられる．

疾患の概説

- 境界明瞭なやや黄色から赤褐色調の局面を形成し，病変の中心では皮膚萎縮がみられる．
- 若年から中年にかけて好発し，女性の発症頻度が高い．
- 糖尿病の合併症と考えられていたが，近年の報告では糖尿病合併症例は十数％程度である．
- 原因不明の疾患であるが，糖尿病のほか，脂質代謝異常，免疫機能異常，下肢静脈瘤などに合併することもある．

診断のポイント

- 主に**下腿前面**に生じる，**やや黄色がかった境界明瞭な赤褐色局面と皮膚萎縮**を特徴とし，潰瘍化する場合もある．
- ダーモスコピーで，拡張・蛇行した毛細血管と無構造な黄白色の領域がみられる．
- 病変はしばしば両側性にみられる．
- サルコイドーシス（→S 225頁）など肉芽腫性疾患との鑑別が必要である．

必要な検査

- 皮膚生検により，真皮内膠原線維の壊死病変とそれを取り囲む炎症細胞浸潤を確認する．
- 糖脂質代謝異常をスクリーニングする．

治療

- ステロイド外用あるいは病変部皮内から皮下へのステロイド［トリアムシノロンアセトニド（ケナコルト-A®など）］局注を行うが，満足な治療効果が得られない場合もある．
- 糖尿病，脂質異常症など合併疾患があればその治療も行うが，必ずしもリポイド類壊死症の治癒につながらない．

各論 10 代謝異常症

亜鉛欠乏症
Zinc deficiency

頻度 ★☆☆☆☆　緊急度 ★★☆☆☆

川村 龍吉
Tatsuyoshi Kawamura

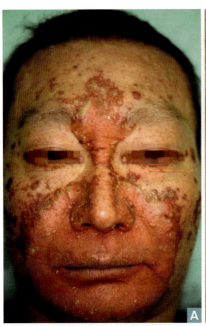
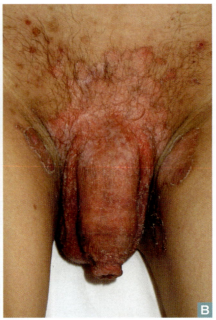
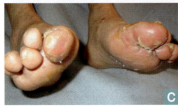
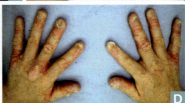

A 顔面．
B 外陰部の開口部周囲．
C, D 四肢末端．
境界明瞭な痂皮を伴う紅斑を認め，一部は膿痂疹様の外観を呈する．

(Nakano H, Nakamura Y, Kawamura T, et al：Novel and recurrent nonsense mutation of the SLC39A4 gene in Japanese patients with acrodermatitis enteropathica. Br J Dermatol 2009；161：184-186 より引用)

疾患の概説
- 亜鉛欠乏症は皮膚炎，脱毛，下痢を3大症状とし，成長遅延，免疫能低下，感染症，味覚・嗅覚障害，羞明，創傷治癒遅延，精神障害などの多彩な全身症状を伴う．
- 亜鉛欠乏に伴う皮膚炎は腸性肢端皮膚炎と呼ばれる．
- 常染色体劣性遺伝である先天的亜鉛欠乏症（腸性肢端皮膚炎）の発生頻度は約50万人に1人だが，栄養障害などによる後天的亜鉛欠乏症(仮性腸性肢端皮膚炎)患者は世界で約20億人存在するといわれ，わが国でも高齢者に多くみられる．

診断のポイント
- 四肢末端や開口部周囲にのみ限局した紅斑を認めた場合は本症を疑う．

必要な検査
- 血清亜鉛値の基準範囲は80～130 μg/dLで，60～80 μg/dL は潜在性亜鉛欠乏，60 μg/dL 未満で亜鉛欠乏症と診断される．
- 亜鉛酵素であるアルカリフォスファターゼは亜鉛欠乏の目安となる．

治療
- 亜鉛補充療法として主に硫酸亜鉛の経口投与が行われる(保険認可されている薬剤がないため院内調剤が必要となる)．
- 乳児3 mg/kg/日，幼児30～50 mg/日，学童以降50～150 mg/日．
- 硫酸亜鉛を含む輸液補助製剤や微量元素製剤を用いてもよい．

各論 10 代謝異常症

Fabry 病
Fabry disease

頻度 ★☆☆☆☆　緊急度 ★★☆☆☆

金田 眞理
Mari Wataya-Kaneda

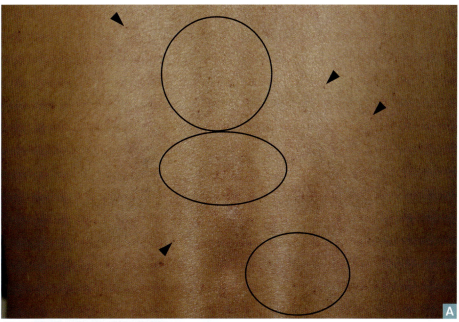
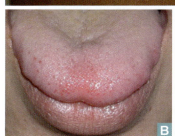

A Fabry 病に伴う体幹の被角血管腫（囲み，矢頭）．
B 舌の被角血管腫．
C 被角血管腫のダーモスコピー像．
D 尿中のマルベリー小体．

疾患の概説
- ライソゾーム酵素の1つであるα-ガラクトシダーゼ（α-Gal）の活性低下や欠損のために，前駆物質である糖脂質のグロボトリアオシルセラミド（GL-3）が血管内皮細胞，心筋細胞，神経節細胞，腎たこ足細胞などの全身の細胞に蓄積するために生じる．
- GL-3の蓄積臓器により腎，心，脳血管，皮膚症状などを呈する．
- X染色体連鎖性の遺伝形式．
- X染色体のライオニゼーションにより，女性も発症することがある．

診断のポイント
症状は以下のとおり．
- 発汗異常（主に低下）を呈し，乳幼児期には熱性痙攣やうつ熱の原因となる．
- 四肢末端痛，特に温度上昇に伴い手足の末端に激痛が生じる．
- 被角血管腫，毛細血管拡張，リンパ浮腫．
- タンパク尿から始まり，腎不全に至る．
- 尿中にマルベリー小体を認める．
- 肥大型心筋症，心筋梗塞，不整脈．
- 渦巻き状角膜混濁，白内障．
- 難聴．
- 腹痛下痢便秘．
- 早期の脳梗塞出血．

必要な検査
- α-Galの活性値．
- GL-3値．
- 尿中マルベリー小体．
- 遺伝子検査．

治療法
- 酵素補充療法．

ペラグラ

Pellagra

頻度 ★☆☆☆☆　緊急度 ★★★☆☆

濱﨑 洋一郎
Youichiro Hamasaki

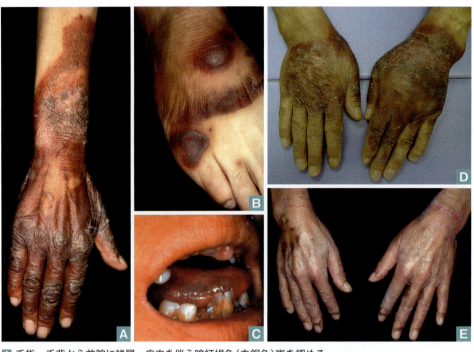

A 手指，手背から前腕に鱗屑，痂皮を伴う暗紅褐色(赤銅色)斑を認める．
B 右足背の暗紅褐色斑，水疱形成を伴う．皮疹はサンダルの露出部に一致する．
(濱﨑洋一郎，片山一朗：栄養障害に伴う四肢の紅斑，水疱，痂皮を主訴に来院した症例．JIM 1997；7：675，図2より引用)
C 赤い平らな舌を認める．歯はう歯のため欠損．多量飲酒，食事摂取不良で発症した症例．
(濱﨑洋一郎，片山一朗：栄養障害に伴う四肢の紅斑，水疱，痂皮を主訴に来院した症例．JIM 1997；7：675，図3より引用)
D 手背，手指の皮膚炎．胃切除後，多量飲酒により発症した症例．
E Aと同一患者．ニコチン酸100 mg/日，ほかのビタミンB群製剤の併用投与で約1週間後に皮膚炎は軽快．

■疾患の概説
- ペラグラはナイアシン(ニコチン酸，ニコチンアミド)，トリプトファンの欠乏により生じ，**皮膚炎(dermatitis)，下痢(diarrhea)，認知症(dementia)を3主徴**とする．
- 誘因は，①偏食や摂食障害，②炎症性腸疾患，消化管術後の吸収不良，③アルコール依存症，④薬剤性(イソニアジド，フルオロウラシルなど)である．**わが国では多量飲酒者の発症が多い**．
- 皮疹は手背，前腕，顔面，頸部，足背など**露出部に好発する暗赤褐色斑**で，落屑，痂皮を伴い，時に水疱を形成．口唇・口角炎，舌病変をみる．
- 消化器症状は食欲不振，下痢，悪心など．
- 精神・神経症状は初期に不安，不眠，抑うつ，進行するとせん妄などを生じ，最終的に認知症となる．

■診断のポイント
- 3主徴が揃うのは半数以下．上記の誘因，臨床所見を参考に診断する．
- ニコチン酸投与の治療効果をみる．

■必要な検査
- 血中ニコチン酸，トリプトファン値の低下．
- ニコチン酸代謝産物である尿中 N^1-メチルニコチンアミド値の低下．

■治療
- ニコチン酸アミド(100～300 mg/日)経口投与(脳症では500～1,000 mg/日必要)．
- ほかのビタミンB群製剤の併用が好ましい．

各論 11 肉芽腫症

サルコイドーシス
Sarcoidosis

頻度 ★★☆☆☆　緊急度 ★☆☆☆☆

井川　健
Ken Igawa

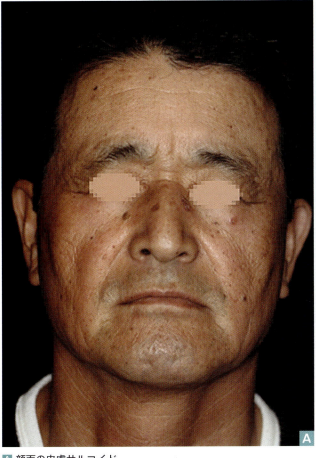

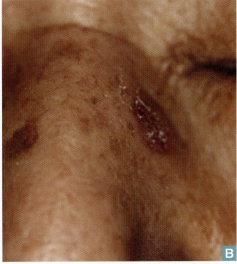

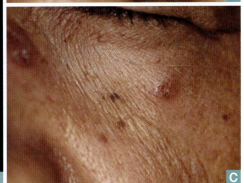

A 顔面の皮膚サルコイド．
B, C 鼻梁左と左頬骨部に皮膚サルコイドあり．

疾患の概説
- 原因不明の全身性肉芽腫性疾患．
- さまざまな臓器が侵される．
- 世界的に，寒冷地域で多くみられるとされている．
- アクネ菌との関連が報告されている．

診断のポイント
- 確実な診断には，組織学的に非乾酪壊死性類上皮細胞肉芽腫が証明されることが必要．
- 皮膚病変（皮膚サルコイド）の検出は，組織学的診断のために最適といえる．疑わしい場合には積極的に生検を行う．
- ツベルクリン反応陰性，血清ACE値の上昇，血清リゾチーム値の上昇．
- 胸部単純X線検査により，bilateral hilar lymphadenopathy（BHL）がみられることも重要な所見．

必要な検査
- 全身精査を行う必要がある．その際，生命予後あるいはQOL上重要な，呼吸器，心臓，眼といった臓器を中心として精査が行われることが多い．
- 皮膚病変からサルコイドーシスが初めて疑われた場合には，各専門科へコンサルトし，当該科において詳細な検査が行われる．

サルコイドーシス

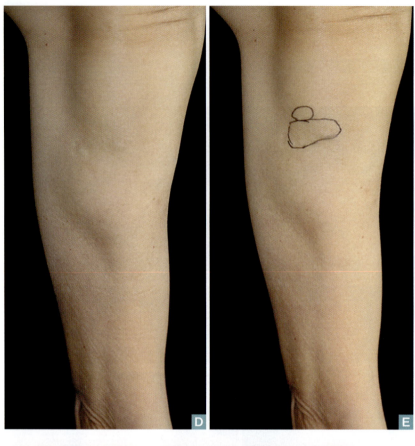

D, E 皮下型の皮膚サルコイド. Eのマーカー部が病変である.

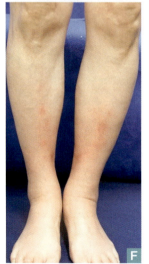

F 網状皮斑を呈した皮膚サルコイド.

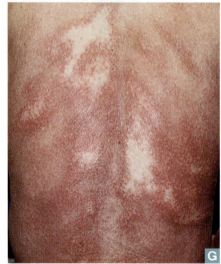

G 紅皮症を呈した皮膚サルコイド.

治療

- ほかの重要臓器病変の有無によって治療が決まる.
- 皮膚病変に対しては，外用療法としてステロイド外用薬，免疫抑制薬含有軟膏が，全身療法として，ミノサイクリン塩酸塩，トラニラスト，ACE阻害薬，アロプリノールなどの内服が有効性を報告されている.

環状肉芽腫
Granuloma annulare

井川　健
Ken Igawa

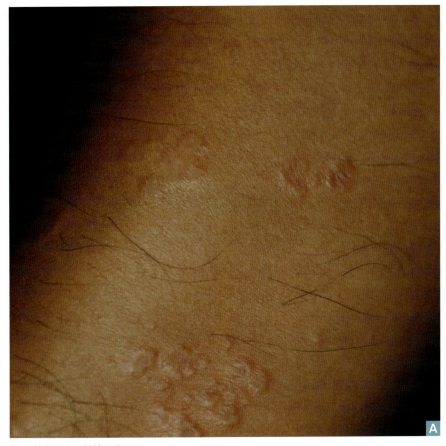

A 環状を呈する結節である．

疾患の概説
- 環状の配列をとる，非感染性肉芽腫疾患である．
- 真皮の膠原線維の変性と，それに対する生体反応として肉芽腫（柵状肉芽腫）が形成される．
- 病変は皮膚に限局するが，古くから糖尿病の合併が多く報告されている．

診断のポイント
- 環状を呈するという特徴的な臨床所見より本疾患を疑い，病理検査を行うことにより診断される．

必要な検査
- 糖尿病をはじめとして，悪性腫瘍，HIV感染，HCV感染，自己免疫疾患など，さまざまな合併症が報告されており，それぞれについて検討を行う必要がある．

治療
- 生検後の自然消退がありうる．
- 糖尿病の合併があれば，そちらの治療を並行して行う．
- ステロイド外用．
- トラニラスト内服．
- 紫外線療法の有効性も報告されている．
- 治療抵抗性のことも多く，さまざまな治療が試みられている．

環状肉芽腫

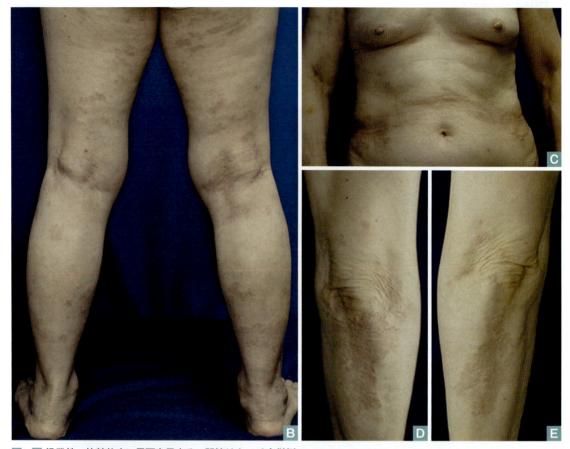

B〜E 汎発性．比較的広い局面を呈する．関節リウマチ合併例．

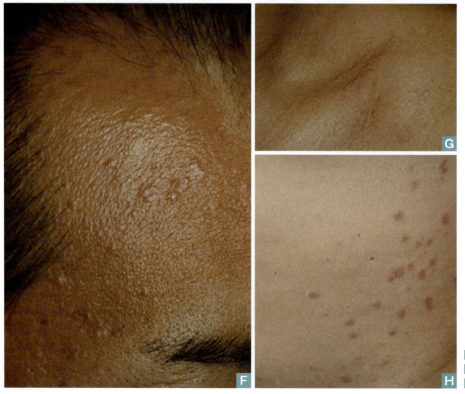

F 顔面．
G 鎖骨部．
H 側腹部．

全身性エリテマトーデス
Systemic lupus erythematosus (SLE)

頻度 ★★☆☆☆　緊急度 ★★★★★

古川 福実
Fukumi Furukawa

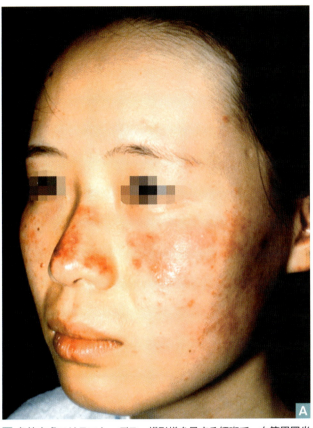

A 急性皮膚エリテマトーデス．蝶形様を呈する紅斑で，血管周囲炎を基盤とし表皮の細胞障害性を伴い，個々の小型の紅斑が融合して蝶形を示す．

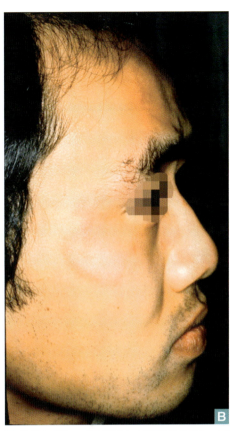

B 急性皮膚ループス（厳密には亜急性皮膚ループスである）．環状紅斑を呈するものと乾癬様皮疹を呈するものがある．光線過敏や血中の抗SS-A抗体の存在が特徴．

疾患の概説

- 2012年に，アメリカリウマチ学会のSLE分類基準が変更された．
- 皮膚病変が急性と慢性皮膚ループスに分類された．皮膚粘膜関連項目として，口腔潰瘍，非瘢痕性脱毛が採用された．
- 光線過敏が項目から外れたが，急性(亜急性)皮膚ループスの中に含まれている．
- 急性皮膚ループスには，頬部浮腫状紅斑（ループス頬部皮疹），水疱性ループス，SLEに伴う中毒性表皮壊死症，斑状丘疹状ループス皮疹，光線過敏に伴う皮疹，そして亜急性皮膚ループスが含まれる．
- 慢性皮膚ループスは，限局（頸部より上）あるいは全身（頸部ならびに頸部以下）に分布する古典的円板状皮疹，過形成（疣贅状）ループス，ループス脂肪織炎（深在性ループス），粘膜ループス，tumidusループス（lupus erythematosus tumidus；LET），凍瘡様ループス，円板状ループスと扁平苔癬の合併などの皮疹が含まれる．
- 皮疹の呼称については必ずしもわが国で一般的でないものも含まれている．今後，整理統一されていくものと思われる．

全身性エリテマトーデス

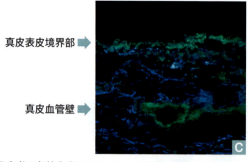

C SLE患者の急性皮膚エリテマトーデス部の蛍光抗体直接法（いわゆるLupus Band Test）．真皮表皮境界部と真皮血管壁に免疫グロブリンの沈着を認める．SLEでは皮疹部と無疹部に陽性所見がみられ，慢性皮膚ループスの円板状皮疹患者の無疹部は陰性である．

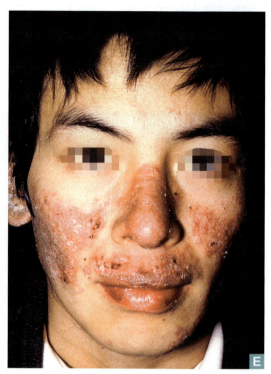

E 慢性皮膚ループス．個々の皮疹は角化が目立つ紅斑が主体で，蝶形紅斑を呈するが皮疹の性状から，一般的には急性皮膚ループスには含まれない．

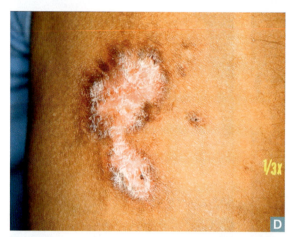

D 慢性皮膚ループス．成人SLEにみられた古典的円板状皮疹（紅斑と角化が目立つ）．

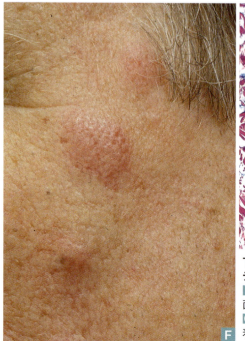

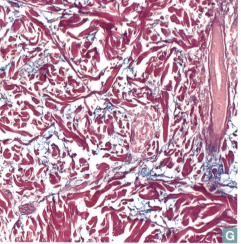

Tumidusループス．慢性皮膚ループスエリテマトーデスの1型．
F 頭頸部および上背部などの露光部に好発し，表面が平滑で光沢のある暗紫赤色の浮腫性局面．
G 組織学的に真皮膠原線維間に豊富なムチンの沈着．

強皮症

Systemic sclerosis, Scleroderma

頻度 ★★★★★　緊急度 ★★★☆☆

髙河 慎介
Shinsuke Takagawa

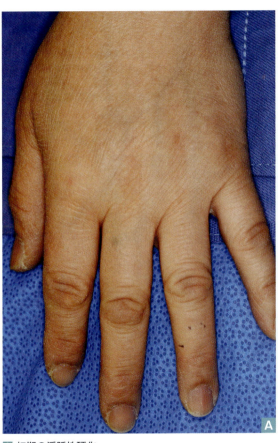
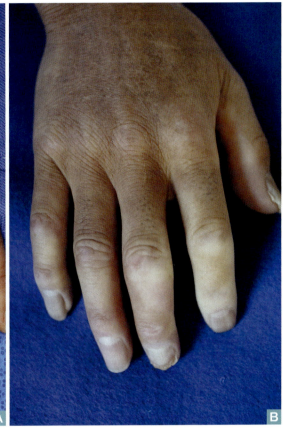

A 初期の浮腫性硬化．
B 手指の硬化と屈曲拘縮．

疾患の概説

- 皮膚硬化が肘関節より近位に至る重症型の diffuse 型と，遠位にとどまる軽症型の limited 型に分類される．
- 浮腫期→硬化期→萎縮期という経過をとり，diffuse 型は発症 6 年以内に皮膚硬化と内臓病変が進行し，limited 型は数年〜数十年の Raynaud 現象の後，緩徐に皮膚硬化を呈する．
- 肺高血圧症，間質性肺炎，逆流性食道炎，強皮症腎クリーゼ，心外膜炎などを合併．

診断のポイント

- 40 歳代の女性に多く，Raynaud 現象，関節症状，手指の浮腫やこわばりで発症．
- 爪上皮出血点・延長，顔面や四肢末端の毛細血管拡張，指尖部の陥凹性瘢痕・潰瘍，舌小帯の短縮，色素沈着，石灰沈着もみられる．
- 労作時息切れ，乾性咳嗽，胸やけを訴える．

必要な検査

- 皮膚生検にて膠原線維の膨化・均質化を認める．
- diffuse 型では抗トポイソメラーゼⅠ抗体，抗 RNA ポリメラーゼⅢ抗体が，limited 型では抗セントロメア抗体が陽性．
- 胸部 X 線・HRCT，呼吸機能，心エコー，食道造影，上部消化管内視鏡，KL-6 や SP-D，BNP などで内臓病変を評価する．

治療

- 寒冷刺激を避け，禁煙とするが，対症療法が中心となる．

強皮症

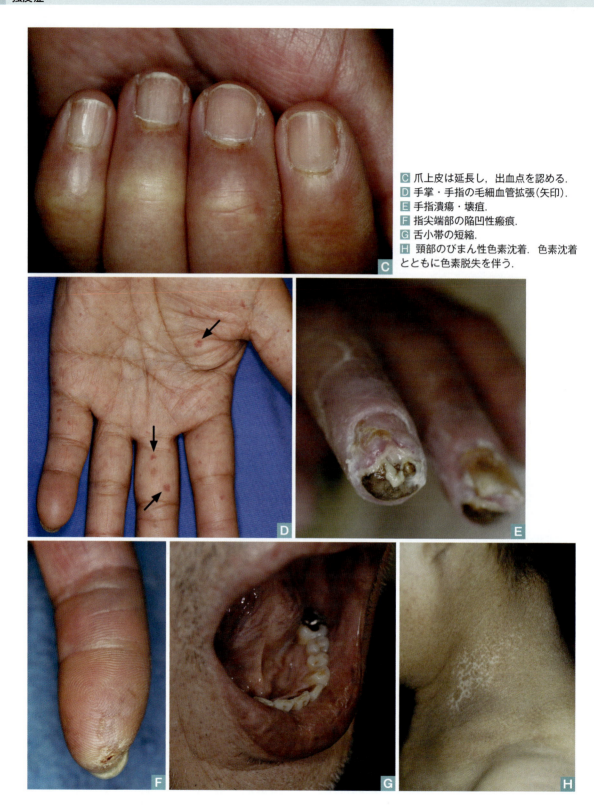

C 爪上皮は延長し，出血点を認める．
D 手掌・手指の毛細血管拡張（矢印）．
E 手指潰瘍・壊疽．
F 指尖端部の陥凹性瘢痕．
G 舌小帯の短縮．
H 頸部のびまん性色素沈着．色素沈着とともに色素脱失を伴う．

- Raynaud症状など末梢循環不全には末梢血管拡張薬や抗血小板薬，手指潰瘍・壊疽にはアルプロスタジルアルファデクス（プロスタンディン®軟膏）なども用いる．
- 発症早期で進行中の皮膚硬化にはステロイドやシクロホスファミド水和物を使用するが，手指のリハビリも重要．
- 内臓病変に応じて加療する．

皮膚筋炎
Dermatomyositis

沢田 泰之
Yasuyuki Sawada

頻度 ★★★★★　緊急度 ★★★★★

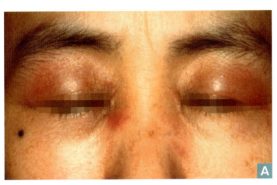

A ヘリオトロープ紅斑．上眼瞼の浮腫性の紅斑．

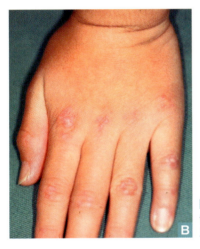

B Gottron 徴候．鱗屑を付す丘疹状紅斑．

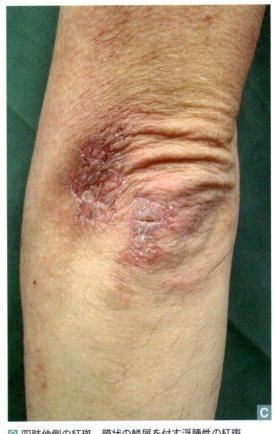

C 四肢伸側の紅斑．膜状の鱗屑を付す浮腫性の紅斑．

疾患の概説
- 自己免疫性炎症性疾患で，皮膚，筋，肺，心臓などが侵される．
- 皮膚に特徴的な所見が出る．
- 筋は体幹，四肢，咽頭筋などに筋力低下をみる．
- 肺は間質性肺炎をきたし，生命予後に重要な役割を果たす．
- 時に，心筋が障害され，心筋炎，心不全やブロックなどの症状が現れる．
- 悪性腫瘍を合併することが多いとされ，予後に大きな影響がある．

診断のポイント
- 以下の皮膚症状の複数が存在すること．
  ① Gottron 徴候：手指関節背面の鱗屑を伴う紅斑．
  ② ヘリオトロープ徴候：上眼瞼の浮腫性の紅斑．
  ③ 肘・膝関節の膜状の鱗屑を伴う紅斑．
  ④ 背部の1日以上持続する線状紅斑．
  ⑤ 爪上皮出血．
  ⑥ 機械工の手（mechanic's hand）．
- 筋力低下，全身倦怠感，発熱，体重減少．
- 乾性咳嗽，呼吸困難．
- 抗核抗体が陰性でも否定できない．
- 筋力低下がない皮膚筋炎もある．

必要な検査
- 筋炎の存在：CPK，アルドラーゼ，ミオグロビン，筋電図，MRI．
- 間質性肺炎：SPA，SPD，KL-6，胸部単純CT．
- 抗アミノアシル tRNA 抗体合成酵素抗体．
- 悪性腫瘍検索．

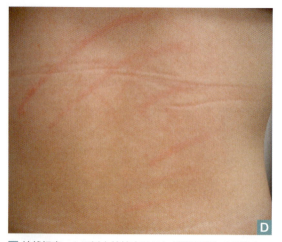

D 線状紅斑．1日以上持続することが蕁麻疹との相違点．

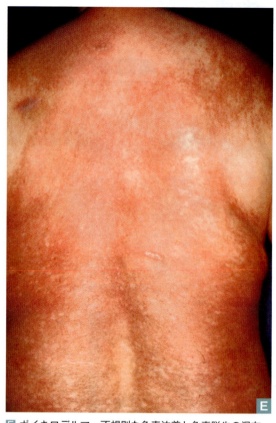

E ポイキロデルマ．不規則な色素沈着と色素脱失の混在．

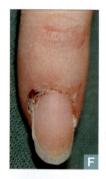

F 爪上皮出血．爪上皮内の出血点は強皮症，皮膚筋炎以外にはあまりみられない．

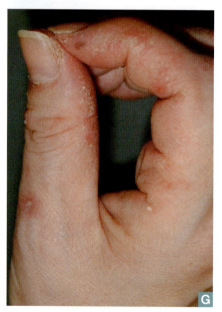

G Mechanic's hand. 母指および四肢側面にステロイドに反応しない湿疹様病変として捉えられる．

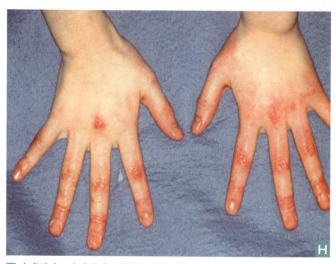

H 皮膚潰瘍．皮膚潰瘍は間質性肺炎合併例に多いとされる．

■ 治療
- 皮膚症状：ステロイド外用．
- 筋症状：プレドニゾロン（プレドニン®）1 mg/kg，ガンマグロブリン大量療法．
- 間質性肺炎：ステロイド，免疫抑制薬併用．
- 悪性腫瘍合併：悪性腫瘍の治療を補助．

Sjögren 症候群

Sjögren syndrome

頻度 ★★☆☆☆　緊急度 ★★☆☆☆

片山 一朗
Ichiro Katayama

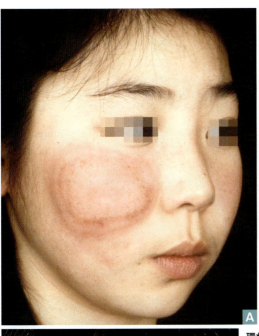

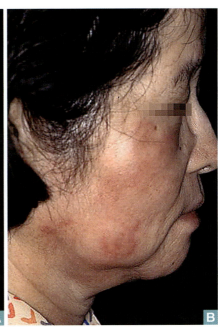

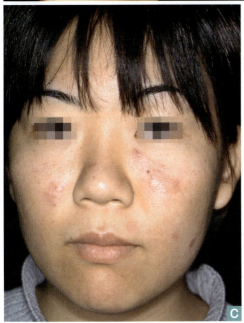

環状紅斑の臨床像
A　Type Ⅰ：遠心性に拡大する環状の紅斑.
B　Type Ⅱ：表皮変化のある亜急性エリテマトーデスに近い紅斑.
C　Type Ⅲ：虫刺され様の紅斑.

診断のポイント

- **眼瞼炎，乾燥皮膚，環状紅斑，凍瘡様皮疹，慢性再発性紫斑，薬疹，悪性リンパ腫**など比較的特徴的な皮膚症状を呈することが近年明らかにされてきている.
- 全身症状に乏しい症例が多く，更年期障害，**不定愁訴**，うつ病，ドライアイなどの診断で対症療法のみで治療されている例も多い.

必要な検査

- 乾燥性角結膜炎の診断（**Schirmer テスト，ローズベンガルテスト**），耳下腺機能の評価，口唇小唾液腺生検など.
- **抗SSA，抗SSB抗体**などの臨床検査.
- 間質性腎炎，悪性リンパ腫，自己免疫性膵炎の検査も必要に応じて行う.

治療

- 人工唾液（サリベート®），点眼薬［精製ヒアルロン酸ナトリウム（ヒアレイン®ミニ点眼

疾患の概説

- 乾燥性角結膜炎，耳下腺炎など**全身の外分泌腺が系統的に障害**される.
- 経過中に多彩な皮膚症状がみられる.

Sjögren 症候群

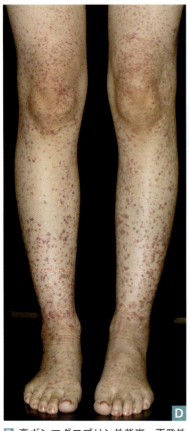

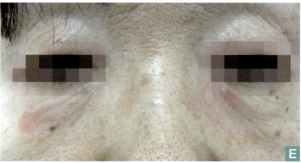

Sjögren 症候群と乾燥肌

E 眼瞼炎．乾燥性角結膜炎にともなう異物感などが誘因となり生じ，搔破により湿疹化する．

F 赤い平らな舌．舌乳頭の萎縮，乾燥，皺襞形成，歯牙への口紅の付着などがみられる．

D 高ガンマグロブリン性紫斑．再発性で点状の紫斑が左右対称性にみられる．茶褐色の基礎沈着を伴う．

薬），レバミピド（ムコスタ®点眼液）］など．
- 乾皮症には保湿薬，凍瘡様紅斑にはトコフェロール / ビタミン A（ユベラ®軟膏）の外用などを行う．
- 環状紅斑に対し，タクロリムス水和物（プロトピック®軟膏）の有効例がみられる．
- 口腔乾燥症状には，ムスカリン M3 レセプター選択的刺激薬［セビメリン塩酸塩水和物（エボザック®）］が有効である．
- 血管炎や難治性の環状紅斑には中等量までのプレドニゾロン（プレドニン®），シクロホスファミド水和物（エンドキサン®）などの内服を行う．

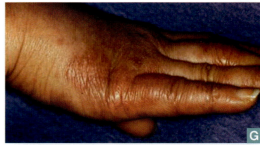

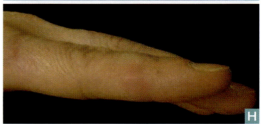

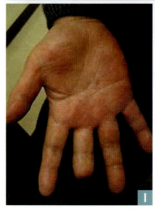

G〜I 凍瘡様紅斑．浮腫性，滲出性の紅斑である．成人期までみられ，夏季にみられる．手，足以外にも紅斑が出ることが診断の根拠となる．

各論 12 膠原病の皮膚症状

Behçet 病
Behçet disease

頻度 ★★★★★　緊急度 ★★★☆☆

金蔵 拓郎
Takuro Kanekura

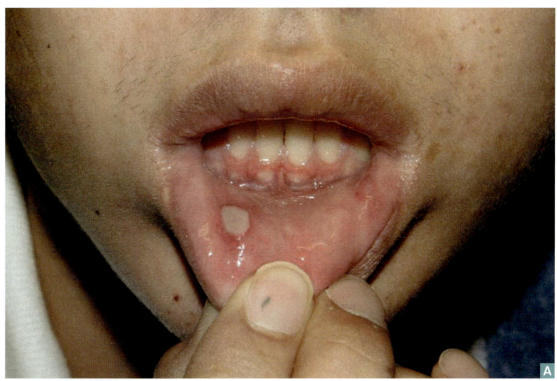
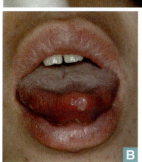

A 下口唇のアフタ性潰瘍．強い痛みを伴う．
B 舌先のアフタ性潰瘍．

疾患の概説
- 口腔粘膜の再発性アフタ性潰瘍，皮膚症状，眼症状，外陰部潰瘍を主症状とする．
- 皮膚症状は結節性紅斑，皮下の血栓性静脈炎，毛嚢炎様皮疹，痤瘡様皮疹である．
- 眼症状は虹彩毛様体炎，網膜ぶどう膜炎などである．
- 副症状として関節炎，精巣上体炎，回盲部潰瘍に代表される消化器病変，血管病変，中枢神経病変がみられる．
- 腸管，血管，神経に重篤な症状を呈する特殊病型がある．
- 発症に HLA-B51 が強く相関している．

診断のポイント
- 経過中に 4 主症状が出現したものを完全型 Behçet 病と診断する．
- 3 主症状，あるいは 2 主症状と 2 副症状が出現したもの，定型的眼症状とそのほかの 1 主症状，あるいは 2 副症状が出現したものを不全型 Behçet 病と診断する．

必要な検査
- 皮膚の針反応は診断的価値が高い．

Behçet 病

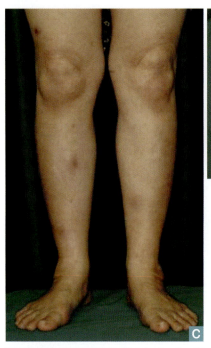
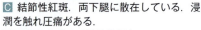

C 結節性紅斑．両下腿に散在している．浸潤を触れ圧痛がある．
D 下腿に多発する結節性紅斑．

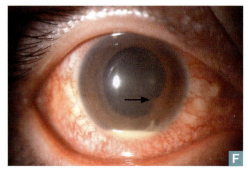

F 虹彩毛様体炎．眼球結膜の炎症，前房蓄膿，虹彩癒着(矢印)を認める．

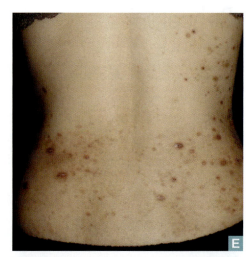

E 痤瘡様皮疹．背部から側腹部にかけて痤瘡様あるいは毛囊炎様皮疹が散在している．

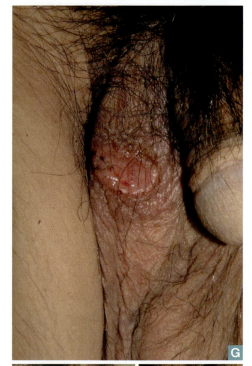
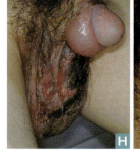
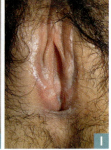

G 外陰部潰瘍．陰囊に疼痛を伴う深い潰瘍がみられる．
H 重症の外陰部潰瘍．
I 女性の外陰部性潰瘍．右大陰唇に潰瘍を認める．

- 赤沈，CRP，末梢血白血球数など炎症反応と HLA-B51 の検査．

治療

- 非ステロイド系消炎鎮痛薬，コルヒチン，免疫抑制薬の内服．
- 消化管，血管，中枢神経病変にはステロイドを使用する．
- 眼症状には抗 TNFα 抗体製剤が有効である．

各論 12 膠原病の皮膚症状

関節リウマチ
Rheumatoid arthritis

頻度 ★★☆☆☆　緊急度 ★★☆☆☆

山本 俊幸
Toshiyuki Yamamoto

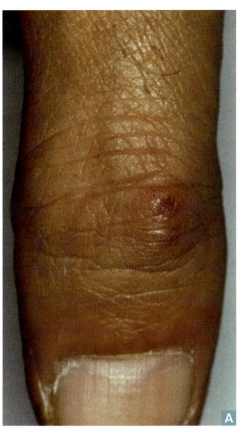

A 手指のリウマトイド丘疹.

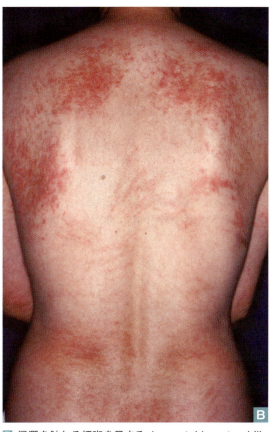

B 浸潤を触れる紅斑を呈する rheumatoid neutrophilic dermatitis.

疾患の概説
- 関節リウマチ患者は多彩な皮膚症状を呈するが，特異疹，非特異疹に分けられる．
- 特異疹は，リウマチ結節，リウマトイド丘疹，rheumatoid neutrophilic dermatitis，リウマトイド血管炎など．
- 特異疹のほか，活性化した好中球による好中球性皮膚症，循環障害による皮膚症状，免疫異常による皮膚症状，薬剤による皮膚症状などが多い．
- 近年は治療薬，特に抗リウマチ薬（DMARDs）や生物学的製剤による皮膚症状の報告も多い．

診断のポイント
- 皮膚症状から診断されるほかの膠原病とは異なり，皮疹から関節リウマチと診断されることは少ない．

必要な検査
- 病理検査．

治療
- それぞれの皮膚症状による．足趾の変形による鶏眼や胼胝，真菌感染も多く，フットケアを要することも多い．

関節リウマチ

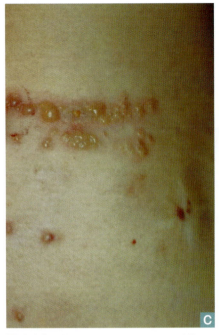

C 水疱を呈する rheumatoid neutrophilic dermatitis.

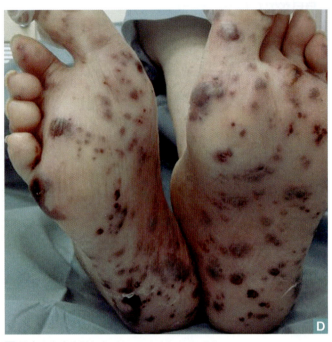

D 足底の血疱を呈した rheumatoid vasculitis.

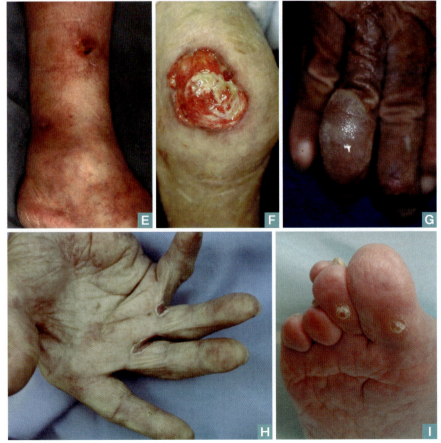

E 循環障害による下腿潰瘍.
F 膝の壊疽性膿皮症.
G 関節リウマチ患者にみられた水疱性類天疱瘡.
H 手指の変形による指間カンジダ症.
I 足底の胼胝.

尋常性天疱瘡，落葉状天疱瘡，水疱性類天疱瘡

Pemphigus vulgaris, Pemphigus foliaceus, Bullous pemphigoid

青山 裕美
Yumi Aoyama

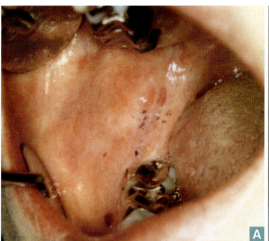
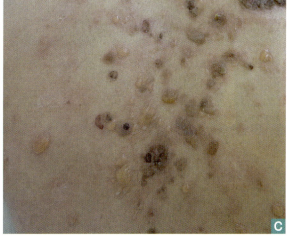
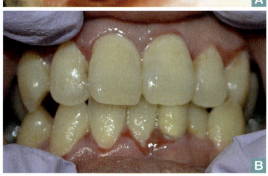

尋常性天疱瘡
A 粘膜病変．しばしば摂食障害を伴う．
B 粘膜病変．歯肉のびらん．
C 皮膚型．全身に破れやすい水疱を生じる．

疾患の概説

- 全身の皮膚や粘膜に水疱びらんを生じる．
- 病初期には水疱病変は数か所であるが，進行例では全身に拡大する．
- 天疱瘡は表皮細胞間接着構造デスモソーム，水疱性類天疱瘡は表皮基底膜接着構造ヘミデスモソームに対する自己抗体により発症する自己免疫性水疱症である．
- 本症は指定難病である．

診断のポイント

- 尋常性天疱瘡粘膜型：口腔粘膜，食道，陰部にびらんを生じる．表皮内水疱を生じ，血液中に抗デスモグレイン3抗体が検出される．
- 尋常性天疱瘡粘膜皮膚型：上記の症状に加え，皮膚に弛緩性水疱を生じる．血液中に抗デスモグレイン1，3抗体が検出される．
- 落葉状天疱瘡：粘膜には病変がなく，上半身に鱗屑を伴う浅いびらんを生じる．血液中に抗デスモグレイン1抗体が検出される．
- 水疱性類天疱瘡：全身に強い瘙痒を伴う紅斑や緊満性水疱を生じる．粘膜症状を伴う場合もある．血液中に抗BP180抗体が検出される．

必要な検査

- 病理検査/蛍光抗体法，抗デスモグレイン1抗体，抗デスモグレイン3抗体，抗BP180抗体．

治療

- 確定診断後，重症度に応じて内服ステロイド薬の投与を行う．
- ステロイド治療に反応しない重症例は，補助療法としてステロイドパルス療法，血漿交換療法，大量γグロブリン療法などを使用する．
- 水疱性類天疱瘡の軽症例では，低用量のステロイド薬が有効な場合もある．

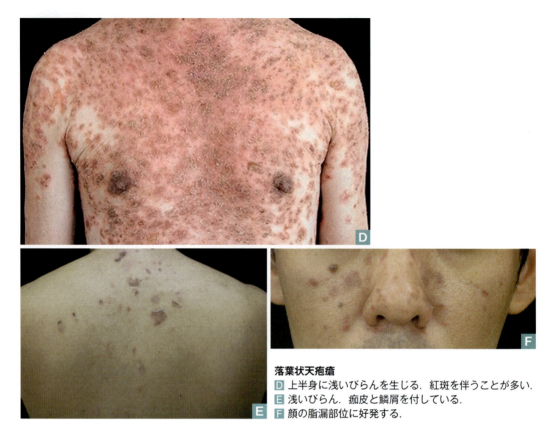

落葉状天疱瘡
D 上半身に浅いびらんを生じる．紅斑を伴うことが多い．
E 浅いびらん．痂皮と鱗屑を付している．
F 顔の脂漏部位に好発する．

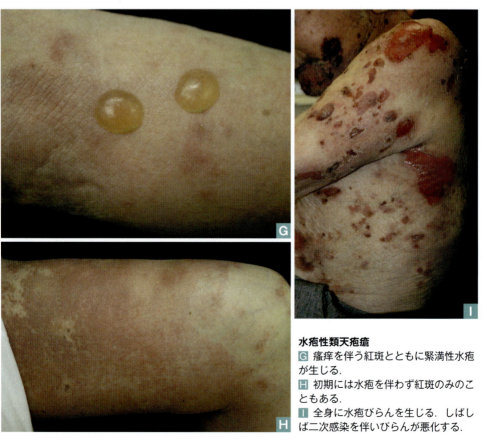

水疱性類天疱瘡
G 瘙痒を伴う紅斑とともに緊満性水疱が生じる．
H 初期には水疱を伴わず紅斑のみのこともある．
I 全身に水疱びらんを生じる．しばしば二次感染を伴いびらんが悪化する．

掌蹠膿疱症

Palmoplantar pustulosis

村上 正基
Masamoto Murakami

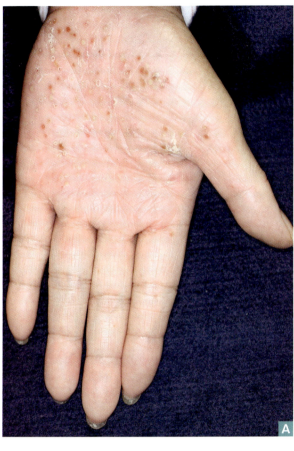
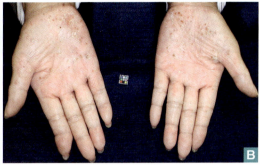
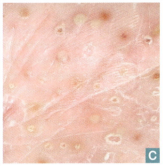

A 母指球・小指球を中心に手掌に多数の膿疱，陳旧化した膿疱，痂皮，鱗屑の混在をみることが本症の特徴である．
B 両側対称性に皮疹が分布することが多いが，もちろん片側性にみられるケースもある．
C 拡大像では水疱，水疱内膿疱，膿疱の混在を認め，一部の膿疱は紅暈を伴う．

疾患の概説
- 手掌足底に生じる無菌性膿疱を主徴とする．
- 病巣感染（う歯，根尖膿瘍，扁桃腺炎，副鼻腔炎），喫煙，金属アレルギーなどが，誘因・増悪因子とみなされているが，本疾患の発症機序についてはいまだ不明．
- 掌蹠膿疱症性関節症（pustulotic arthro-ostitis；PAO）：体軸部（胸鎖肋骨関節，椎骨，仙腸関節）に関節症・関節炎を伴うことがある．

診断のポイント
- 手掌・足底に直径 1 mm 程度の極小水疱が多発し次第に膿疱化する（膿疱は紅暈を伴うこともある）．
- 経過が長くなると厚い鱗屑の付着をみることや，厚い表皮の剝離をみることがある．
- 喫煙歴 20 年以上の中・高年女性に好発．

必要な検査
- 鏡検にて真菌が認められないことを確認．
- ダーモスコープや拡大鏡で水疱と膿疱の混在を確認．

治療
- 難治で再燃と寛解を繰り返すことが多い．根気よく加療を継続することが必要．
- 生活指導：禁煙指導，病巣感染の処置（う歯，扁桃腺炎）．
- 外用療法
  ①ベタメタゾン酪酸エステルプロピオン酸エステル（アンテベート®軟膏 30 g），1 日

掌蹠膿疱症

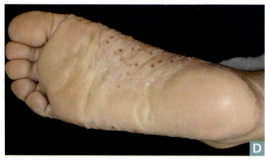
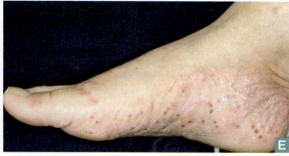

D 土踏まずを中心に皮疹をみることが多い
E 外側縁・内側縁にも皮疹が広がり，紅斑の有無により病変部と健常部の境界が明らかとなっていることも多い．

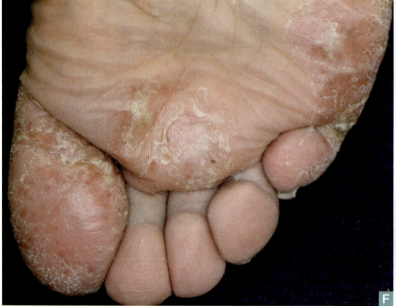
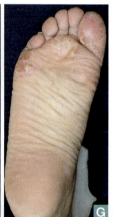
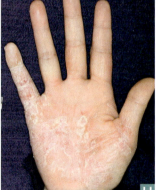

F, G 土踏まずに皮疹が生じず，指趾尖端部を中心に紅斑鱗屑膿疱をみる場合，他疾患との鑑別(例：稽留性肢端皮膚炎)に苦慮することがある．
H 手掌で鱗屑が目立つ場合，慢性湿疹(手湿疹)と間違えられることもある．

2～3回外用．
②マキサカルシトール(オキサロール®軟膏 30 g)1日2～3回外用．
③combination therapy．①＋②それぞれ朝夕各1回外用など．
- 紫外線療法(PUVA, nb-UVB)．
- 扁桃摘出術．

各論 14 腫瘍

粉瘤，皮様嚢腫
Atheroma, Dermoid cyst

|頻度| ★★★★★ |緊急度| ★☆☆☆☆

野老 翔雲
Shown Tokoro

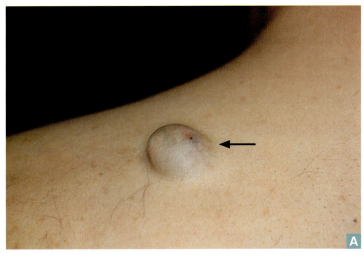

A 左肩部の粉瘤．半球状に隆起する皮膚腫瘍．面皰を有する．弾性軟．常色からやや青みがかっている場合もある．

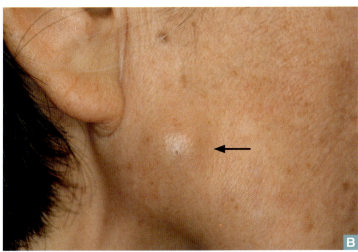

B 粉瘤．ドーム状に隆起し，中央に面皰を有する．可動性は良好．

1 粉瘤

疾患の概説
- 最も遭遇する頻度が高い皮膚の良性腫瘍．
- 類上皮嚢腫，外毛根鞘性嚢腫，脂腺嚢腫の3つの嚢腫を包括した臨床的診断名．
- 顔面や頸部，体幹部に生じることが多い．
- 一般に大豆大から鶏卵大までの半球状に隆起する常色の皮内～皮下の腫瘍．
- 嚢腫上に黒点状の開口部を有することが多い．
- 圧排すると悪臭のある粥状物の排出を認める．
- 下床に対しての可動性は良好．
- 通常は無痛性だが細菌感染をきたすと発赤・腫脹して痛みが生じる（炎症性粉瘤）．

診断のポイント
- 面皰を有していれば粉瘤の診断はほぼ確実．

必要な検査
- エコー（内部低エコー，外側陰影，後方エコーの増強を認める）．
- 典型例でないものはCT，MRI．

治療
- 炎症のないものは嚢腫を外科的に摘出．
- くりぬき法も可能．
- 炎症性粉瘤では抗菌薬で炎症を抑えてから

粉瘤, 皮様嚢腫

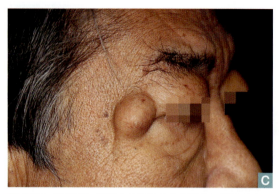
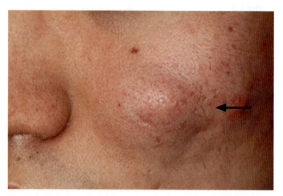

C 粉瘤. 半球状に隆起する常色の皮膚腫瘍. 面皰はないが, 病理組織は類上皮囊腫であった.

D 炎症性粉瘤. 感染をきたすと発赤・腫脹し, 熱感, 圧痛を伴う.

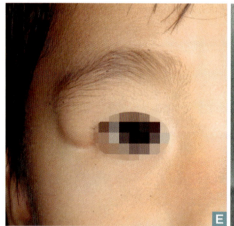
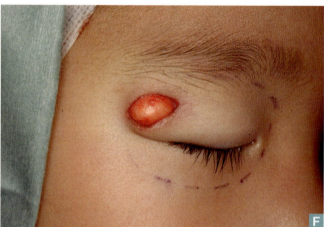

皮様嚢腫
E 右上眼瞼外側の半球状に隆起する常色の結節. 無痛性. 可動性良好.
F 手術所見.
G 摘出標本.

数か月後に摘出. 必要時切開, 排膿.
- 小さなものは経過観察も可能だが, 徐々に増大して炎症をきたす場合がある.

2 皮様嚢腫
疾患の概説
- 頭部, 主として眼の周囲, 時として頸部に生じる.
- 1～4 cm 大の半球状に隆起する腫瘤.
- 通常は出生時より存在.
- 皮膚の全構成組織からなる囊腫.
- 頭部の症例ではしばしば骨膜に癒着する.

診断のポイント
- 粉瘤との鑑別は困難であるが, 本疾患では面皰を有さない.

必要な検査
- 典型例でないものはCT, MRI.

治療
- 炎症のないものは囊腫を外科的に摘出.

各論 14 腫瘍

リンパ腫関連の疾患
Lymphoproliferative disorders

頻度 ★★★★★　緊急度 ★★★★☆

濱田 利久
Toshihisa Hamada

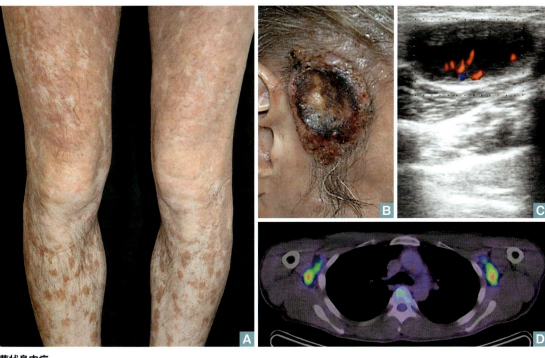

菌状息肉症
42歳男性．
A 25年前に体幹の紅斑で発症．皮膚炎として不定期に通院し外用加療されていたという．
B 1年前から頭部中心に腫瘤形成を認めるようになり受診．
C 右腋窩リンパ節の超音波像．腫大し中心エコーは消失，血流が豊富．
D FDG-PET．全身精査でリンパ節および肺浸潤が認められ臨床病期Ⅳ A2（T3, N3, B0, M1）と診断．

疾患の概説
- 皮膚リンパ腫の構成疾患を表に示す．
- 多数の疾患よりなり，大きくT/NK，B細胞由来に分けられる．
- 頻度が最も高いのは菌状息肉症．
- 菌状息肉症はCD4陽性の末梢性T細胞性リンパ腫で斑や局面として初発し，病初期の進行は年～10年単位と非常に緩徐．

診断のポイント
- 臨床経過が重要．菌状息肉症は結節や腫瘍で初発することはない．
- 腫瘍細胞の由来（主にT/NK, B細胞由来）．
- 皮膚外病変の有無．

必要な検査
- 皮膚生検および腫脹リンパ節の摘出生検による病理検査．免疫化学的手法による浸潤細胞の由来（T/NK，B，そのほか）を同定．
- 可溶性IL-2受容体，LDHと，成人T細胞白血病・リンパ腫を除外するために抗HTLV-1抗体を検査．
- T細胞またはB細胞受容体遺伝子再構成．
- 画像検査（CT，FDG-PET）．

治療
- 本項では菌状息肉症の治療について取り上げる．他疾患については診療ガイドラインを参照されたい．
- 菌状息肉症の治療法を以下に記す．
- ベタメタゾン酪酸エステルプロピオン酸エステル（アンテベート®軟膏）1日1～2回単純塗布．
- ナローバンドUVB.

表 皮膚リンパ腫の構成疾患

皮膚T細胞・NK細胞リンパ腫

菌状息肉症(mycosis fungoides：MF)
菌状息肉症のバリアントと亜型
 　毛包向性菌状息肉症(folliculotropic MF)
 　Paget様細網症(pagetoid reticulosis)
 　肉芽腫様弛緩皮膚(granulomatous slack skin)
Sézary症候群
成人T細胞白血病・リンパ腫(adult T-cell leukemia/lymphoma)
原発性皮膚CD30陽性リンパ増殖症(primary cutaneous CD30+ T-cell lymphoproliferative disorders)
 　・原発性皮膚未分化大細胞リンパ腫(primary cutaneous anaplastic large cell lymphoma)
 　・リンパ腫様丘疹症(lymphomatoid papulosis)
皮下脂肪織炎様T細胞リンパ腫(subcutaneous panniculitis-like T-cell lymphoma)
節外性NK/T細胞リンパ腫，鼻型(extranodal NK/T-cell lymphoma, nasal type)
種痘様水疱症様リンパ腫(hydroa vacciniforme-like lymphoma)
原発性皮膚γδT細胞リンパ腫(primary cutaneous γδ T-cell lymphoma)
原発性皮膚CD8陽性進行性表皮向性細胞傷害性T細胞リンパ腫
 　(primary cutaneous CD8+ aggressive epidermotropic cytotoxic T-cell lymphoma)*
原発性皮膚CD4陽性小・中細胞型T細胞リンパ腫
 　(primary cutaneous CD4+ small/medium T-cell lymphoma)*
末梢性T細胞リンパ腫，非特異(peripheral T-cell lymphoma, NOS)

皮膚B細胞リンパ腫

粘膜関連リンパ組織の節外性辺縁帯リンパ腫(MALTリンパ腫)
 　(extranodal marginal zone lymphoma of mucosa-associated lymphoid tissue)
原発性皮膚濾胞中心リンパ腫(primary cutaneous follicle center lymphoma)
原発性皮膚びまん性大細胞型B細胞リンパ腫，下肢型#
 　(primary cutaneous diffuse large B-cell lymphoma, leg type)
血管内大細胞型B細胞リンパ腫(intravascular large B-cell lymphoma)

血液前駆細胞腫瘍

芽球性形質細胞様樹状細胞腫瘍(blastic plasmacytoid dendritic cell neoplasm)

*：暫定的疾患単位，#：新WHO分類ではびまん性大細胞型B細胞リンパ腫，非特異に含まれる．

(WHO-EORTC分類2005年をもとに新WHO分類2008年の病名を採用)

(菅谷　誠，河井一浩，大塚幹夫他：皮膚リンパ腫診療ガイドライン2011年改訂版．日皮会誌2012；122：1513-1531より引用)

- エトレチナート(チガソン®カプセル) 10～50 mg, 分1～3 (上記ナローバンドUVBに併用. 保険適用外).
- 電子線照射　1回2 Gy　計30～40 Gy.
- インターフェロンガンマ-1a(イムノマックス®-γ注) 100～400万単位　点滴　週1～5回.
- 化学療法：以下のいずれかを用いる.
  ①ボリノスタット(ゾリンザ®カプセル) 400 mg　分1.
  ②エトポシド(ラステット®Sカプセル) 25～50 mg　分1 (週に2～3日).
  ③CHOP療法.

Kaposi 肉腫
Kaposi sarcoma

増澤 真実子
Mamiko Masuzawa

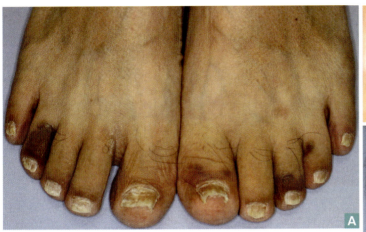
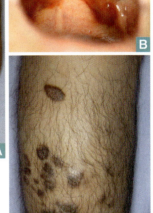

A 足指の褐色斑状病変．
B 口蓋粘膜の出血性病変．
C 下腿の褐色結節性病変．

表 ■ Kaposi 肉腫の臨床病型と特徴

病型	特徴
古典型	ユダヤ人や地中海沿岸の人種に好発．緩徐に進行する．
アフリカ型	赤道直下のアフリカ内陸部の風土病．
免疫抑制型	臓器移植後または免疫抑制薬使用中の免疫不全患者に発症する．
AIDS 関連型	HIV 感染患者の 15％に発症する．男性同性愛者に有意に多い．

疾患の概説

- ヒトヘルペスウイルス 8 型（HHV-8）感染により発症する脈管内皮細胞由来の間葉系悪性腫瘍で，皮膚病変が初期症状．
- 古典型，アフリカ型，臓器移植後などに生じる免疫抑制型，AIDS 関連型の 4 つの病型に分類．

診断のポイント

- Kaposi 肉腫の初期症状である皮膚病変は，四肢末梢に多発する赤褐色調の斑状病変で，次第に腫瘍性に隆起してくる．
- 口腔粘膜に出血斑がみられるのも特徴．

必要な検査

- 病変部からの皮膚生検が必須．真皮に異型な紡錘形腫瘍細胞の渦巻き状の増殖と周囲の赤血球の血管外漏出，ヘモジデリン沈着がみられる．
- また，病変組織から HHV-8 遺伝子検出により診断は確実となる．
- わが国では AIDS 関連型が多いため，HIV 抗体が未検である場合には確認する．

治療

- AIDS 関連型では，多剤併用 HIV 療法（highly active antiretroviral therapy；HAART）が優先され，これにより Kaposi 肉腫の重症化を抑制できる．
- 広範囲皮膚浸潤例，臓器浸潤例や病状進行の早い症例ではドキソルビシン塩酸塩などの全身化学療法を実施する．
- 皮膚病変に対する放射線治療やビンブラスチン硫酸塩の局注などの局所治療は，病変の縮小，痛みや浮腫などの症状緩和に用いられるが，新規病変の抑制効果はない．

各論 14 腫瘍

白板症
Leukoplakia

頻度 ★☆☆☆☆　緊急度 ★★☆☆☆

髙河 慎介
Shinsuke Takagawa

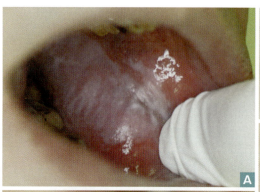
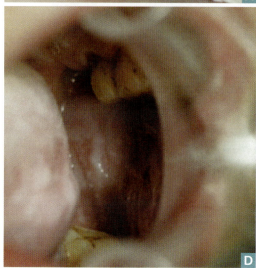
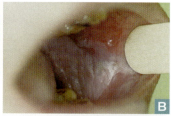
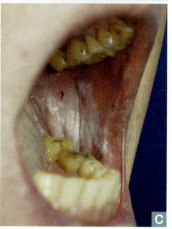

2年前に舌の白板症にて舌部分切除とレーザー焼灼を施行．その後口腔粘膜にも白斑を認め，病理生検にて白板症と診断された．その後2回の生検でも悪性所見は認めず白板症として経過観察されていたが，4年後の生検で有棘細胞がんと診断され，切除．そのさらに3年後には口蓋弓にも有棘細胞がんを発症した．
A 皮膚科初診時．
B 初診から4か月後．
C 初診から3年後．
D 初診から4年後．生検にて有棘細胞がんと診断．

■疾患の概説
- 病理所見にかかわらず，「こすっても取れない粘膜上の白斑または白色局面」と定義されるが，長年の経過で上皮内がんへと進展することもある．このため異形成を認める場合を狭義の白板症（がん前駆症），異形成のない場合を白色角化症とする意見もある．
- 原因として，義歯や歯並びの悪い歯による刺激，不適合補綴物，頬粘膜の噛み癖，喫煙（タバコ，パイプ）やアルコールによる刺激などが考えられている．

■診断のポイント
- **40歳代以降の喫煙男性**に多く，**舌（側縁部），歯肉（下顎），頬粘膜**に好発．
- 境界明瞭な均質の白色局面で通常単発だが，大きさはさまざまで疣状・乳頭状に肥厚，隆起することもある．

■必要な検査
- 真菌鏡検によりカンジダ症を鑑別．
- **喫煙，義歯による刺激**など，**原因となる刺激を除去**し，3か月経過観察しても自然消退傾向がないときは，病理生検にて**粘膜上皮細胞の異形成・悪性化の確認**や**扁平苔癬との鑑別**を行う．

■治療
- 病変の除去には一般的に切除，レーザー焼灼などが用いられる．
- **10年以内に数%が悪性化**するとされ，長期観察が重要．

各論 14 腫瘍

グロームス腫瘍
Glomus tumor

頻度 ★☆☆☆☆　緊急度 ★☆☆☆☆

西澤 綾
Aya Nishizawa

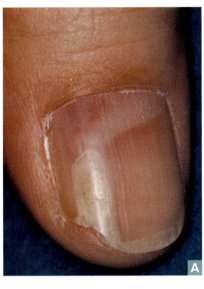
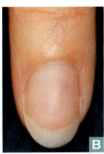
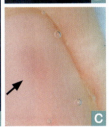

A 暗紅色の円形の斑が透見され，そこから爪先端にかけて線状の爪甲の亀裂，爪甲剥離を認める．
B, C 肉眼的には明らかでないが，圧痛点のダーモスコピーでは紅色の円形の斑が確認できる．

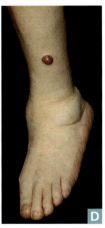
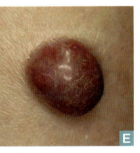
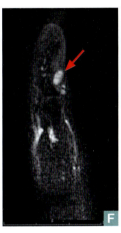
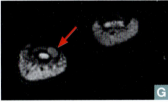

爪部以外の四肢に生じた症例
D 下腿に有痛性の暗紅色結節を認める．
E 拡大像．表面平滑な結節病変．

F, G MRI．T2強調画像にて末節骨上に高信号の領域を認める．

疾患の概説
- 皮膚の末梢循環を調節する終末器官であるグロームス体に由来する良性の腫瘍．
- 主として手指の末梢部，特に爪床部に好発，後爪郭部にできる場合もある．
- 圧痛，自発痛，寒冷時痛がある．

診断のポイント
- 爪床部の発生では，爪から青みを帯びた色調変化が透見され，爪の変形をきたす．
- 局所をピンポイントに圧迫すると激痛を訴えるLovin's pin testや，冷水中に手指をいれると痛みが誘発されるcold sensitivity testなどが有用とされている．

必要な検査
- 画像検査ではMRIが有用で，T1強調画像では低〜中等度，T2強調画像で高信号の病変として描出される．
- エコーでは低エコー域として描出され，カラードプラでは腫瘍辺縁に動脈性血管増生像を認める．

治療
- 摘出手術．
  ①爪床部：爪甲は部分的に切除または挙上で展開，爪床に縦切開を加え，腫瘍を摘出．
  ②近位爪郭より近位：近位爪郭より皮弁として挙上し爪母，爪床を縦切し腫瘍を摘出．

基底細胞がん
Basal cell carcinoma

山本 俊幸
Toshiyuki Yamamoto

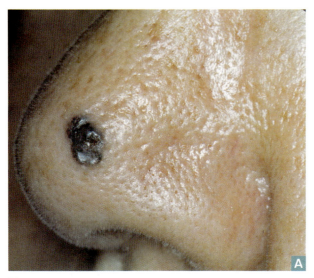

A 鼻翼の黒色結節.

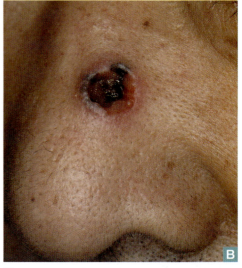

B 鼻背の結節潰瘍型.

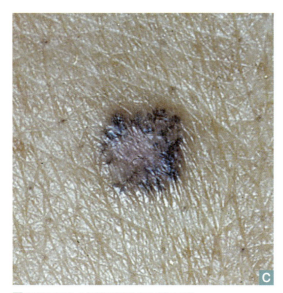

C 辺縁に黒色小結節が配列する(表在型).

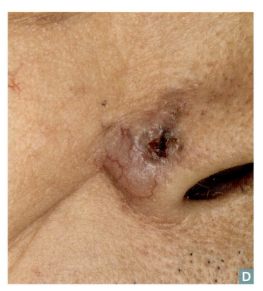

D 表面に毛細血管拡張が目立つ紅色結節.

疾患の概説
- 日本人では黒色調を呈する結節が最も多い.
- 日常診療でよくみかける皮膚悪性腫瘍であるが,転移はきわめて稀.
- 誘因は紫外線との関連が最も高いと考えられているが,ほかにも過去の放射線治療後に多発する例,熱傷瘢痕や脂腺母斑を発生母地とする例,色素性乾皮症患者にみられる例などもある.

診断のポイント
- 高齢者の顔面にみられることが最も多い.
- 色調は黒色調を呈することが多いが,稀に紅色びらん面だけのこともある.
- 臨床像は,結節型,結節潰瘍型,局面型,表在型,びらん型などを呈し,稀に侵襲型(aggressive type)もある.

基底細胞がん

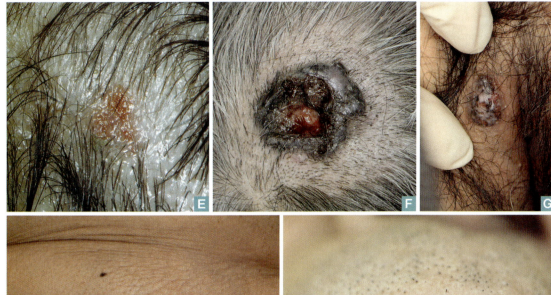
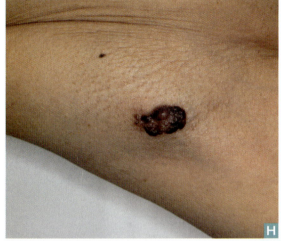
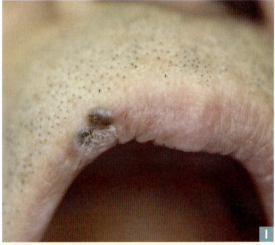
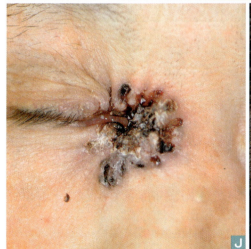
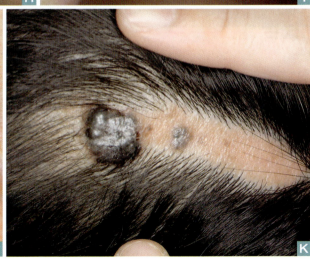

E 頭部の紅色びらん．生検で基底細胞がんと確定した．
F 頭部の黒色結節と潰瘍．
G 外陰部の境界明瞭な黒色結節．
H 腋窩の境界明瞭な黒色結節．
I 上口唇の黒色結節．
J 右眼を巻き込んだ侵襲型（aggressive type）．
K 頭部の脂腺母斑上に出現した基底細胞がん．

- 稀な部位として，頭部，腋窩，外陰部，肛囲，指趾などが挙げられる．

必要な検査
- ダーモスコピーでいくつかの特徴的な所見がみられる．病理検査で診断確定する．

治療
- 手術．

各論 14 腫瘍

脂漏性角化症
Seborrheic keratosis

頻度 ★★★★★　緊急度 ★★★★★　高齢者に好発

福山 國太郎
Kunitaro Fukuyama

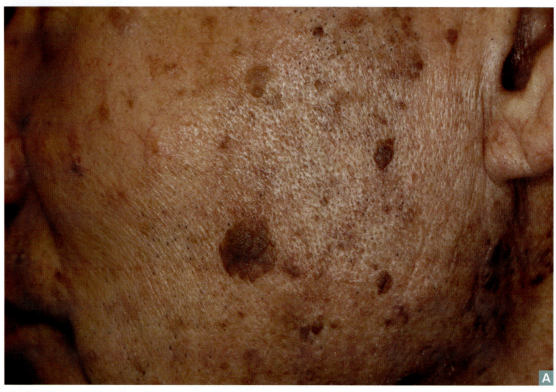

A 顆粒が集まったような乳頭腫状に隆起する褐色小結節．

疾患の概説
- 一種の加齢変化．通常**中年以降**に現れ，徐々に増数する．
- 生毛部に生じ，**頭部**，**顔面**，**体幹**に好発．手掌，足底には現れない．
- 境界明瞭，表面は**乳頭腫状となる褐色調の結節**．大きさは直径数mm～数cmまでさまざまである．通常無症状であるが，時に瘙痒を伴う．
- 突然出現し，急速に増数拡大する場合，Leser-Trélat徴候といい，消化器がんをはじめ内臓悪性腫瘍が潜在している可能性がある．その場合には皮膚瘙痒症を伴う場合が多い（→S 70頁）．
- "老人性疣贅" "老人性いぼ" とも呼ばれる．

診断のポイント
- 生毛部に生じる褐色の疣贅状結節．
- 色調は淡褐色～黒色まで幅があるが，一病変の中ではほぼ均一．
- 角化が目立たないものは，母斑細胞母斑（→S 177頁）や悪性黒色腫（→S 263頁）との鑑別が必要．
- 老人性色素斑が前駆病変となることがある．

必要な検査
- 非典型例は生検が望ましい．

治療
- 加齢性変化であり，無治療でもよい．
- 液体窒素を用いた凍結療法が一般的．
- 炭酸ガスレーザーも有効．
- 非典型例，治療抵抗性のものは切除し，病理検査を行う．

脂漏性角化症

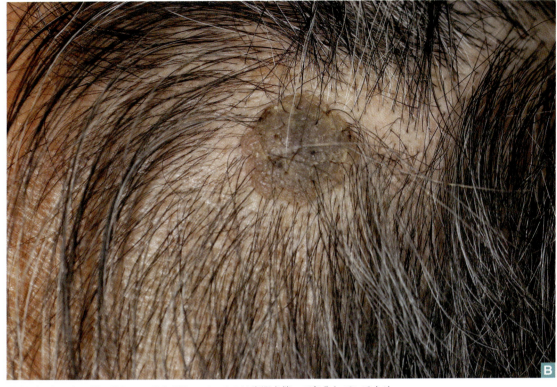

B 被髪頭部にも同様に生じる．黄色がかっているのは脂漏を伴って角化しているため．

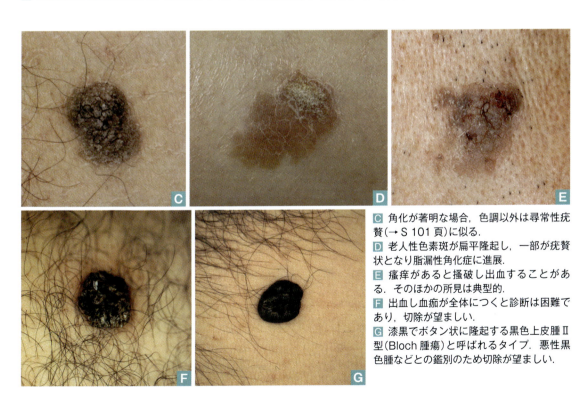

C 角化が著明な場合，色調以外は尋常性疣贅（→ S 101 頁）に似る．
D 老人性色素斑が扁平隆起し，一部が疣贅状となり脂漏性角化症に進展．
E 瘙痒があると搔破し出血することがある．そのほかの所見は典型的．
F 出血し血痂が全体につくと診断は困難であり，切除が望ましい．
G 漆黒でボタン状に隆起する黒色上皮腫Ⅱ型（Bloch 腫瘍）と呼ばれるタイプ．悪性黒色腫などとの鑑別のため切除が望ましい．

日光角化症
Solar keratosis

西澤 綾
Aya Nishizawa

頻度 ★★★★　緊急度 ★★★★　高齢者に好発

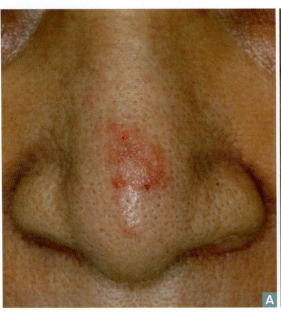
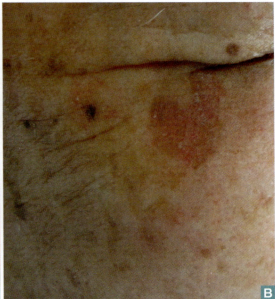

A, B 臨床像（初期病変）．鱗屑，痂皮が付着する紅斑局面．

■疾患の概説
- 日光紫外線に慢性的に曝露されることにより発生する表皮内がん（squamous cell carcinoma in situ）．
- 発症年齢は 40 歳代で始まり，70 歳以上の患者が圧倒的多数を占める．
- 予後は良好であるが，一部は有棘細胞がんへ進展し，その頻度は 8％程度とされている．
- 顔面や禿頭部は，臨床症状がある部位以外にも潜在的な病変が存在（フィールド癌化）し，再発，多発する病変が生じやすい．

■診断のポイント
- 高齢者の顔面や禿頭部，手背などの露出部に紅斑や角化結節などを呈する．
- 初発病変は境界不明瞭な鱗屑・痂疲が付着する紅斑状病変．
- 進行すると結節病変となり，疣状型，皮角型，隆起局面や結節を形成する肥大型がある．

■必要な検査
- ダーモスコピー：red pseudonetwork, strawberry pattern を認める．
- 生検：腫大した異形基底細胞の増殖，真皮の日光弾力線維症（solar elastosis）を認める．
- 光力学的診断（photodynamic diagnosis；PDD）：5-アミノレブリン酸（5-ALA）を塗布すると光線照射で病変部は発光する．

■治療
- 凍結療法：液体窒素を用いて凍結し変性，壊死させる．
- 外科的切除：病変部より 1〜2 mm 離して皮下脂肪織浅層で摘出する．
- フルオロウラシル軟膏：代謝拮抗薬系の抗がん薬で保険適用がある．
- イミキモドクリーム：病変部とその周囲に塗布．1 日おき週 3 回，4 週間繰り返す．
- 光線力学療法（photodynamic therapy；PDT）：5-ALA 塗布し光線照射することにより腫瘍を選択的に死滅させる．

日光角化症

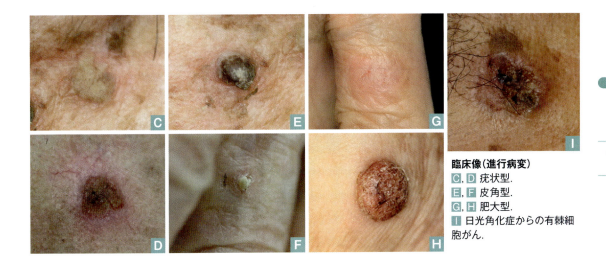

臨床像（進行病変）
C, D 疣状型.
E, F 皮角型.
G, H 肥大型.
I 日光角化症からの有棘細胞がん.

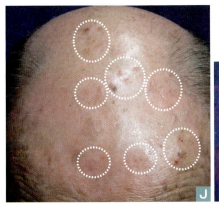
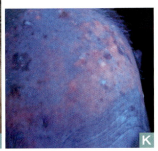
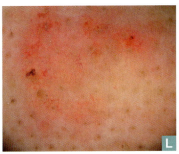

J, K 光力学的診断（photodynamic diagnosis；PDD）．5-アミノレブリン酸を病変部に塗布すると腫瘍細胞に選択的に取り込まれる．光線を照射すると臨床的に明らかな病変の周囲に早期病変や潜在的な病変が存在することがわかる（フィールドがん化）．

L ダーモスコピー所見．境界が不明瞭な淡紅白色の背景に白色に縁どられた開大した毛孔を多数認める（red pseudo-network, strawbwrry pattern）．

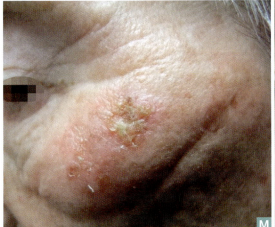
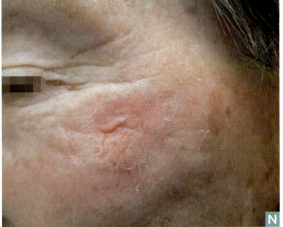

イミキモドでの治療例
M 治療前．境界不明瞭な鱗屑および痂皮が付着する紅斑状病変．
N 治療開始2か月後．紅斑を残し臨床的に治癒．

Bowen 病

Bowen disease

高齢者に好発

野嶋 浩平
Kohei Nojima

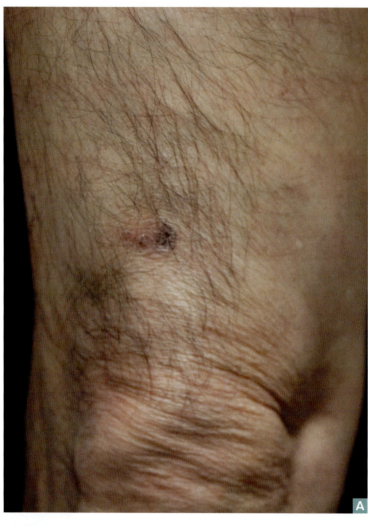
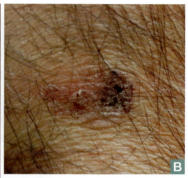

A 右大腿に表面に鱗屑を伴う境界明瞭な紅色から褐色の局面を認める．
B 境界は比較的明瞭で表面に鱗屑を付す．

疾患の概説
- 円形または類円形の表面に薄い鱗屑をつける紅斑で，上皮内がん(squamous cell carcinoma in situ)である．
- 境界は明瞭なことが多い．
- 表皮基底膜を越えてBowenがん(有棘細胞がん)に進展することもある．
- 多発する場合は砒素摂取の可能性を疑う．

診断のポイント
- 臨床像は，慢性の湿疹性変化や尋常性乾癬に似ていることが多い．
- ステロイド外用などで改善がない場合は，Bowen病を疑う．

必要な検査
- 皮膚生検により，慢性湿疹や尋常性乾癬などの炎症性疾患，脂漏性角化症などのほかの腫瘍性疾患と鑑別される．

治療
- 第一選択は外科的切除．手術が困難な場合は，イミキモド外用，液体窒素による凍結療法，炭酸ガスレーザーなどが選択されることがある．
- 多発性Bowen病にはエトレチナート内服が有効なことがある．

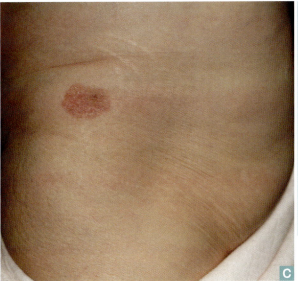
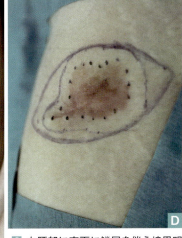

C 左腰部に表面に鱗屑を伴う境界明瞭な紅色局面を認める.
D 腫瘍から 5 mm 離して切除.

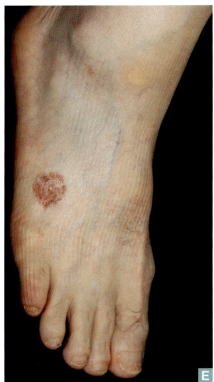
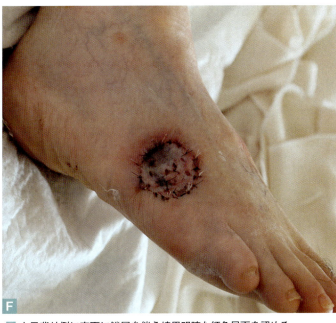

E 右足背外側に表面に鱗屑を伴う境界明瞭な紅色局面を認める.
F 腫瘍から 5 mm 離して切除. 全層植皮. 術後 1 週間.

各論 14 腫瘍

ケラトアカントーマ
Keratoacanthoma

頻度 ★★★★★　緊急度 ★★★★★　高齢者に好発

種村 篤
Atsushi Tanemura

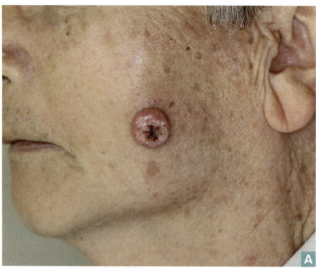
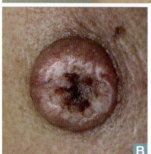

Ⓐ 壮年男性の頬部に生じたケラトアカントーマ．有棘細胞がんと比較し腫瘍の左右対称性は保たれ，境界明瞭な皮膚結節の中央に厚い疣贅状角化を伴うのが典型的な臨床像．
Ⓑ Ⓐの拡大像．

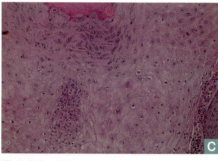

Ⓒ 表皮内に増殖する好酸性腫瘍細胞はすりガラス状を呈する．

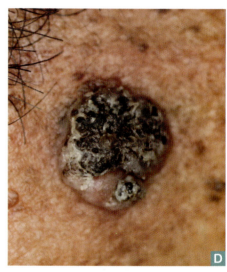

Ⓓ 黒色〜灰白色の角化物を付している．Ⓐと共通の臨床所見として，淡紅色で表面平滑・光沢のある腫瘍結節がみられている．

疾患の概説
- 有棘細胞がんと同様日光曝露部に好発し，本症の起源は毛包由来であろうと推測されている．

診断のポイント
- 臨床像や病理検査にて診断する．
- 鑑別として尋常性疣贅（→ S 101 頁），毛包系付属器腫瘍，有棘細胞がん（→ S 261 頁）などが挙げられる．

必要な検査
- 有棘細胞がんと比較し腫瘍の左右対称性は保たれ，境界明瞭な皮膚結節の中央に厚い疣贅状角化を伴うのが典型的な臨床像．
- 組織学的に中央の角化物を包むカップ状構造を呈し，辺縁表皮と腫瘍の境界部では表皮が反転して腫瘍巣に移行する所見（epithelial lip）や，増殖する好酸性腫瘍細胞はすりガラス状（glassy appearance）を呈することなどが特徴．

治療
- 原則外科的切除であるが，生検により自然退縮する性格をもつため，経過観察する考え方もある．

各論 14 腫瘍

有棘細胞がん
Squamous cell carcinoma

頻度 ★★☆☆☆　緊急度 ★★★★☆　高齢者に好発

種村 篤
Atsushi Tanemura

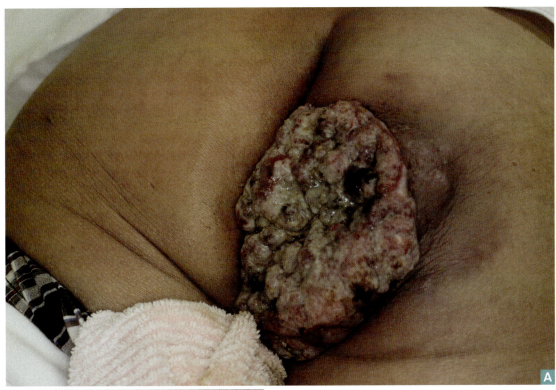

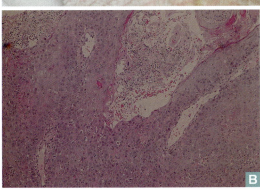

A 右臀部に生じた巨大有棘細胞がん．表皮角化細胞由来の腫瘍細胞が壊死，容易に創部感染を生じ，強い悪臭・多量の滲出液を伴い日常生活に支障をきたす．放置するとここまで増大する．
B 表皮と連続した異型細胞が角化を伴いながら（がん真珠を形成）増殖し，真皮〜皮下に浸潤している．本症例では右鼠径リンパ節転移を認め，腫瘍切除および右鼠径リンパ節郭清に加え，術後放射線治療を施行した．

疾患の概説
- ケラチンや二次感染に伴う悪臭を放ち，易出血性の腫瘤・局面を形成する．
- **基底細胞がんに次いで多い表皮細胞由来の皮膚悪性腫瘍である．**
- 日光角化症や火傷，先天性表皮水疱症，ヒトパピローマウイルス（HPV）感染などが前がん病変として挙げられる．

診断のポイント
- 臨床像や病理組織にて診断する．

必要な検査
- 転移巣の検索にCTなど全身画像検査を行う．
- 腫瘍の浸潤にはMRIが有用．

治療
- **原則外科的切除を行うが比較的高い放射線感受性がある．**一方，遠隔転移に対する標準的治療は確立していない．組織学的に低分化になるほど予後不良とする意見がある．

S 261

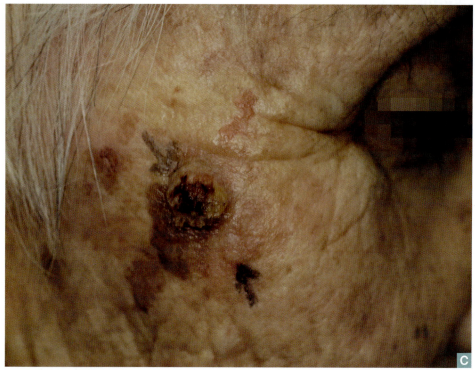

C 日光角化症(矢印下)に生じた有棘細胞がん．表面不整で血痂を付す角化性結節である(矢印上)．日光角化症は慢性的な紫外線曝露により高齢者の顔面・手背に好発する前がん病変であり，角化性紅斑が多発することが多い．

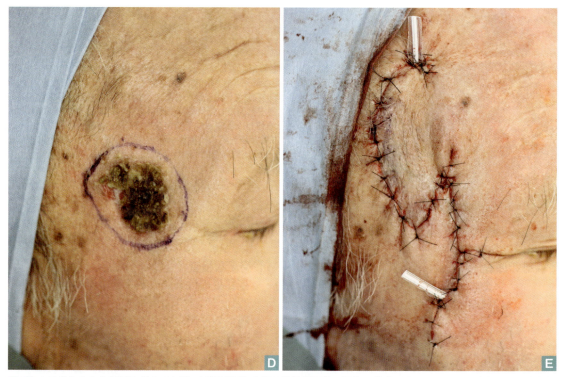

D, E 右こめかみの有棘細胞がんであり，深部浸潤なく顔面神経側頭枝の損傷に留意し上下からの局所皮弁にて皮膚欠損を再建し，整容的な満足が得られた．

各論 14 腫瘍

悪性黒色腫
Malignant melanoma

頻度 ★★☆☆☆　緊急度 ★★★★★　高齢者に好発

並木 剛
Takeshi Namiki

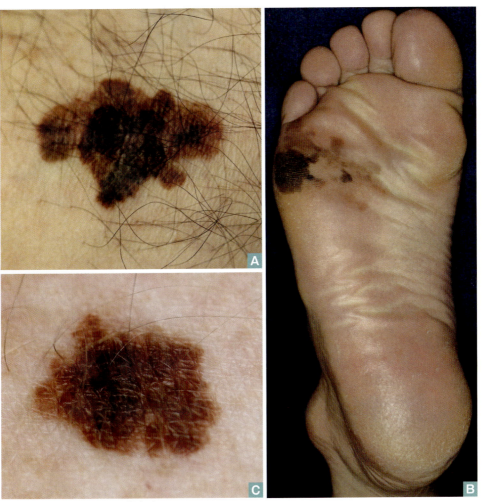

A 下腿の悪性黒色腫．表在拡大型．
B 足底の悪性黒色腫．末端黒子型．
C 左背部の悪性黒色腫．小型であり良性の母斑との鑑別に注意が必要だが，不均整・辺縁不整などの点が鑑別に役立つ．

疾患の概説

- メラノサイト（色素細胞）より生じる悪性腫瘍．稀ではあるが皮膚以外でも鼻腔口腔・消化管・外陰部などに生じることもある．
- 病型は，悪性黒子型・表在拡大型・結節型・末端黒子型の4型に分けられる．手掌足底に生じる末端黒子型は有色人種での頻度が高い．
- 近年では，免疫治療が臨床の場にも導入されてきており，遠隔転移を生じた症例においても根治をめざした治療が行われている．

診断のポイント

- 診断は，①均整かどうか，②辺縁は不整か，③濃淡差があるか，④大きさの4点を中心に評価する．
- 大きさが長径で7mmを超えるようであれば，専門医に診察を依頼する．
- 悪性を疑うのであれば所属リンパ節腫大の

悪性黒色腫

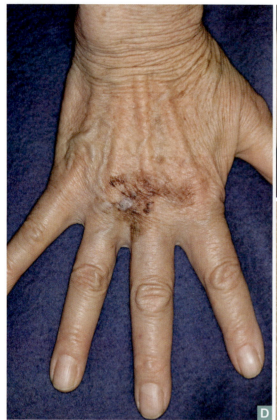
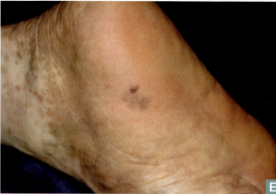
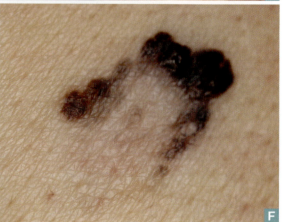
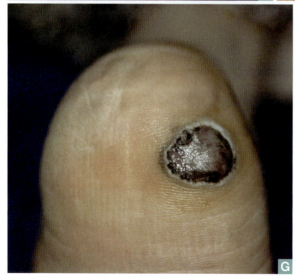

D 早期の悪性黒色腫．不均整，辺縁不整，濃淡差，大きさなどの点から良性の母斑と鑑別できる．
E 早期の悪性黒色腫．小型でありやや鑑別が難しいものの，不均整，辺縁不整，濃淡差などから悪性黒色腫を疑わせる．
F 自然消退をきたした悪性黒色腫．黒色斑の中央部から消退しており辺縁部のみ残す．
G 結節を伴った悪性黒色腫．

有無を確認．

必要な検査
- ダーモスコピーにて，良性・悪性を確認する．
- 悪性の可能性があれば，PET/CT などで遠隔転移の有無を確認．

治療
- 外科的治療が第一選択となる．部位によっては審美的な形成を必要とする場合がある．
- TNM 分類により病期を決定し，切除マージンの範囲，センチネルリンパ節生検や所属リンパ節郭清の必要性の有無，術後療法の必要性の有無などにつき検討する．
- 転移がある場合には，免疫チェックポイント阻害薬での治療を考慮する．

乳房外 Paget 病
Extramammary Paget's disease

並木 剛
Takeshi Namiki

頻度 ★★☆☆☆　緊急度 ★★★☆☆

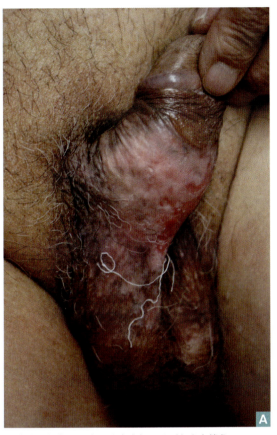

A 白斑と紅色局面を認め中央部にはびらんを伴う．

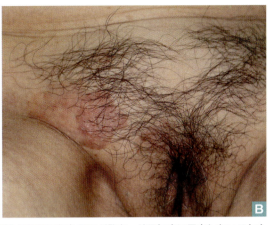

B 外陰部に紅色局面が散在．外用加療に反応しないことも特徴の1つ．

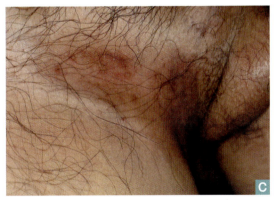

C 紅色局面・鱗屑を主体とする症例では鑑別に苦慮することもある．

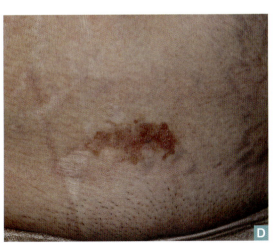

D 腹部の異所性乳房外 Paget 病．外陰部以外の部位に生じることもある．

疾患の概説
- 乳房に生じる Paget 病と似た症状を示すものの，主に外陰部に好発しまた予後も異なることなどから乳房外 Paget 病と呼ばれ，分けられている．
- 諸説あるものの，表皮内アポクリン腺がんとの説が有力．
- 早期では予後良好であるが，両鼠径リンパ節転移をきたすと予後がきわめて悪くなるのが特徴．

診断のポイント
- 白斑・紅色局面・鱗屑・びらんなどの症状を呈し，一部には結節を伴うこともある．
- 間擦疹などを含めた湿疹性病変・皮膚カン

乳房外 Paget 病

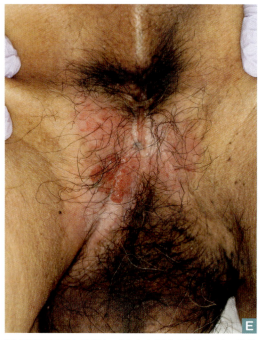

E 尿道や肛門と連続して病変を認める場合には，膀胱がんや直腸がんなどとの鑑別が必要．

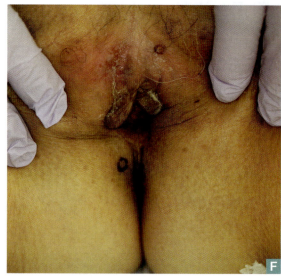

F 境界の不明瞭な部位についてはマッピング生検を施行する．

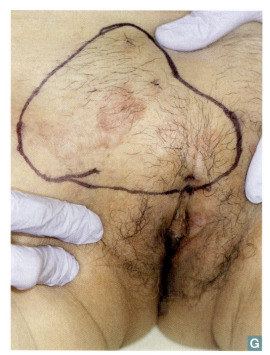

G 病変部より 1 cm 離して切除．マッピング生検を施行した部位には縫合糸を認める．

ジダ症などが鑑別疾患．外用加療にて反応の乏しい症例では生検を行い確定診断へ．
- 膀胱がん・直腸がんなどの下床の腺がんからの皮膚浸潤でも同様の症状を呈することがあり，注意を要する．

必要な検査
- 病理検査が確定診断のために必須．特徴的な Paget 細胞が見出されれば診断が容易．
- 腫瘍辺縁が不明瞭な場合にはマッピング生検を行う．
- PET/CT などにより遠隔転移の有無につき全身検索を行う．

治療
- 外科的治療が第一選択．切除後の皮膚欠損部に対しては分層植皮術などを用いて再建を行う．
- 片側に鼠径リンパ節転移のある症例では所属リンパ節郭清術を行う．
- 遠隔転移例には化学療法を施行するが効果は乏しい例が多い．

転移性皮膚がん
Metastatic skin cancer

上野 真紀子
Makiko Ueno

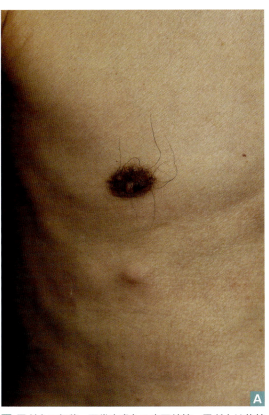

A 胃がんの転移．正常皮膚色の皮下結節．胃がんは体幹への転移が多い．

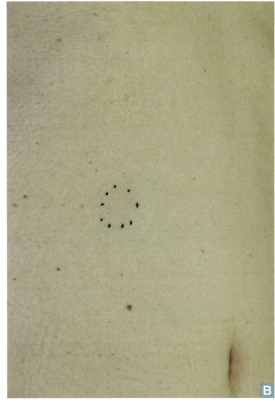

B 肺がんの皮膚転移．上腹部の皮下結節（点線でマーキング部位）．転移部位は体幹（特に胸部），頭部，顔面の順に多い．

疾患の概説
- 皮膚の別の部位のがん，または皮膚以外の臓器のがんが転移して，皮膚にがん病巣を形成したもの．
- 転移の経路としては，直接浸潤，リンパ行性，血行性転移などがある．
- 原発巣で最も多いのは肺と乳腺，続いて胃などである．
- 予後は不良で，各種統計の平均生存期間は4〜11か月である．

診断のポイント
- 発疹の形態には，①結節型（nodular），②炎症型（inflammatory），③硬化型（sclerodermoid）の3型がある．
- 結節型が最も多く（75％），突然生じて急速に拡大する．通常は母指頭大までの大きさの硬い結節を形成する．
- 炎症型では，紅斑，浮腫，浸潤，局所熱感が認められる．
- 硬化型は硬化局面や瘢痕様の形態をとる．
- 体幹に最も生じやすい（47〜76％）が，背部への転移は稀である（4〜14％）．
- 胸部には乳がん，肺がんの転移が多く，骨盤内臓器からの転移は下腹部に多い．
- 臍への転移は"Sister Mary Joseph's nodule"と呼ばれ，原発巣は半数近くが胃，次いで多いのが膵臓，大腸，胆道系，卵巣，そのほかの順である．

必要な検査
- 皮膚生検を行う．皮膚転移巣は原発巣での組織像を保っていることが多い．

治療
- 痛みの軽減や患者のQOL（quality of life）に配慮した対応が望まれる．

転移性皮膚がん

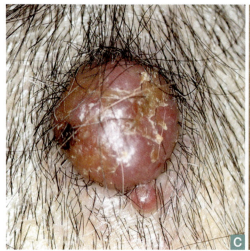

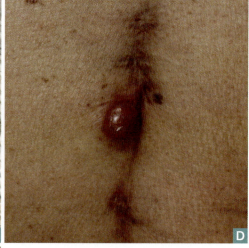

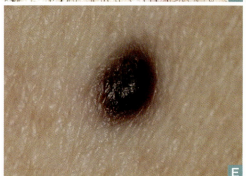

C 腎がんの皮膚転移（頭皮）．体幹や頭部への転移が多い．拍動や痛みを伴う例や表面出血性の例もある
D 食道がんの皮膚転移（腹部）．手術痕の近傍に出現．一般に転移性皮膚がんは原発臓器の近くに生じることが多い．
E 悪性黒色腫の皮膚転移．

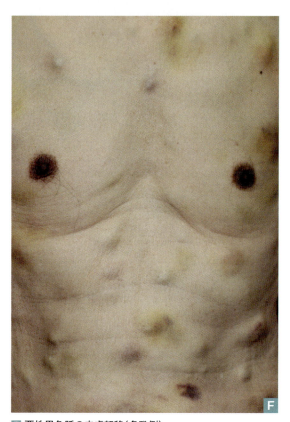

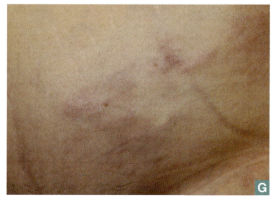

G 子宮頸がんの転移（炎症型）．炎症性疾患に類似する紅斑で一部は硬結を触れる．

F 悪性黒色腫の皮膚転移（多発例）．

各論 14 腫瘍

アクロコルドン

Acrochordon, Skin tag, Soft fibroma

| 頻度 ★★★★★ | 緊急度 ★☆☆☆☆ | 高齢者に好発 |

田中 まり
Mari Tanaka

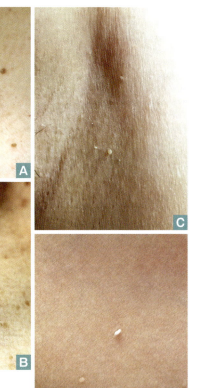

アクロコルドン
A 側頸部に多発する，1～6 mm 大，淡褐色～褐色，ドーム状や有茎性の小腫瘍．
B 中央の 1 個は炎症により軽度腫脹し暗紅褐色化．
C 腋窩も好発部位である．
D 右上の腫瘍は，凍結療法直後で白く凍っている．

■ 疾患の概説
- 1～数 mm 大，**ドーム状や有茎性**の，**常色～褐色の軟らかい小腫瘍**．
- **中高年の頸部や腋窩**などに好発し，**多発**することが多い．
- 良性腫瘍で，感染性はない．

■ 診断のポイント
- 頸部や，間擦部（腋窩，鼠径，女性の乳房下など）に，有茎性の小腫瘍が多発している場合，診断は容易．
- 鑑別すべきものとして扁平疣贅がある．扁平疣贅はヒトパピローマウイルス（HPV）による感染症で，多くの場合 2～3 mm 大と小さく淡褐色で文字通り扁平隆起性である．

■ 必要な検査
- 特になし．

■ 治療
- 良性腫瘍であり基本的には治療を要さない．
- 引っかかり，炎症を生じる場合や整容的に患者が気にする場合は，以下の外科的治療を行う．
- 切除療法：有茎状の小さいもの（2 mm 大くらい）に適応できる．よく切れる眼科用剪刀で茎部を切る．
- 凍結療法：液体窒素で凍結を行う．局所麻酔なしで施行可能で，治療としてよく行われる．施行後の炎症後色素沈着に留意．
- 電気焼灼・炭酸ガスレーザー：大きめのものは，局所麻酔のうえ，電気焼灼や炭酸ガスレーザーで蒸散する．瘢痕形成や炎症後色素沈着に注意が必要．処置後は上皮化まで数日間抗菌薬軟膏外用を行う．

各論 15 汗腺の疾患

Fox-Fordyce 病
Fox-Fordyce disease

頻度 ★★☆☆☆ 緊急度 ★☆☆☆☆

室田 浩之・片山 一朗
Hiroyuki Murota・Ichiro Katayama

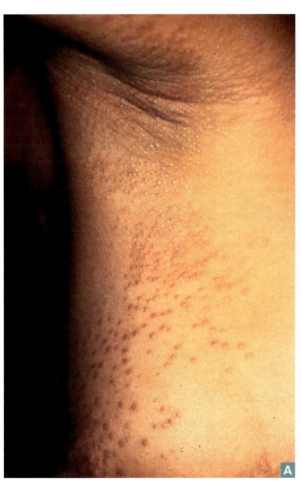

A 腋窩に褐色調を呈する毛包一致性の丘疹が集簇している.

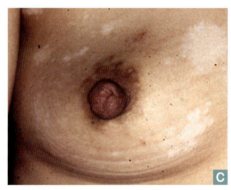

B 乳暈とその周囲の褐色毛包一致性丘疹.

C 尋常性白斑の女性患者の乳暈にみられた Fox-Fordyce 病の初期臨床像.

疾患の概説
- 欧米人の特に思春期以降の女性に多い．東洋人には稀である．
- 腋窩，乳暈，陰部に好発する．
- 瘙痒に始まり，搔破に伴い常色〜褐色の半ドーム状に隆起する毛包一致性の丘疹を混じる苔癬化局面を形成する．
- 多くは慢性の経過をとる．
- アポクリン汗腺の汗管の漏斗部が，角化によって閉塞することで生じると考えられている．

診断のポイント
- 病変の特徴的な局在，臨床症状，出現時の状況から診断できる．
- 組織学的特徴：毛孔，アポクリン汗管の閉塞像と炎症細胞浸潤．

必要な検査
- 湿疹，感染症（毛囊炎など），Darier 病，Hailey-Hailey 病などとの鑑別を要する．
- 適宜，皮膚生検による病理検査，細菌・真菌の培養または鏡検を行う．

治療
- 治療反応性に乏しい．
- 局所的ステロイド外用は有効なことがある．
- 状況に応じて紫外線治療が適用される．
- 病変部を含む皮膚の外科的切除が検討されることもある．

多汗症
Hyperhidrosis

藤本 智子
Tomoko Fujimoto

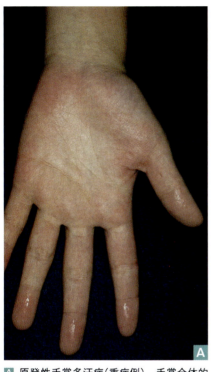

A 原発性手掌多汗症（重症例）．手掌全体的に目にみえて水滴がでる状態．

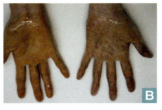

B 原発性手掌多汗症で胸部交感神経遮断術を右手のみ受けた患者のMinor法．術後の右手掌の発汗は明らかに抑制されている．

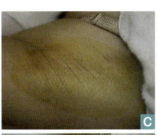

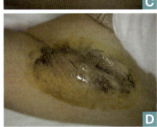

原発性腋窩多汗症のMinor法施行時
C ヨードを外用した状態．
D でんぷん粉を含んだオイルを外用時．発汗部位が青色に変色し，発汗部位を同定できる．

疾患の概説
- 発汗は，そのほとんどは全身に分布するエクリン汗腺から供給されており，主に体温・湿度調節機能を担う．発汗量は温度，湿度などの外的環境や，精神的負荷の有無で個人間にも大きな差がある．
- 体表からの発汗は成人で200〜400 mL/日（安静時）といわれるが，最大発汗時2〜3 L/時，10 L/日程度の発汗が可能であり，環境や状況により変化する．
- 日常生活に支障をきたすほどの大量の発汗を生じる状態を多汗症とする．

診断のポイント
- 発汗する部位から，全身性または局所性多汗症と診断する（発汗範囲による分類）．
- 発汗の原因から，原発性多汗症または続発性多汗症と診断する（発汗機序による分類）．
- 原発性局所多汗症の局所の定義は頭部・顔面，手掌，足底，腋窩である．
- アポクリン汗腺の増数が原因となる腋臭症と多汗症は異なる疾患である（合併することは少なくない）．

必要な検査
- 発汗検査（Minor法，ヨード紙法，換気カプセル法など）．
- 重症度判定：HDSS（hyperhidrosis disease severity scale）．
- 続発性多汗症の鑑別としての採血，画像検査など．

治療
- 20〜50%塩化アルミニウム溶液または軟膏の単純あるいはODT（occlusive dressing technique）外用．
- 水道水イオントフォレーシス療法．
- ボツリヌス毒素療法．
- 胸部交感神経遮断術．
- 抗コリン薬内服，漢方薬内服．

COLUMN

原発性局所多汗症診療ガイドライン

藤本 智子
Tomoko Fujimoto

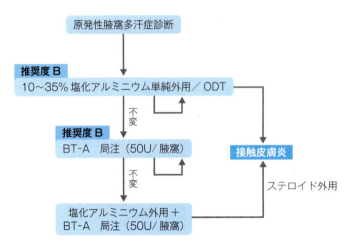

図 ■ 原発性腋窩局所多汗症の診療アルゴリズム
（藤本智子，横関博雄，片山一朗他：原発性局所多汗症診療ガイドライン2015年改訂版．日皮会誌2015；125：1379-1400 より引用）

　多汗症の治療が普及していない一因としては，有効な保険適用薬がなく，第一選択肢の塩化アルミニウム製剤が院内製剤であること，イオントフォレーシス療法は保険適用にもかかわらず治療機器が普及していないことである．本疾患は患者のQOLや労働生産性を大きく損なう．また，全国疫学調査では汗のために日常生活に支障をきたす人は実に7人に1人，14％にのぼり，20～40歳代の社会活動を担う年代が88％を占める．最終的には原発性手掌多汗症は有病率5.3％，腋窩多汗症は5.7％，足底多汗症は2.7％，頭部・顔面多汗症は4.7％であり，調査結果の与えたインパクトは大きかった．これらを踏まえ，「原発性局所多汗症診療ガイドライン」が2015年に改訂され，新たに重度原発性腋窩多汗症に対するボツリヌス療法が推奨度Bに認定された．今後は保険適用治療内で行うことができる外用薬などの新規薬剤の開発などが望まれている．アルゴリズムには胸部交感神経遮断術の適応について"重症で保存的治療に抵抗性かつ患者本人の強い希望があること，切断部位はT2領域を避けることが望ましい"という一文がある．これは術後合併症としての重度の代償性発汗の発症回避のための願いが込められている．

無（低）汗症

Anhidrosis, Hypohidrosis

頻度 ★☆☆☆☆　緊急度 ★★☆☆☆

金田 眞理
Mari Wataya-Kaneda

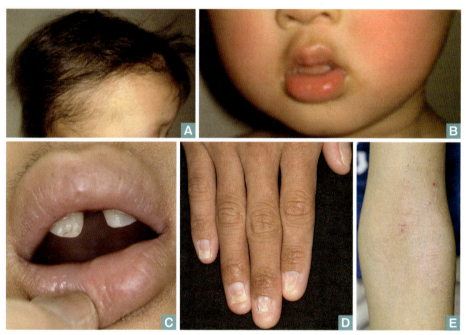

外胚葉形成異常症
A 粗な髪，前額部の突出.
B 厚い口唇.
C 歯の欠損と尖った歯.
D 爪の異常.
E アトピー様の乾いた皮膚.

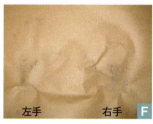

ヨードでんぷん反応による発汗試験
F 患者．発汗の低下を示す．
G コントロール．

表 1 ■ 無（低）汗症の分類

A. 先天性・遺伝性無（低）汗症
　1. 無（低）汗性外胚葉形成不全
　2. 先天性無痛無汗症
　3. Fabry 病

B. 後天性無（低）汗症
　1. 続発性無（低）汗症
　　・神経原性
　　・内分泌/代謝疾患
　　・薬剤性
　　・そのほか（Sjögren 症候群）
　2. 特発性無（低）汗症
　　・分節性 Ross 症候群
　　・全身性　特発性後天性全身性無汗症（AIGA）

- 無（低）汗症は，大きく分けると先天性/遺伝性のものと後天性のものがある（表 1）．

1 先天性/遺伝性無（低）汗症

疾患の概説

- 代表的な疾患は**外胚葉形成異常症**である．
- 外胚葉形成異常症は，先天的に毛髪，歯，爪，汗腺などの外胚葉由来の器官に形成異常や機能異常を認める疾患の総称．
- 無（低）汗症を伴うものと，発汗異常を伴わないものがある．
- 呼吸器や消化器の粘液腺の形成不全を伴う．
- 一部は免疫不全を呈し，易感染性やアレルギーを起こしやすい．
- 多数の原因遺伝子が同定されているが，無（低）汗性外胚葉形成異常症の 90% は *EDA1*，

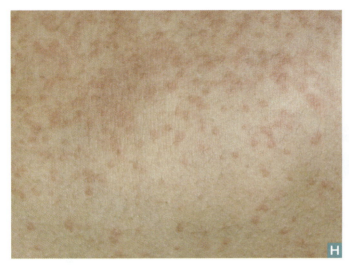
H コリン性蕁麻疹を呈した AIGA 患者.

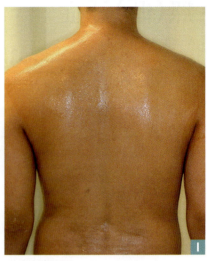
I AIGA 患者の Minor 法による発汗誘発試験. 発汗は認めない.

EDAR, EDARADD, WNT10A の4つの遺伝子よる.
- NF-κB 経路の異常を呈するタイプは色素失調症との異同が問題.

診断のポイント
- 乳歯, 永久歯が先天的に欠損あるいは減少. 上の前歯, 犬歯, 臼歯は残存することが多いが, 通常と異なり尖った形状.
- 脱毛や粗で細い毛髪.
- 厚い口唇, 前額部の突出, 鞍鼻, 広い顎などの特徴的な顔貌を呈する.
- 眼周囲は色素沈着と小皺が著明.
- アトピー性皮膚炎様の皮膚.
- 無(低)汗のため, 乳幼児期に, うつ熱, 原因不明の発熱, 時に痙攣を起こす.
- 呼吸器感染症の反復や, 喘息, 鼻炎などのアレルギー症状を認める.

必要な検査
- 遺伝子検査.

治療
- 根本的な治療法はない.
- 成長に合わせた義歯装着.
- 温度調節, 感染症に注意.

表2 ■ 特発性後天性全身性無汗症(AIGA)の診断基準

A	あきらかな原因がなく後天性に全身の無汗あるいは発汗低下を生じる. 発汗以外の自律神経症候, 神経学的症候は認めない.
B1	発汗試験で全身の広範囲にわたって温熱性発汗低下, 消失が認められる.
B2	発汗低下によると思われる症状の既往がある.
A + B1 あるいは A + B2 で AIGA と診断	

2 後天性無(低)汗症

疾患の概説
- 代表的な疾患が**特発性後天性全身性無汗症(acquired idiopathic generalized anhidrosis ; AIGA)**である(表2).

必要な検査
- 原因疾患の否定.

診断のポイント
- コリン性蕁麻疹を伴うことがある.

治療
- ステロイド薬全身投与.
- その他, シクロスポリン, ピロカルピン塩酸塩, 紫苓湯など.

汗疹
Pompholyx

室田 浩之
Hiroyuki Murota

頻度 ★★★★★　緊急度 ★☆☆☆☆　幼小児に好発

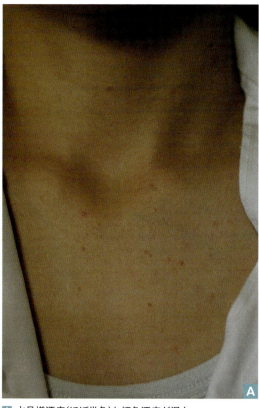

A 水晶様汗疹（ほぼ常色）と紅色汗疹が混在．

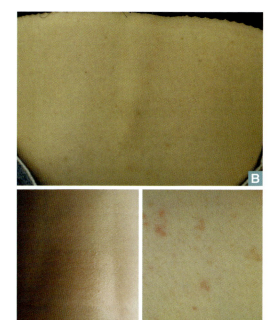

B 成人の背部にみられた深在性汗疹．
C 小児の膝窩にみられた紅色汗疹．
D 深在性汗疹の臨床像．

疾患の概説
- 発汗後に認める紅色丘疹または小水疱．いわゆる"あせも"．
- 臨床的特徴から紅色汗疹，水晶様汗疹，深在性汗疹に分けられる．
- 衣類などで密封された高温多湿な環境で，多量の発汗を生じた後に出現．
- 汗孔，汗管レベルで汗の流れが停滞することで生じると考えられている．

診断のポイント
- 特徴的な臨床症状，経過，出現時の状況から診断できる．
- 黄色ブドウ球菌などによる二次感染を伴うことがあるので留意する．
- 新生児痤瘡（→ S 282 頁），新生児単純性膿疱などとの鑑別を要する．

必要な検査
- 確定診断につながる非侵襲的な検査はない．
- 他疾患との鑑別が必要な場合は皮膚生検を考慮する．
- 皮膚の密閉で実験的に汗疹を生じさせた後，一過性の乏汗が認められるとの報告がある．必要に応じて発汗試験（Minor 法など）を行う．

治療
- 皮膚表面の高温多湿な環境が誘因となるため，通気性のよい肌着の着用，就寝時の体動など，皮膚が蒸れないように配慮する．
- 発汗後のシャワー浴，おしぼりによる清拭も効果的である．
- 薬物治療ではフェノール亜鉛華リニメント，炎症の強い場合は弱いステロイド外用薬を用いる．

各論　16　脂腺の疾患

マラセチア毛包炎
Malassezia folliculitis

頻度 ★★☆☆☆　緊急度 ★☆☆☆☆

平井 陽至
Yoji Hirai

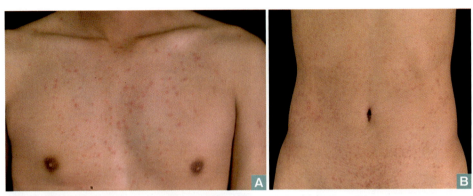

A, B 上胸部と背部に好発するが，腹部，肩，頸，上腕にも認められる．

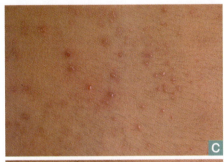

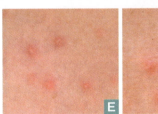 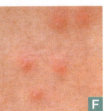

E, F 個疹はドーム状，光沢があり2〜4mmで形が揃っている．

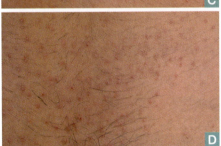

C, D 毛孔一致性の紅色丘疹，膿疱が多発している．

疾患の概説
- マラセチア菌が毛包内で胞子型のみで増殖する疾患．

診断のポイント
- 夏季に多く，臨床症状は尋常性痤瘡に類似．
- 好発部位は上胸部・背部で，頸・肩・上腕・腹部にも認められる．
- 皮疹は瘙痒を伴う紅色の2〜4mmの毛孔一致性の丘疹ないし膿疱．

必要な検査
- 鑷子などで採取した丘疹内容物または生検組織中に多数のマラセチア菌の胞子を検出する．
- 胞子はParker black ink KOH法，酸性メチレンブルー染色，PAS染色で検出できる．

治療
- イミダゾール系抗真菌薬外用．
  ①ケトコナゾール（ニゾラール®）クリームまたは液　1日1回　外用．
  ②ラノコナゾール（アスタット®）クリームまたは液　1日1回　外用．
  ③ルリコナゾール（ルリコン®）クリームまたは液　1日1回　外用．
- アリルアミン系抗真菌薬外用：テルビナフィン塩酸塩（ラミシール®）クリームまたは液　1日1回　外用．
- イトラコナゾール内服：イトラコナゾール（イトリゾール®）（50 mg）2錠　夕食直後．
- 治療期間は通常2〜4週間を要する．
- イトラコナゾールは多剤間の薬物相互作用に十分注意が必要である．

各論 16 脂腺の疾患

酒皶
Rosea

頻度 ★★★☆☆　緊急度 ★★☆☆☆

妹尾 明美
Akemi Senoo

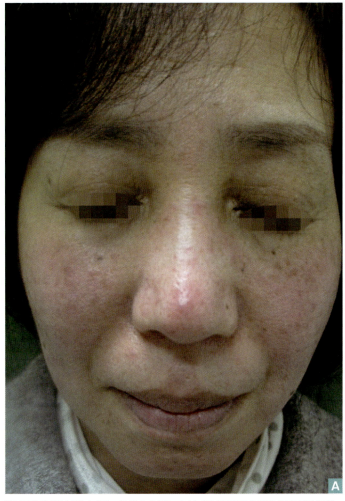

A 紅斑性酒皶（第1度）．鼻尖から頬にかけて血管拡張を伴う紅斑が特徴的．

■ 疾患の概説
- 原因は不明．
- 顔面の両頬部，鼻尖を中心に毛細血管拡張，発赤を生じ，中央に丘疹，膿疱を認める．
- **程度により第1度（紅斑性酒皶），第2度（酒皶性痤瘡），第3度（鼻瘤）のステージに分類される．**
- **中高年女性に多い．** 鼻瘤は男性に多い．
- 酒皶患者の多くは正しい診断を受けていないことが多い．

■ 診断のポイント
- 「顔がひりひりする，ほてる」，「顔がすぐ赤くなって恥ずかしい」など敏感肌に始まる．
- **繰り返す顔のほてりが先行し，丘疹や膿疱，鮮明な紅斑，血管拡張**があれば酒皶と診断できる．

■ 必要な検査
- 必須の検査はない．皮膚生検を行うことがある．

酒皶

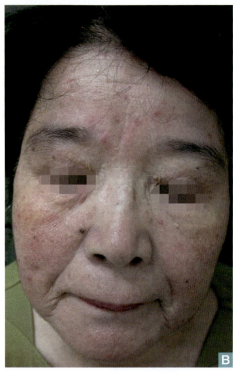
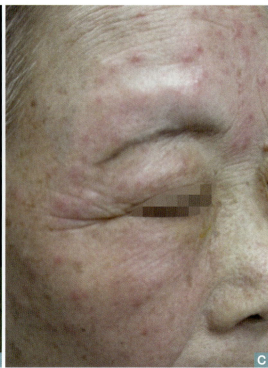

酒皶性痤瘡（第2度）
B 痤瘡様丘疹を前額，両頬部にみる．
C 額，頬部に多くの丘疹の集簇がみられるが眼瞼周囲には皮疹を欠いている．

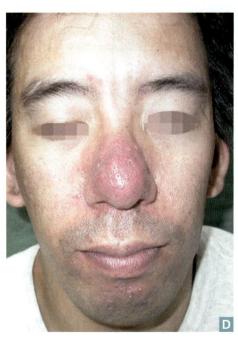

D 鼻瘤（第3度）．40歳代男性，10年前より発症し，鼻瘤を呈してきた．

治療

- 酒皶では悪化因子の排除が重要である．悪化因子は紫外線，外用薬の刺激，刺激物の摂取，急激な温度変化，感情の変化などである．
- 安易にステロイド軟膏を処方せず，タクロリムス水和物軟膏を試す．
- 痤瘡に準じた治療を行う．
- ケースにより漢方薬（白虎加人参湯）がほてり感を和らげることがある．
- 近年1％のメトロニダゾール軟膏が有効であるとされている．
- 第3度（鼻瘤）には形成外科手術やレーザーによる切除がなされることがある．

酒皶様皮膚炎
Rosacea like dermatitis

頻度 ★★☆☆☆　緊急度 ★☆☆☆☆

妹尾 明美
Akemi Senoo

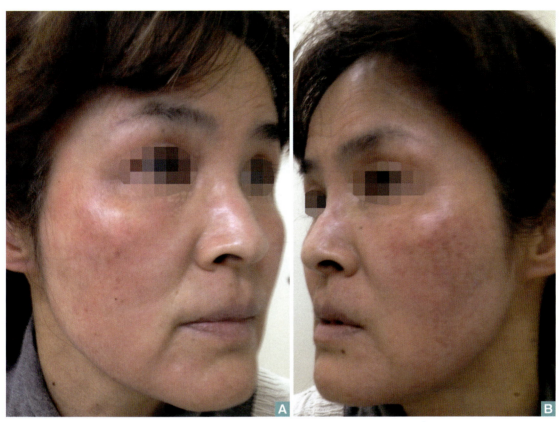

A, B 酒皶様皮膚炎．化粧のりがよくなるとステロイド軟膏を数年外用し，頬部にびまん性紅斑，皮膚の菲薄化，血管拡張がみられる．

■ 疾患の概説
- 顔面にステロイド軟膏を長期間使用した場合にきたす潮紅，丘疹，毛細血管拡張．
- 顔面はステロイド外用による局所的な副作用が出やすい部位である．
- **ステロイド酒皶様皮膚炎**は，1990年代をピークにわが国にみられた医原性の病態であり，特に20～50歳代の女性に多くみられた．
- 基礎疾患としてアトピー性皮膚炎がある場合は男性にもみられる．
- 急なステロイドの中止により，**リバウンド現象**を生じる．
- **口囲皮膚炎**やステロイド痤瘡を生じることもある．

■ 診断のポイント
- ステロイド軟膏の使用の病歴，問診より診断を確定する．
- 鑑別疾患としてはアトピー性皮膚炎の赤鬼顔貌がある．

■ 必要な検査
- アトピー素因に関してIgE（RIST）特異IgE（RAST）検査など．
- 接触皮膚炎が疑われる場合はパッチテストを行う．

■ 治療
- ステロイド外用による場合がほとんどなので，一般的にはステロイド外用を中止する．
- 抗菌薬の内服やタクロリムス水和物軟膏の外用，保湿薬の外用をする．

酒皶様皮膚炎

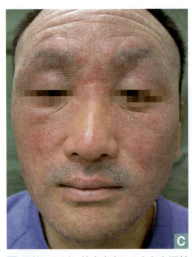

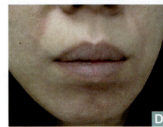

C 男性アトピー性皮膚炎にみられた酒皶様皮膚炎.

口囲皮膚炎
D 口の周りに鱗屑を伴う紅斑をみる口囲皮膚炎.
E 顔面のピリピリ感が強く，前額のステロイド痤瘡と口囲皮膚炎のみられた例.

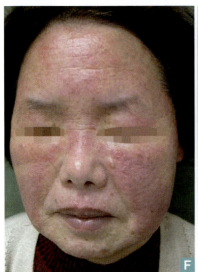
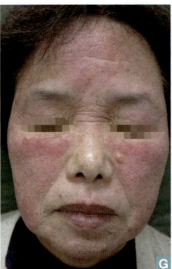
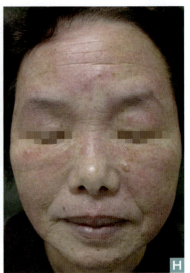

酒皶様皮膚炎の経過
F ステロイド中止後．アトピー性皮膚炎を合併していないステロイド酒皶様皮膚炎ではステロイド軟膏の中止で顔面浮腫などのリバウンドがみられる．
G 外用中止 4 か月後．
H 外用中止 12 か月後．

① ミノサイクリン塩酸塩（ミノマイシン®）100 mg　1日1回．
② タクロリムス水和物（0.1％もしくは 0.03％プロトピック®軟膏）5 g　1日1〜2回塗布．
● 必ずよくなることを説明し，根気をもって治療を継続するよう励ます．

各論 16 脂腺の疾患

顔面播種状粟粒性狼瘡
Lupus miliaris disseminatus faciei (LMDF)

頻度 ★☆☆☆☆　緊急度 ★★☆☆☆

妹尾 明美
Akemi Senoo

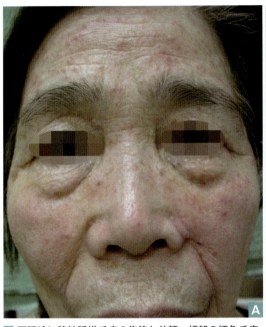

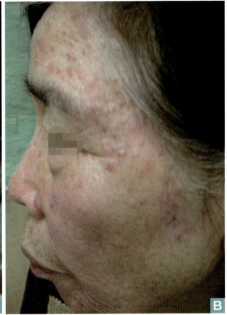

A 下眼瞼に稗粒腫様丘疹の集簇と前額，頬部の紅色丘疹．
B 額から耳前部に扁平な紅色丘疹が多数みられる．

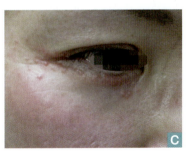

C 下眼瞼縁に列序性に粟粒大丘疹が並び，特徴的な臨床像を呈する．

疾患の概説
- 顔面の，特に眼囲に多発する丘疹で，汗管腫，稗粒腫，痤瘡，酒皶，丘疹型サルコイドーシスなどと鑑別を要する．
- 20〜40歳代に多く，性差はない．
- 組織学的に壊死を伴う類上皮細胞性肉芽腫であるため，結核疹と報告されていた．
- 現在では酒皶の亜型という説がある．
- 一方，酒皶に特徴的な血管拡張に乏しい．
- 眼瞼周囲に好発することなどから，酒皶とは独立した原因不明の肉芽腫性疾患とも考えられている．

診断のポイント
- 粟粒大〜米粒大の扁平な紅色〜褐色の丘疹が顔面，特に下眼瞼に左右対称性がみられる．
- 下眼瞼縁に集簇する稗粒腫様丘疹は特徴的で診断価値がある．
- 時に中央臍窩あり，硝子圧診にて黄色調を呈する（組織学的に乾酪壊死部に相当する）．

必要な検査
- 皮膚生検を行い，病理組織学的に中心壊死と類上皮細胞肉芽腫を認める．

治療
- テトラサイクリン，ジアフェニルスルホンが効果がある．
  ① ミノサイクリン塩酸塩（ミノマイシン®）（100 mg）1カプセル　1日2回　朝・夕食後．
  ② ジアフェニルスルホン（レクチゾール®）内服　3錠　1日3回　毎食後．
  ③ ステロイド軟膏は反応が乏しい．むしろタクロリムス水和物軟膏が奏効する例がある．

各論 16 脂腺の疾患

新生児痤瘡
Neonatal acne

頻度 ★★★★★　緊急度 ★★★★★　幼小児に好発

小林 美和
Miwa Kobayashi

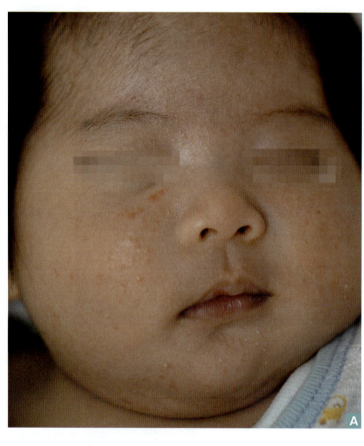

A 生後4週目．頬に紅色丘疹，額に白色面皰がみられる．頤（おとがい）には稗粒腫も混在．

疾患の概説
- 生後2〜3週目をピークに，生後から6週目までに一過性に生じる．
- 新生児のおよそ20％にみられる．
- 瘢痕を残さずに自然治癒する．
- 常在真菌であるMalassezia属の増殖が発症に関連すると考えられている．
- 母体からの男性ホルモンも，発症の誘因と考えられている．

診断のポイント
- 頬，額，鼻に毛包一致性の発赤を伴う小膿疱を生じる．
- 小さな白色面皰もみられるが，黒色面皰は通常確認できない．
- 個々の皮疹は数日以内に自然消失する．
- 脂漏性湿疹と併存する場合も多い．
- 紅色汗疹，稗粒腫との鑑別が難しい場合もある．

必要な検査
- 通常は視診のみで診断する．
- 膿疱内容物の鏡検で，Malasseziaの胞子がみえる場合がある．

治療
- 自然治癒するため一般には治療の必要はない．
- スキンケア指導：ぬるま湯，または石鹸洗顔指導のみで様子をみる．ベビーオイル，ワセリンなどの油脂の塗布を避ける．
- スキンケアで軽快しない場合：鏡検でMalasseziaが認められれば，マラセチア毛包炎に準じて外用抗真菌薬を塗布．
- 脂漏性湿疹を伴う場合：外用抗真菌薬を塗布．
  ①ケトコナゾール（ニゾラール®ローションまたはクリーム）（10g）　1日2回外用．

新生児痤瘡

各論 16 脂腺の疾患

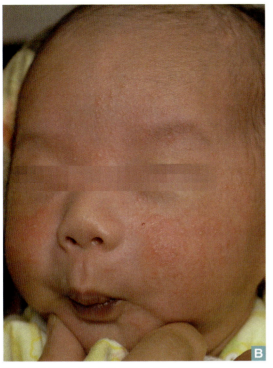

B 生後2週目．頬，額に紅色丘疹，膿疱が多発．

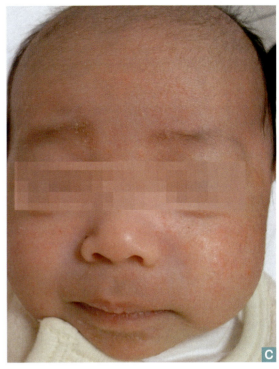

C 生後3週目．脂漏性湿疹に混じって，額，眉間に膿疱がみられる．

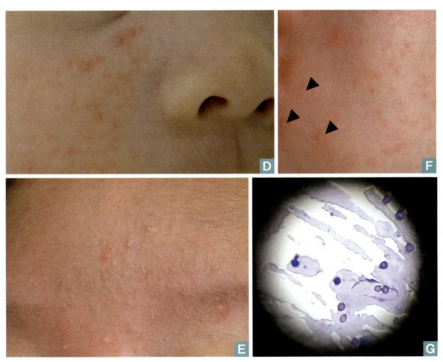

D 頂点に膿疱をつける紅色丘疹がみられる．鼻には，新生児脂腺肥大がみられる．
E 眉間から額に膿疱が集簇．
F 脂漏性湿疹に発赤を伴う膿疱（矢頭）が混在．
G 膿疱内容物を鏡検すると，*Malassezia* の胞子が多数みられる場合がある．Diff-Quik™2液で染色（×400）．

S 283

各論 16 脂腺の疾患

尋常性痤瘡
Acne vulgaris

頻度 ★★★★★　緊急度 ★☆☆☆☆

谷岡 末樹
Miki Tanioka

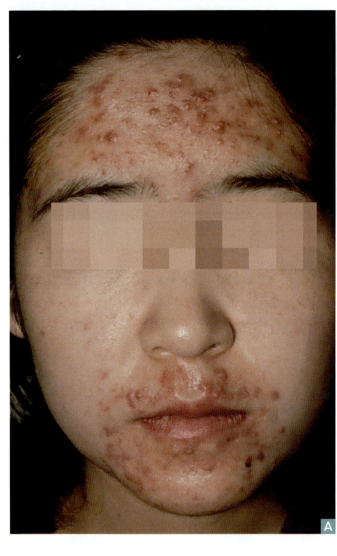

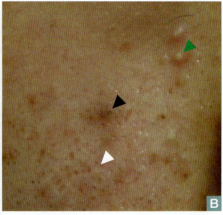

A 尋常性痤瘡．重症例．上下眼瞼皮膚には発疹がないことに着目する．
B 開放面皰（黒色面皰；黒矢頭），閉鎖面皰（白色面皰；白矢頭），および膿疱（緑矢頭）．

疾患の概説
- 男女問わず 10〜20 歳代に発症する．
- 脂腺性毛包を主座とした慢性炎症性疾患である．
- **脂腺性毛包**の分布する顔面，胸背部中央に発症する．
- 毛包漏斗部の角化異常，脂腺の分泌，*Propionibacterium acnes* による炎症の惹起が病態をなす．
- 治療目標は痤瘡瘢痕形成の抑制である．

診断のポイント
- 頻度の高い疾患であるが鑑別診断は重要．
- 面皰が背景にあることを確認する．
- 上下眼瞼皮膚には発疹がないことを確認する．

必要な検査
- 女性で下顎に重症の痤瘡を認めるときは卵巣腫瘍などを除外する．

治療
- 急性炎症期の治療（およそ初診から 12 週間まで）．

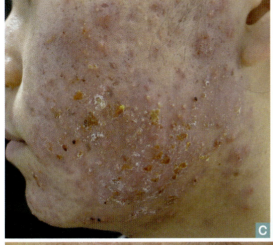
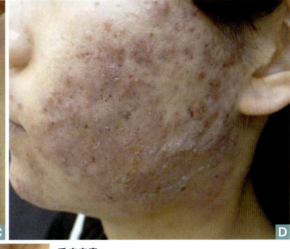
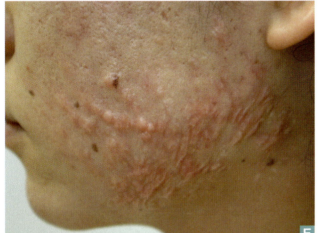

重症痤瘡
C 初診時臨床像.
D 治療開始2週間の臨床像. 内服抗菌薬, 外用抗菌薬, アダパレン(ディフェリン®ゲル)を併用した.
E 1年後の臨床像. アダパレンで維持療法中であり, 面皰や炎症性痤瘡は認めないが, 痤瘡瘢痕を形成している.

①面皰の目立つ例. 毛包漏斗部の角化異常の是正をめざす:アダパレン(ディフェリン®ゲル)(15 g) 1日1回 就寝前 全顔に外用. または, 過酸化ベンゾイル(ベピオ®ゲル)(15 g) 1日1回 全顔に外用.
②炎症性皮疹の目立つ例. 紅色丘疹や膿疱の早期改善をめざす:クリンダマイシン-過酸化ベンゾイル配合剤(デュアック®配合ゲル)(10 g) 1日1回 全顔に外用. ドキシサイクリン塩酸塩水和物(ビブラマイシン®) 100 mg 分1 14日分を併用.
③維持療法期の治療(炎症性皮疹が落ち着く12週から48週まで). 微小面皰に配慮した初期病変の抑制をめざす:アダパレン(ディフェリン®ゲル)(15 g) 1日1回 就寝前 全顔に外用. または, 過酸化ベンゾイル(ベピオ®ゲル)(15 g) 1日1回 全顔に外用.
● 難治例:自費診療となるがケミカルピーリングが検討される.

尋常性痤瘡治療ガイドライン

林 伸和
Nobukazu Hayashi

```
急性炎症期の治療

推奨度 A（強く推奨する）
・過酸化ベンゾイル・外用抗菌薬配合剤
・アダパレンと抗菌薬の併用
・過酸化ベンゾイル
・アダパレン
・外用抗菌薬
・内服抗菌薬（中等症以上）
推奨度 B（推奨する）
・アダパレンと過酸化ベンゾイルの併用
推奨度 C1（選択肢の1つとして推奨する）
・面皰圧出
・ケミカルピーリング
・AZA
・漢方
・ビタミン C 外用
・非ステロイド系抗炎症剤外用*
・イオウ製剤外用
              *重症・最重症を除く
```

→

```
維持期の治療

推奨度 A（強く推奨する）
・アダパレン
・過酸化ベンゾイル
推奨度 B（推奨する）
・アダパレンと過酸化ベンゾイルの併用
推奨度 C1（選択肢の1つとして推奨する）
・面皰圧出
・ケミカルピーリング
・AZA
・漢方
・ビタミン C 外用**
・非ステロイド系抗炎症剤外用**
・イオウ製剤外用
    **面皰・微小面皰のみの場合を除く
```

図 ■ 「尋常性痤瘡治療ガイドライン 2016」が推奨する急性炎症期と維持期の治療

「尋常性痤瘡治療ガイドライン 2008」では，エビデンスに基づく標準的な治療法を提示し，炎症を生じる前の初発疹である面皰に対する治療の重要性を強調した．エビデンスの高い治療薬としてアダパレン（ディフェリン®ゲル0.1％），外用抗菌薬，内服抗菌薬を挙げ，アダパレンと抗菌薬の併用療法と，アダパレンによる維持療法を強く推奨していた．その後，耐性菌の問題もあり，過酸化ベンゾイル（ベピオ®ゲル2.5％）と1％クリンダマイシンに3％過酸化ベンゾイルを配合する配合外用薬（デュアック®配合ゲル）が導入された．過酸化ベンゾイルは，抗菌作用を有するが耐性菌の懸念のない薬剤で，面皰改善作用も併せもち，長期連用が可能である．「尋常性痤瘡治療ガイドライン 2016」では，耐性菌出現の回避と維持療法の定着により，日本の痤瘡治療のさらなる発展を目標としている．治療期を急性炎症期（原則として3か月間）と維持期に分け，急性炎症期にはより早期の高い改善をめざして過酸化ベンゾイルやアダパレン，内服・外用抗菌薬による併用療法を，炎症軽快後の維持期には抗菌薬を使用せずに過酸化ベンゾイルやアダパレンを継続する維持療法を強く推奨している．

爪の形態異常
Deformity of the nail

東 禹彦
Nobuhiko Higashi

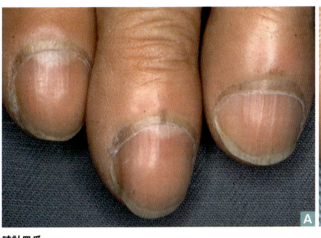
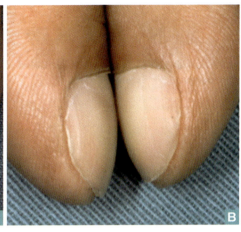

時計皿爪
A 指先が丸く膨らみ，爪甲も大きくみえる．
B 両手の母指背面を密着させると，爪甲基部に隙間がなく，爪甲尖端は離れている．ばち状指である．

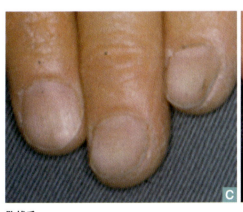
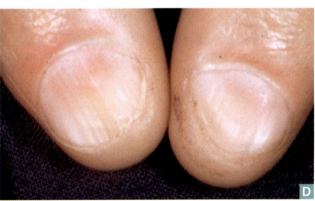

匙状爪
C 低色素性貧血を伴う．爪甲側縁は側爪郭皮膚とつながっていない．
D 全身的な異常はない．爪甲側縁を斜めに切らないように指導し，治癒した．

疾患の概説
- 時計皿爪（ばち状指）は指趾尖端が大きく，丸くなり，爪甲は指先を包むように大きくなる．すべての指趾爪に生じる．
- 匙状爪は爪甲中央が凹み，爪甲が反り返るようになった状態．母指爪，示指爪，中指爪に生じやすい．
- 爪甲剝離症は爪甲が遠位部で爪床部から剝がれて近位方向に進行する．剝がれた部位の爪甲は白濁する．
- 爪甲横溝は爪甲の表面に横溝を生じた状態．横溝が多くの爪甲に1条だけ，同じ位置に現れているのはBeau線条という．一部の爪に連続して生じる波板状爪は後爪郭を触る癖が原因．
- 爪甲点状凹窩は爪甲表面に点状の凹みを生じた状態．

診断のポイント
- 時計皿爪は両手の母指爪甲を密着させると，爪甲基部に隙間を生じなくなる．
- 匙状爪，爪甲剝離症，爪甲横溝，爪甲点状凹窩は形態から診断できる．

爪の形態異常

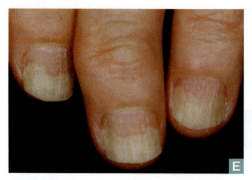

E 爪甲剥離症．

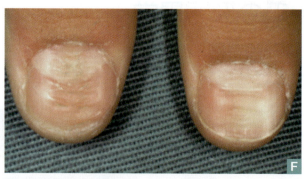

F 爪甲横溝．後爪郭遊離縁が後退し，横溝を次々と生じているので，後爪郭を触る癖によるものである．ステロイド外用薬を近位から遠位方向に外用させる．

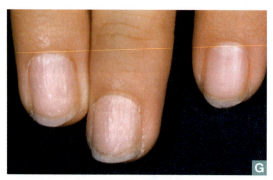

G 爪甲点状凹窩．爪甲表面に点状の凹みを多発している．点状爪炎である．

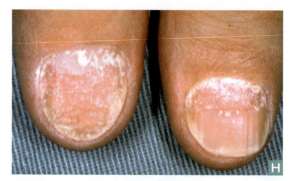

H 爪乾癬．爪甲表面に点状の凹みを認めるが，その周囲に鱗屑が付着している．爪甲剥離も認められる．

■必要な検査
- 急速に生じた時計皿爪は原発性肺がん，中皮腫などの有無を検索する．
- 緩徐に時計皿爪を生じてきたときは慢性の心肺疾患を検索する．
- 匙状爪では貧血の有無および甲状腺機能異常の有無を検索する．
- 爪甲剥離症では爪甲下を鏡検し，*Candida* の有無を調べる．

■治療
- 時計皿爪は原因疾患の治療を行う．
- 匙状化の原因は外力にあるので，爪甲側縁が側爪郭皮膚とつながっているかを観察し，爪の切り方が不適切であれば，切り方を指導する．
- 爪甲剥離で *Candida* を検出しないときは，ステロイド外用薬を塗布する．
- 爪甲横溝が連続して生じている場合は，癖を注意しステロイド外用薬を塗布．
- 爪甲点状凹窩では後爪郭部にステロイド外用薬を塗布．

爪の色調の変化

Discoloration of the nail

東 禹彦
Nobuhiko Higashi

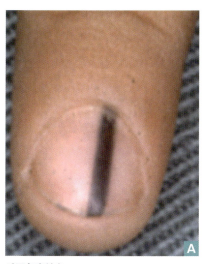

爪甲色素線条
A 1歳男児．生後6か月で爪甲の黒色線条に気付く．

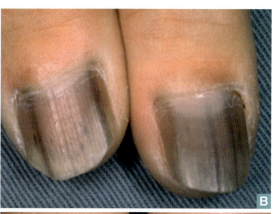

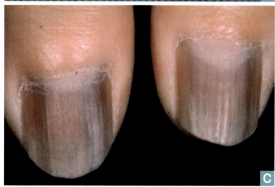

爪甲色素線条
B 初診時（49歳）．両母指爪に黒色線条を多発していた．
C 4年後（53歳）．一部の黒色線条は消失した．

1 爪甲色素線条　melanonychia

疾患の概説
- 爪母でのメラニン色素産生の増加により爪甲に色素線条を生じる．
- 生後間もなく生じる母斑によるものがある．いずれ消失する．
- 後天性に1爪甲に生じたものでは悪性黒色腫の初発症状のことがあり，多数の爪に生じたものでは内因，薬剤，そのほかが原因となっている．

診断のポイント
- 爪甲に褐色ないし黒色の色素線条を認める．
- 後爪郭部や指先部皮膚に色素斑がないことを確認する．

必要な検査
- ダーモスコピーにより色素線条に乱れのないことを確認する．

治療
- 単発例では経過観察．多発例では原因の除去．

2 黄色爪症候群　yellow nail syndrome

疾患の概説
- 黄色爪，リンパ浮腫および胸水貯留を3主徴とする．
- 黄色爪で気付くことが多い．ブシラミン内服でも黄色爪を生じる．
- 原因疾患として気管支拡張症や副鼻腔炎が多い．

診断のポイント
- 全指趾爪の肥厚，黄色調を帯びた混濁．爪床部の爪甲剥離．
- リンパ浮腫．

爪の色調の変化

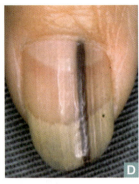
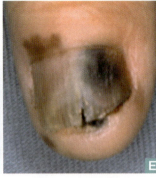

悪性黒色腫.
D 初診時(59歳). 色素線条を認めたのみであった.
E 17年後(76歳), 同じ部位に生じた悪性黒色腫.

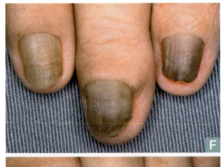
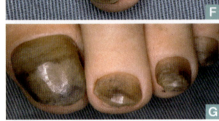
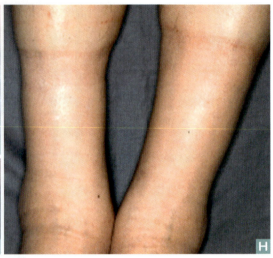

黄色爪症候群
F〜H 69歳男性. 全指趾爪が肥厚し, 黄褐色調を示す. 爪甲は側爪郭と繋がっていないので, 爪床部では爪甲剥離の状態であり, 脱落しやすい. 下腿には浮腫が著明である.

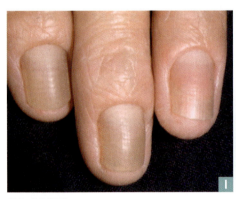
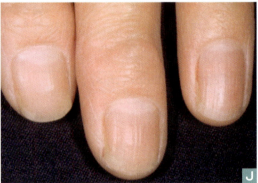

黄色爪症候群
37歳女性.
I 初診時. 爪甲は側爪郭と離れ, 少し黄色調を帯び, 少し不透明である.
J エトレチナートとジョサマイシンを投与し, 2年後に治癒した.

必要な検査
- 胸部X線写真で胸水の貯留.

治療
- クラリスロマイシン(クラリス®)4錠 分2.
- エトレチナート(チガソン®)(10mg)2カプセル 分2.

17 爪の疾患

爪郭炎, 陥入爪
Paronychia, Ingrown nail

頻度 ★★★★☆　緊急度 ★★☆☆☆

東 禹彦
Nobuhiko Higashi

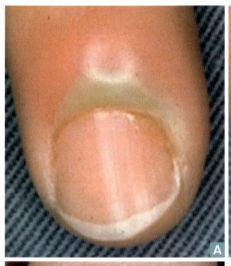
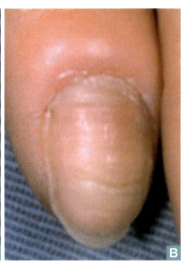
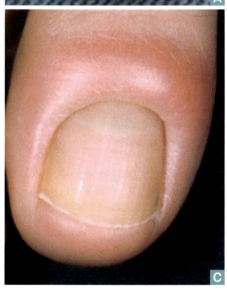

A 急性細菌性爪郭炎．後爪郭部から側爪郭にかけて発赤腫脹し，一部では化膿している．排膿し，抗菌薬を投与する．
B 慢性爪郭炎．後爪郭部に腫脹と軽度の発赤を認める．爪上皮は消失し後爪郭遊離縁は後退している．爪甲表面に横溝を認める．
C 後爪郭部爪刺し(retronychia)．後爪郭部は発赤，腫脹している．爪甲は3か月間伸びていない．排膿することもあるが，抗菌薬は無効である．抜爪する．

疾患の説明
- 急性細菌性爪郭炎は爪郭部皮膚に細菌感染を生じて，発赤，腫脹，疼痛を生じる．
- 慢性爪郭炎は後爪溝に隙間を生じ，その部に感染を生じる．大抵は *Candida* 感染を認める．
- 後爪郭部爪刺しは爪甲に対する外傷を契機として発症し，爪甲の伸びが停止する．後爪郭部に発赤，腫脹を伴う．
- 陥入爪は深爪に外力が加わると生じ，側爪郭部に発赤，腫脹，疼痛を伴い，肉芽を伴うようになる．

診断のポイント
- 後爪郭部爪刺しでは爪甲が伸びないのが特徴．
- 陥入爪では爪甲側縁が短い．

必要な検査
- 急性細菌性爪郭炎では起因菌の検査を行う．
- 慢性爪郭炎では *Candida* の検出を行う．

治療
- 急性細菌性爪郭炎は切開，排膿を行い，起因菌に感受性のある抗菌薬を投与する．

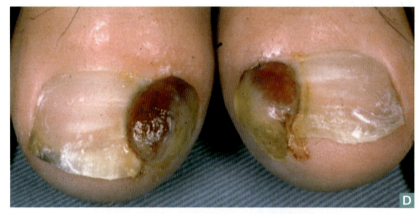

D 陥入爪．両母趾内側に易出血性肉芽を形成している．歩行時に疼痛を伴う．

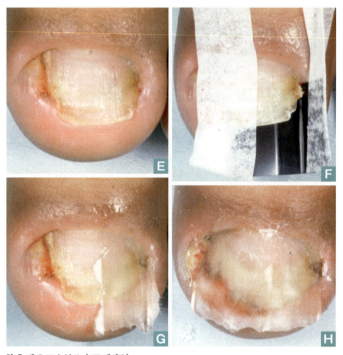

陥入爪のアクリル人工爪療法
E 初診時．
F 一側にX線フィルムを挿入．
G アクリル樹脂で人工爪作製．
H 両側にアクリル人工爪を作製．
陥入爪は深爪により生じる疾患なので，アクリル人工爪を作製し，爪甲を長くする治療法は理論的に優れた方法である．アクリル樹脂は歯科材料なので，入手が容易で，価格も安い．

①ファロペネムナトリウム水和物（ファロム®）　100 mg 1日3回毎食後
- 慢性爪郭炎では抗カンジダ薬の外用，時には内服．
①ルリコナゾール（ルリコン®クリーム）1日1回患部に塗布．

②イトラコナゾール（イトリゾール®）100 mg/日　朝食後内服．
- 後爪郭部爪刺しでは**抜爪**を行う．
- 短く切られた爪甲を長くするために，**陥入爪ではアクリル人工爪を装着**する．

円形脱毛症

Alopecia areata (AA)

齊藤 典充
Norimitsu Saito

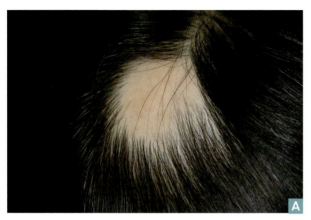

A 頭部に完全に毛髪の脱落した円形の脱毛巣がみられる．

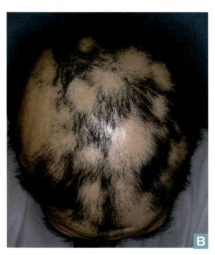

B 円形の脱毛巣が多発している例(多発型)．

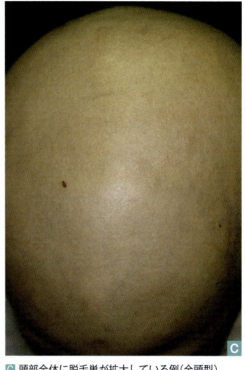

C 頭部全体に脱毛巣が拡大している例(全頭型)．

疾患の概説
- **後天性**に発症する原因不明の脱毛症．円形の脱毛斑が頭部のみならず全身のどの部位にも生じる．
- 脱毛斑が1か所の**単発型**，数か所の**多発型**，頭部全体が脱毛する**全頭型**，頭部のみならず全身の体毛も脱落する**汎発型**，側頭部から後頭部にかけ帯状に脱毛する**蛇行型**に分類される．
- 原因は不明だが自己免疫疾患の1つといわれている．

診断のポイント
- 主に頭部にみられるが，毛髪のみられるどの部位にも生じうる．数mm～数cm大の円形の脱毛斑が1個～数個みられ，時に脱毛斑は融合し拡大する．
- 脱毛斑の周囲の毛髪を軽く牽引した際に容易に脱毛する場合には，脱毛範囲が拡大する可能性が高い．
- 幼少期～高齢者までのどの年代にも発症するが，若年発症も多い．男女差はない．

必要な検査
- 臨床像で診断は可能である．
- ダーモスコピーで黄色点や感嘆符毛を確認．

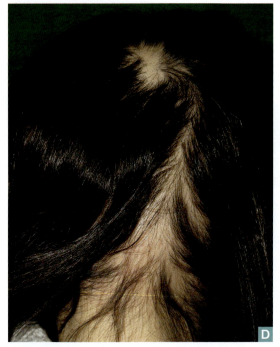

D 急速に脱毛する例では脱毛巣が不整な形を呈することもある．

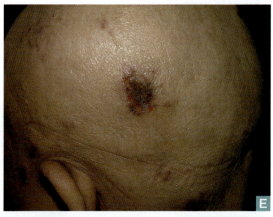

E 円形脱毛症にアトピー性皮膚炎を合併することがある．

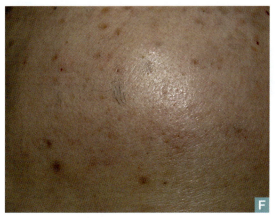

F ステロイド局所注射部位に発毛がみられる．ただし副作用としての毛囊炎も多発．

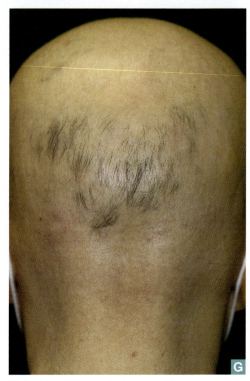

G 紫外線照射後に発毛がみられた例．

治療

- 軽症例

①イソテトランドリン/シクレアニン/セファランチン/ベルバミン配合剤(セファランチン®) 3錠 1日3回，グリチルリチン酸一アンモニウム/グリシン/DL-メチオニン配合錠(グリチロン®配合錠)3錠1日3回内服．
②第二世代抗ヒスタミン薬内服：エバスチン(エバステル®)（10 mg） 1日1回眠前内服．
③ステロイド外用薬：ベタメタゾン酪酸エステルプロピオン酸エステル(アンテベート®ローション) 1日2回外用．
④カルプロニウム塩化物水和物(フロジン®液) 1日2回外用．

- 重症例

①ステロイド局注：トリアムシノロンアセトニド(ケナコルト-A®)5～10 mg/回，皮下注射．
②局所免疫療法．
③紫外線療法：エキシマライト照射．

COLUMN

円形脱毛症診療ガイドライン

齊藤 典充
Norimitsu Saito

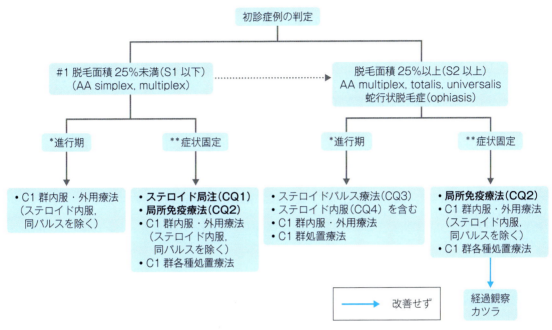

図1 ■ 円形脱毛症治療のアルゴリズム［成人（16歳以上）患者の場合］
#1：S1の最終的判断は発症後3か月以上経過した時の症状で判断することを原則とする．
*進行期：発症3～6か月で，脱毛巣内外に易脱毛性あり，切断毛（感嘆符毛），屍毛を多数みる．
**症状固定：発症6か月以上．拡大傾向なし．脱毛巣内外に易脱毛性，切断毛，屍毛なし．
（荒瀬誠治，坪井良治，山崎正視他：日本皮膚科学会円形脱毛症診療ガイドライン2010．日皮会誌 2010；120：1841-1859 より引用）

　円形脱毛症（alopecia areata；AA）の治療はその重症度や進行の状態によって治療法が選択されるべきであるが，一般診療の場においてさまざまに行われている治療法をどのように選択するかは，各医師の経験と裁量に任されているのが現状である．日本皮膚科学会から発表された「円形脱毛症診療ガイドライン2010」においては，脱毛面積と現在脱毛が進行しているかという2点からアルゴリズムを形成し，推奨すべき治療法を示している．脱毛面積については，頭部全体の25%未満の範囲が脱毛をきたしている場合には軽症，それ以上の範囲に脱毛をきたしている場合には重症と規定している．ガイドラインの中で最も高い推奨度はBであり，ステロイド局注療法と局所免疫療法が挙げられている．また一般的に行われている各種治療法はC群と評価されている．またステロイド内服やステロイドパルス療法は成人の重症例でかつ現在も進行している時期にのみ施行すべきとしている．一方，15歳以下の小児例においてはステロイド局注療法やステロイド内服，パルス療法といった全身投与および紫外線療法は施行すべきではないとされ，現実的には局所免疫療法が治療の柱となる．今後ガイドラインの改訂に伴い現状の治療の推奨度の見直しや新たな治療に対する評価がなされることを期待したい．

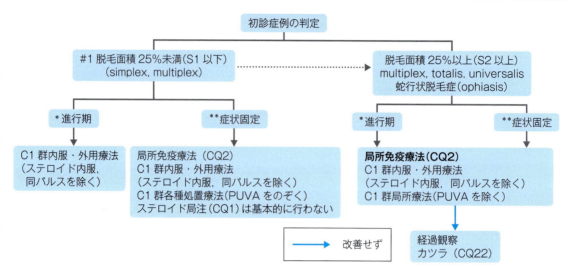

図2 ■ 円形脱毛症治療のアルゴリズム[15歳以下の患者の場合]
#1の脱毛面積(S1, S2以上)判定, また *進行期, **症状固定の判断は成人患者と同じとする.
15才以下のAA患者には「ステロイド全身投与」と「PUVA処置」は, 原則行わないこととする.
(荒瀬誠治, 坪井良治, 山崎正視他：日本皮膚科学会円形脱毛症診療ガイドライン2010. 日皮会誌 2010；120：1841-1859 より引用)

表 ■ クリニカルクエスチョン(CQ), 推薦度, 推薦文のまとめ

臨床質問(CQ)番号と内容	推奨度	推薦文
CQ1 ステロイド局注	B	病状が固定したS1以下の単発型, 多発型の成人症例に用いるべきである.
CQ2 局所免疫療法	B	年齢を問わず症状の固定したS2以上の多発型, 全頭型や汎発型の症例に第一選択肢として行うべきである.
CQ3 ステロイド内服	C1	発症後6か月以内の急速に進行するS2以上の成人症例に用いてもよい.
CQ4 点滴静注ステロイドパルス療法	C1	脱毛が急速に進行しているS2以上の成人症例に用いてもよい.
CQ5 第2世代抗ヒスタミン内服	C1	アトピー素因をもつ単発型および多発型の症例に併用療法との1つとして用いてもよい.
CQ6 セファランチン内服	C1	単発型および多発型の症例に併用療法の1つとして用いてもよい.
CQ7 グリチルリチン, メチオニン, グリシン複合剤(グリチロン®)	C1	単発型および多発型の症例に併用療法の1つとして用いてもよい.
CQ8 ステロイド外用	C1	全病型の第一選択肢として用いてもよい.
CQ9 塩化カルプロニウム外用	C1	単発型および多発型の症例に併用療法の1つとして用いてもよい.
CQ10 ミノキシジル外用	C1	単発型および多発型の症例に併用療法の1つとして用いてもよい.
CQ11 冷却療法	C1	単発型および多発型の症例に併用療法の1つとして行ってもよい.
CQ12 直線偏光近赤外線照射療法(スーパーライザー療法)	C1	単発型および多発型の症例に併用療法の1つとして行ってもよい.
CQ13 PUVA療法	C1	成人例で局所免疫療法が無効な全頭型や汎発型の成人例に行ってもよい.
CQ14 シクロスポリンA内服	C2	現時点では推奨できない.
CQ15 漢方薬内服	C2	現時点では推奨できない.
CQ16 精神安定剤内服	C2	用いないほうがよい.
CQ17 アンスラリン外用	C2	用いないほうがよい.
CQ18 星状神経節ブロック	C2	行わないほうがよい.
CQ19 催眠療法	C2	行わないほうがよい.
CQ20 鍼灸治療	D	行うべきではない.
CQ21 分子標的治療薬	D	用いるべきではない.
CQ22 カツラ	C1	局所免疫療法が無効な多発型・全頭型・汎発型に用いてもよい.

B群：行うよう勧められる. C1群：行ってもよいが十分な根拠はない. C2群：行わないほうがよい. D群：行うべきではない
(荒瀬誠治, 坪井良治, 山崎正視他：日本皮膚科学会円形脱毛症診療ガイドライン2010. 日皮会誌 2010；120：1841-1859 より引用)

男性型脱毛症
Male pattern alopecia

齊藤 典充
Norimitsu Saito

頻度 ★★★★★　緊急度 ★☆☆☆☆

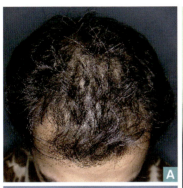
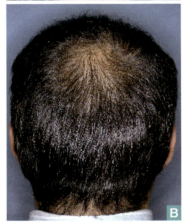
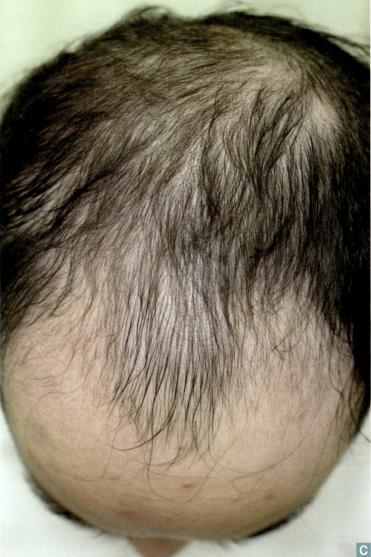

A 前頭部を主体に軟毛化による脱毛を認める．
B 頭頂部を主体に軟毛化による脱毛を認める．
C 進行し前頭部と頭頂部の脱毛が融合することもある．

疾患の概説
- 中高年の男性では，頭頂部ないし前頭部，あるいはその両方にみられる．
- 閉経後の女性では，主に頭頂部にみられる．
- 男性ホルモンが頭髪の毛乳頭に作用することにより毛髪が徐々に軟毛化し，毛髪のボリュームが減ることをその機序とする，徐々に進行する脱毛症．
- 遺伝性があるといわれている．

診断のポイント
- 男性の頭頂部(O型)，前頭部(M型)に軟毛化がみられるパターン化した脱毛．
- 女性では頭頂部に軟毛化がみられる．
- 男性では30～40歳代で発症することが多いが10歳代後半で発症することもある．男性の全年齢をあわせると1/3の人に男性型脱毛がみられる．
- 女性では閉経後に発症．

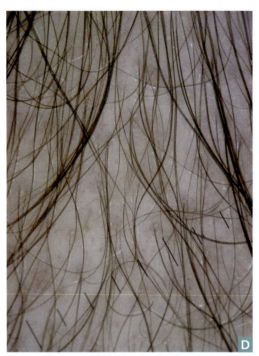

D 男性型脱毛ではダーモスコピーで20%以上の毛髪の軟毛化がみられる．

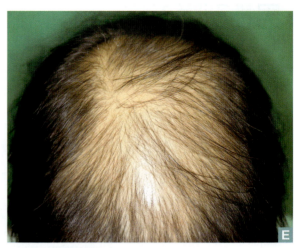

E 女性では頭頂部に軟毛化による脱毛を生じる．

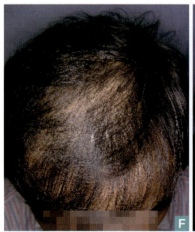
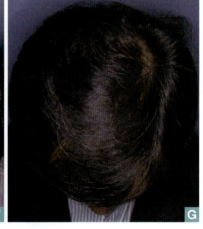

F 前頭部を主体に軟毛化による脱毛を認める（治療前）．
G F の治療後．毛髪のボリュームが回復している（フィナステリド内服10か月後）．

- 徐々に進行する．

必要な検査
- 臨床像で診断可能．
- ダーモスコピーで頭髪全体の約20%以上が軟毛であれば診断可能．

治療
- ミノキシジル（リアップ）外用（男性5%，女性1%）
- フィナステリド（プロペシア®）（1 mgないし0.2 mg）1錠　1日1回内服．
- デュタステリド（ザガーロ®）（0.1 mgないし0.5 mg）1錠　1日1回内服．
- 市販の育毛薬外用．
- 自身の毛髪の植毛．

各論 18 毛に関する疾患

外傷性脱毛
Traumatic alopecia

頻度 ★★☆☆☆　緊急度 ★★☆☆☆

齊藤 典充
Norimitsu Saito

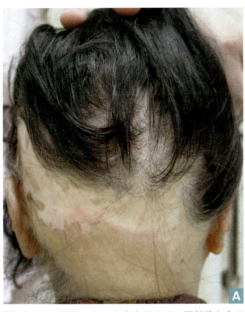

A 後頭部に熱傷による瘢痕を認める．同部位からの発毛はみられない．

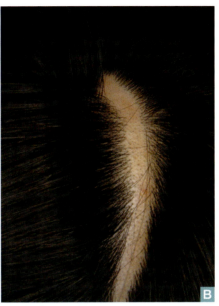

B 頭頂部から後頭部にかけての脱毛層を認める．一部痂皮を付着し自身で抜毛をした結果生じた脱毛巣である．

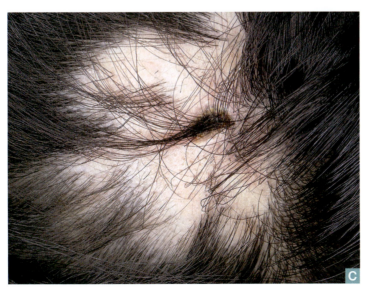

C トリコチロマニア．被髪頭部に生じた脱毛巣である．不規則に毛髪が残存．毛孔に一致して痂皮を付着していることから自身で抜毛した抜毛症である．

疾患の概説
- 熱傷や外傷，炎症性や腫瘍性皮膚疾患の終末期において皮膚に瘢痕を形成し，その結果毛包も破壊され脱毛をきたした状態．
- **トリコチロマニア**はストレスに起因して自身の毛髪を抜去することによって生じる脱毛症．

診断のポイント
- 明らかな外傷機転があるか，脱毛をきたす前に円板状エリテマトーデスなどの膠原

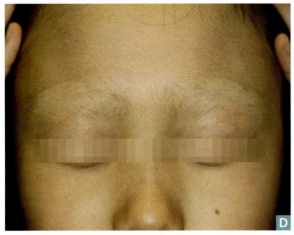
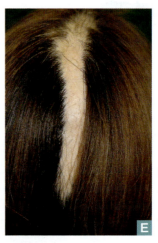

D 抜毛症は眉毛部にみられることもある．

E 後頭部にみられる脱毛巣．毛髪を牽引し続けることにより脱毛を生じることもある．

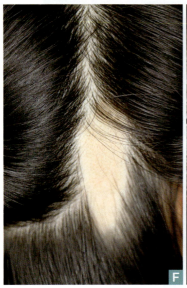
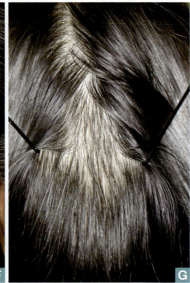

F 手術時の頭部固定器具の長時間圧迫により生じた脱毛巣．
G Fと同部位．3か月後には硬毛の発毛がみられる．

病，あるいはケルスス禿瘡などの感染症といった炎症性皮膚疾患や腫瘍性疾患の存在を確認できる．
- 皮膚には瘢痕が形成されていることが多い．
- トリコチロマニアは，自身で抜毛しているという事実を確認する．臨床的に途中で折れた長さの一定ではない毛髪が脱毛巣内に残存するなど不規則な脱毛巣をきたしていることで確認できる．

必要な検査
- 円板状エリテマトーデスなどの膠原病が疑われる場合には採血で自己抗体を証明する．真菌感染症が疑われる場合には毛髪を抜去し，KOH法で真菌成分を確認．
- 腫瘍が存在する場合は時にダーモスコピーが診断の助けとなる．
- トリコチロマニアはダーモスコピーで不規則に折れた毛髪と，時に無理な毛髪の抜去により生じる毛孔のわずかな出血がみられることがある．

治療
- 瘢痕を形成している場合には永久的な脱毛であるために発毛は望めない．脱毛巣を目立たなくするためには外科的切除が必要．
- トリコチロマニアでは，ストレスの要因を探りストレスの軽減を図る．そして自身で頭髪を触らないように帽子やバンダナの装着が有効．また心療内科ないし精神科的なアプローチを必要とすることもある．

各論 18 毛に関する疾患

薬剤性脱毛症，内分泌・代謝障害による脱毛症，膠原病による脱毛症
Drug induced alopecia, Alopecia related to endocrine or metabolic disorder, Alopecia related to collagen diseases

齊藤 典充
Norimitsu Saito

頻度 ★★☆☆☆　緊急度 ★☆☆☆☆

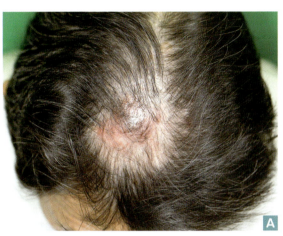

A 円板状エリテマトーデスによる脱毛．頭部に不整形の脱毛斑がみられる．脱毛斑の表面には鮮紅色紅斑を認め，皮膚は萎縮している．

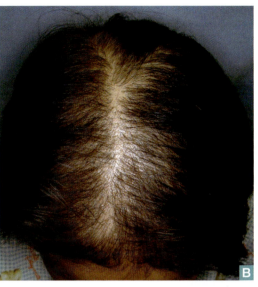

B 人工透析を10年継続中の患者．皮膚の乾燥と頭部のびまん性脱毛を認める．毛髪は乾燥し，脆い．

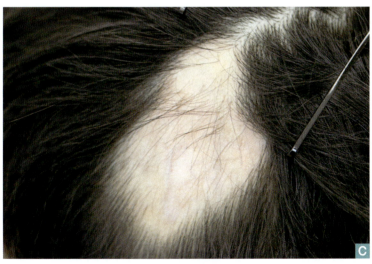

C 斑状強皮症による脱毛．被髪頭部に皮膚の萎縮，陥凹を伴う脱毛巣を認める．

■ 疾患の概説
- 脱毛をきたす明らかな要因によって生じる．
- 緩徐に進行する脱毛であり，頭頂部ばかりでなく頭部全体に脱毛が及び疎毛となる．慢性びまん性休止期脱毛の状態．
- 早期に原因を発見し治療することによって回復が期待できる．

■ 診断のポイント
- 慢性かつ緩徐に進行し，頭部全体に及ぶ．
- 頭部全体が疎毛の状態となる．
- 円形脱毛症のような円形の完全に毛髪が脱落する脱毛巣は形成しない．
- 男性型脱毛のような軟毛化はみられない．
- 頭皮に炎症性皮膚疾患や腫瘍，瘢痕などは

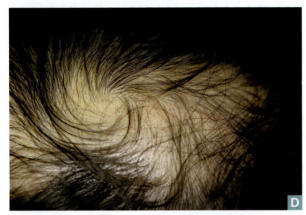

D 深在性エリテマトーデス初期病変にみられた脱毛．後頭部の不整形脱毛巣．皮膚には淡い紅斑を認め，紅斑表面では毛髪が減少している．

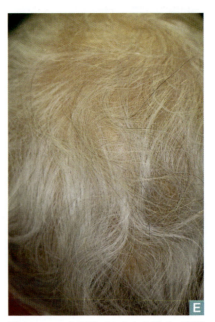

E Sjögren症候群でみられた脱毛．頭部全体の毛髪が粗になっている．頭皮に紅斑はみられない．

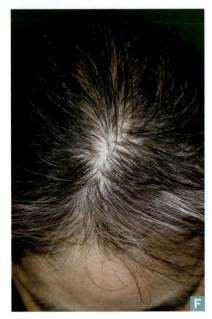

F 甲状腺機能亢進症に伴う脱毛．前頭部から頭頂部の毛髪が粗毛である．軟毛化はみられず，頭皮に炎症はみられない．

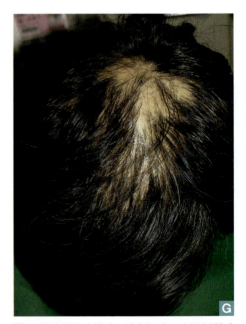

G 甲状腺機能亢進症の症例に生じた円形脱毛症．頭頂部に円形の脱毛巣がみられる．

- みられない．
- 脱毛をきたす明らかな要因がある．
- 明らかな全身性の疾患がみつからない場合には，常用している薬剤の内容を確認．三環系抗うつ薬やある種の降圧薬，高プロラクチン血症をきたす薬剤を摂取している場合には薬剤性脱毛をきたす可能性がある．

必要な検査
- 全身症状を確認．
- 内分泌・代謝障害や膠原病，腎不全などそれぞれの病態に合致した臨床症状と検査所見を確認．

治療
- 脱毛をきたす全身疾患を検索し，その治療を速やかに行う．
- 脱毛をきたす薬剤の摂取歴を確認し，可能であればほかの薬剤への変更を検討．
- 早期に治療すれば回復しうる．

各論 19 粘膜の疾患

口唇炎
Cheilitis

頻度 ★★★★★ 緊急度 ★☆☆☆☆

人見 勝博・伊崎 誠一
Katsuhiro Hitomi・Seiichi Izaki

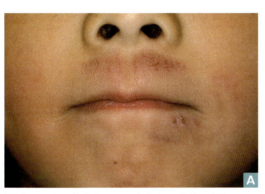

A なめまわし皮膚炎．口唇を中心に舌が届く範囲に限局する皮膚炎で，幼小児に好発．乾燥となめまわしによる刺激性接触皮膚炎．

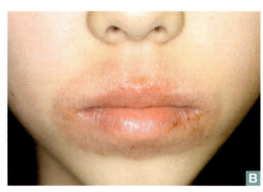

B アレルギー性接触皮膚炎．口唇に留まらず，周囲に拡大することもある．口唇に触れるものを聴取し，パッチテストで評価．

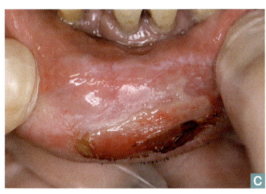

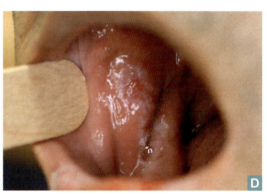

C, D 扁平苔癬．口唇および，頬粘膜に好発する網目状ないしレース状の白色線状皮疹．病理組織学的に形質細胞が稠密に浸潤する例は，開口部形質細胞症と診断することがある．

疾患の概説
- 口唇や口唇の周囲に皮膚炎を生じる疾患群の総称．
- 乾燥や物理刺激，紫外線，アレルギー，膠原病，感染症，ビタミンB_2・B_6の欠乏などが原因．

診断のポイント
- 接触アレルゲン（リップクリーム，口紅，歯磨き粉，食品，金属，薬剤など）の有無．
- 口唇以外の皮疹や粘膜疹（舌・口腔粘膜）の有無．
- 鱗屑，白苔，小水疱，膿疱の有無．

必要な検査
- 小水疱があれば，Tzanck試験でウイルス性巨細胞の有無を確認．
- 鱗屑や白苔があれば，真菌鏡検で*Candida*の有無を確認．
- パッチテスト（金属や日常品）．
- 採血（抗核抗体，抗SS-A抗体，抗SS-B抗体）．
- 皮膚生検（扁平苔癬，肉芽腫性口唇炎，円板状エリテマトーデス，日光口唇炎では必須）．

治療
- なめまわし皮膚炎，接触皮膚炎，扁平苔癬，円板状エリテマトーデス．
①ヒドロコルチゾン酪酸エステル（ロコイド®軟膏）1日2回外用．
- ヘルペス性口唇炎：以下のいずれかを用いる．
①ビダラビン（アラセナ-A軟膏）1日3～4回 毎食後外用（軽症例）．
②ファムシクロビル（ファムビル®錠）（250

S 303

口唇炎

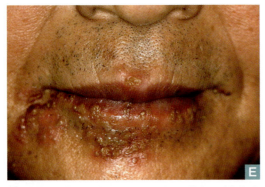

E ヘルペス性口唇炎．口唇および，口腔内に破れやすい小水疱が多発集簇する．

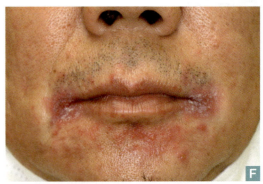

F カンジダ性口唇炎．ステロイド外用中，または免疫が低下した患者の口角部に好発し，白苔や小膿疱を伴う．口唇や舌，口腔内粘膜にも生じる．

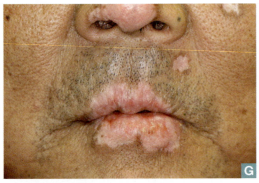

G 円板状エリテマトーデス．口唇および，露光部（顔面・頭部・耳介）に好発する萎縮性角化性紅斑．

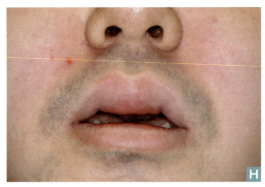

H 肉芽腫性口唇炎．口唇と口唇周囲に発赤，腫脹，硬結を認める．

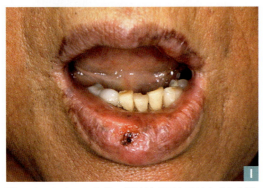

I 日光口唇炎．長期的に紫外線曝露を受けた中年以降の男性の下口唇に好発する角化性紅斑．びらん，潰瘍を伴うこともある．上皮内がんである．

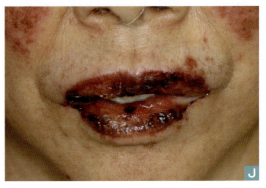

J Stevens-Johnson 症候群．発熱，眼球結膜充血，口唇や口腔内にびらんを認め，体幹・四肢には滲出性紅斑が多発する．

mg）1日3錠　分3　5日．
- カンジダ性口唇炎．
  ①ケトコナゾール（ニゾラール®クリーム）1日3〜4回　毎食後外用．
- 肉芽腫性口唇炎．
  ①口腔内の歯科金属の除去，慢性感染病巣の治療．
  ②トラニスト（リザベン®カプセル）（100 mg）1日3カプセル　分3．
- 日光口唇炎．
  ①外科的切除（病変が小さいときまたは進行例）．
  ②電気焼灼，炭酸ガスレーザー焼灼．
- Stevens-Johnson 症候群，中毒性表皮壊死症：至急，入院設備のある病院の皮膚科専門医へ紹介．

舌の疾患
Diseases of the tongue

頻度 ★★★★☆　緊急度 ★★☆☆☆

天笠 光雄
Teruo Amagasa

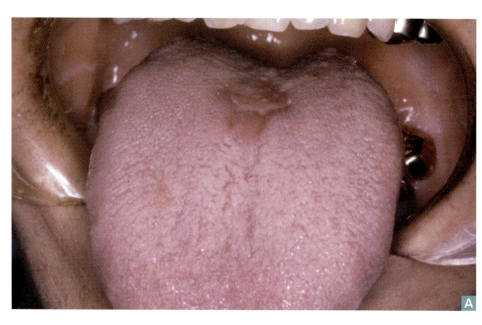

A　正中菱形舌炎.

1 正中菱形舌炎　median rhomboid glossitis
- 舌の正中後方で分界溝の前方部に，菱形や楕円形でやや発赤してみられる．時に軽度に隆起し，腫瘤を形成することもある．
- 通常，自覚症状はない．
- 成因は個体発生段階における無対結節の残存により起こるとされていたが，小児での発症はきわめて少なく，上皮内にCandidaがみられることから，慢性カンジダ感染症との説が有力である．

2 溝状舌　fissured tongue
- 舌の表面に多数の溝がほぼ対称的にみられる状態で，溝の中は舌乳頭の発達が乏しい．
- 溝の深さはさまざまで，症状は熱いものや刺激物に痛みを感じる．
- 報告者によって異なるが，健常人でも1〜10％程度にみられる．
- Melkersson-Rosenthal症候群の一症状として，肉芽腫性口唇炎，顔面神経麻痺とともに発症することもある．

3 地図状舌　geographic tongue
- 舌の表面に白色〜黄白色に縁取りされ，平坦で軽度の発赤としてみられる．大きさ，形，数はさまざまである．
- 発赤した部分は糸状乳頭がなく，形が変化することから移動性舌炎とも呼ばれる．
- 女性に多く，家族性に発生することが多い．
- 軽度の刺激痛を伴うことが多く，病変が大きいと，がんを心配する患者もいる．

4 毛舌・黒毛舌　hairy tongue
- 軟らかい食事のみを摂取していると糸状乳頭が剥離せず，長く伸びて舌苔が黄白色となることがあり，摘まむと毛筆の先のようにみえることから毛舌と呼ぶ．
- 抗菌薬やステロイドを服用していると菌交代現象が起こり，ある種の細菌やCandida菌の感染により毛舌が黒色となることがある．これを黒毛舌と呼ぶ．
- 舌清掃具で軽く擦過すると1週間くらいで治癒する．

5 大舌症　macroglossia
- 先天的に舌が大きく口から外に飛び出していることがある．
- 先天性筋線維肥大，巨端症やDown症などにみられ，原因不明のこともある．
- 血管腫やリンパ管腫に伴って大舌症を呈することがある．

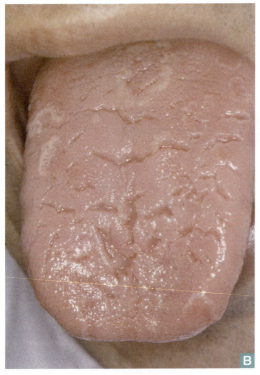

B 溝状舌．舌背に多数の溝がみられ，地図状舌を合併している．

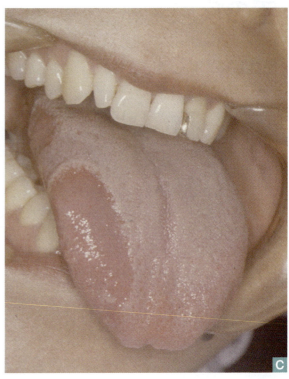

C 地図状舌．舌右側に大きな赤い病変がみられ，がんを心配して来院．

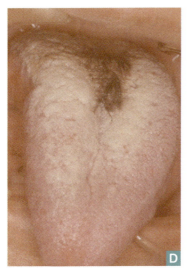

D 黒毛舌．舌の中央後方部に茶褐色の病変がある．

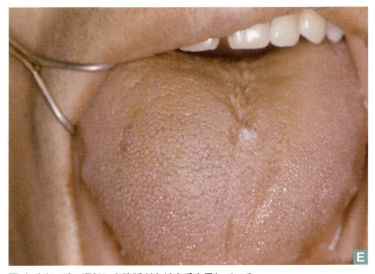

E 大舌症．舌の深部に血管腫があり大舌を呈している．

口腔粘膜アフタ，粘膜苔癬など
Aphthous stomatitis, Oral lichen planus

頻度 ★★★★★　緊急度 ★★☆☆☆

川上 民裕
Tamihiro Kawakami

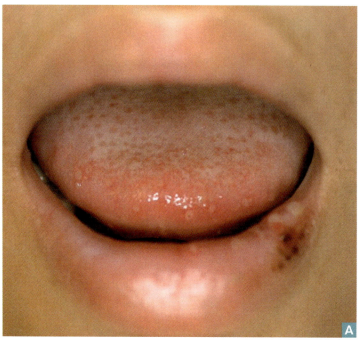

A Behçet病でみられた下口唇左側と舌のアフタ．

疾患の概説
- アフタと口内炎は同じものを指す．
- 大きさ3〜10 mm．
- 円形，楕円形，卵円形の境界明瞭な粘膜疹．
- 表面は黄白色から黄色，灰白色の偽膜で覆われる．
- 偽膜を剝離すると出血し，びらんか小潰瘍を残すため，"アフタ性潰瘍"や"潰瘍性口内炎"と記載される．
- アフタの初期臨床像は白色変化でしかない．
- 扁平苔癬が口腔内にできると，白色線条（レース状模様）で粘膜苔癬．

診断のポイント
- アフタ・口内炎のみで疾患を鑑別するのは困難（随伴症状や臨床経過を参考に鑑別）．
- 大型のアフタ・口内炎は，Behçet病（→S 237頁）が疑われる．
- アフタ・口内炎のほかに，陰部潰瘍をみた場合は，Behçet病を強く疑う．
- 粘膜苔癬は，大臼歯に接する頬粘膜や下口唇粘膜で多い．
- ヘルペス感染症（→S 96頁）であれば，中心臍窩性水疱が，口囲，口唇，口腔内に多数できる．
- 尋常性天疱瘡（→S 241頁）は，口腔粘膜のみに限局する例もある．

必要な検査
- 再発性，難治性アフタ・口内炎は，Behçet病，Sweet病，ヘルペス感染，全身性エリテマトーデス（SLE）などの精査．
- 尋常性天疱瘡なら，抗デスモグレイン1・3抗体測定．

治療
- ほとんどの口内炎は健常人でも観察される：トリアムシノロンアセトニド（ケナログ®軟膏）（5g）1日　2〜3回外用．
- 単純ヘルペス感染：アシクロビル（ゾビラックス®軟膏）（5g）1日　2〜3回外用．
- 基礎疾患の治療を行う．

口腔粘膜アフタ，粘膜苔癬など

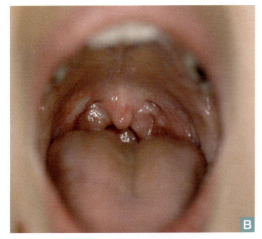

B Behçet 病でみられた軟口蓋のアフタ．

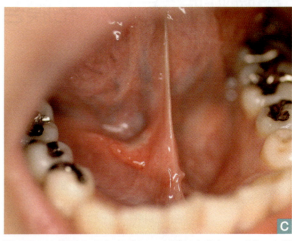

C Behçet 病でみられた舌下の大型口内炎（アフタ）．直径 10 mm に至る大型の口内炎は，Behçet 病が疑われる．

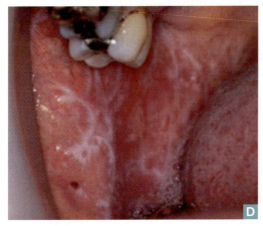

D 口腔粘膜苔癬．右頬粘膜の白色線条（レース状模様）は Wickham 線条と言われる．

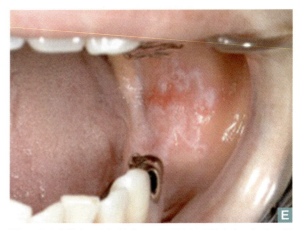

E 口腔粘膜苔癬．左頬粘膜の不規則な浸潤性白斑．角化の異常を伴うため粘膜上皮は白く硬い．

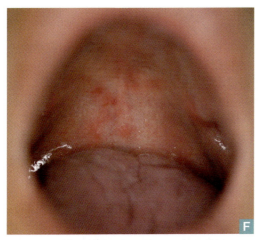

F SLE でみられた硬口蓋の紅暈を伴う白色病変．

悪性腫瘍随伴性皮膚症
Paraneoplastic dermatoses (PND)

佐野 栄紀
Shigetoshi Sano

頻度 ★☆☆☆☆　緊急度 ★☆☆☆☆

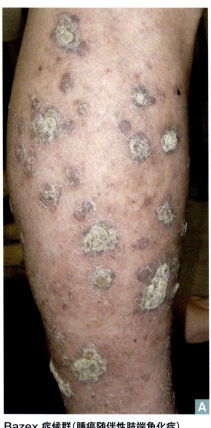
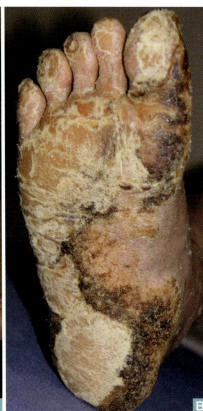
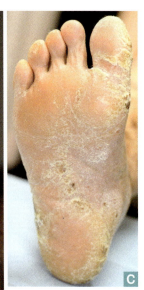

Bazex 症候群（腫瘍随伴性肢端角化症）
72歳男性.
A, B 約1年半前より手背，下腿，足底に一部乾癬様の分厚い角化を伴う局面が多発.
C 画像検査により胆嚢がん（腺がん）が発見され，手術を受けた．術後すべての皮疹は軽快した．

疾患の概説
- 悪性腫瘍随伴性皮膚症（PND）は，悪性腫瘍の存在，あるいは悪性腫瘍の発生に関連した生物学的環境（たとえば免疫・代謝系などの変調）が皮膚に作用し生じるさまざまな症状.
- 悪性腫瘍が直接皮膚に転移，浸潤して生じる病変は含めない.
- 臨床的には，①悪性腫瘍が先行する場合，②悪性腫瘍と PND が同時に発症する場合，③ PND が先行する場合の3型がありうる.
- 悪性腫瘍と PND の病因の相関について多くは不明である.

診断のポイント
- ありふれた皮膚症状にみえても難治であれば，PND の可能性を考慮し悪性腫瘍の発見に努める.
- 主な PND を症状スペクトラムごとに分類した（表）.
- これらは図のようにスペクトラムが重複している．
- 瘙痒性 PND や水疱症，Sweet 病など好中球性皮膚症は，広義の免疫変調に伴うものと考えられる．

必要な検査
- PND のスペクトラムに応じた検査を行う．

悪性腫瘍随伴性皮膚症

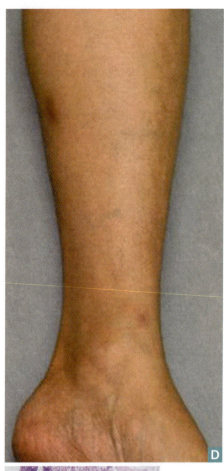

表 ■ 主なPND

瘙痒性皮疹・湿疹皮膚炎病変
・慢性痒疹
・皮膚瘙痒症
・紅皮症（太藤病を含む）
・皮膚筋炎の瘙痒性紅斑（ショール徴候など）
角化症
・後天性魚鱗癬
・Leser-Trélat徴候
・黒色表皮腫
・腫瘍随伴性肢端角化症（Bazex症候群）
・皮膚筋炎の角化病変[Gottron徴候, 機械工の手(mechanic's hands)]
紅斑症・膿皮症・好中球性皮膚症
・慢性遊走性結節性紅斑
・壊死性遊走性紅斑
・皮下結節性脂肪壊死症
・匐行性迂回状紅斑
・Sweet病
・壊疽性膿皮症
水疱症
・腫瘍随伴性天疱瘡
・水疱性類天疱瘡
・瘢痕性（粘膜性）天疱瘡
免疫変調・日和見感染に伴うもの
・汎発性帯状疱疹
・角化型疥癬
・膠原病
その他
・後天性毳毛性多毛症

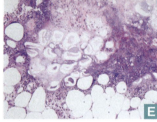

皮下結節性脂肪壊死症
67歳女性.
D 両下腿に圧痛を伴う硬結を触れる紅斑が多発.
E 脂肪組織の壊死を取り囲む, 好中球を含む稠密な炎症細胞浸潤を認めた. アミラーゼ, リパーゼ高値より, 膵がんが発見された. 手術および化学療法後に皮疹は消失.

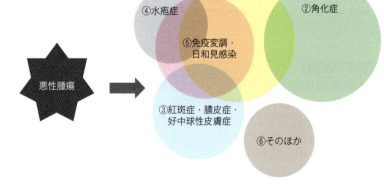

図 ■ PNDのスペクトラム

治療

- PNDに個別の皮膚科的治療を行うが, 悪性腫瘍の治療によって自然消退する場合がある.

糖尿病・代謝障害と皮膚病変

Skin diseases associated with diabetes and defective metabolism

山岡 俊文
Toshifumi Yamaoka

頻度 ★★★☆☆　緊急度 ★★★☆☆

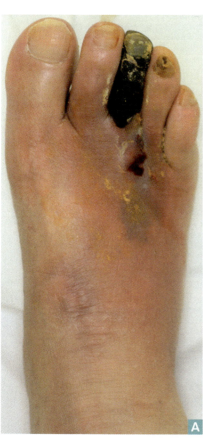
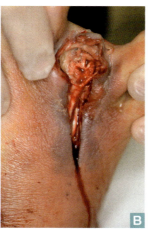
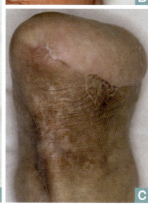

糖尿病性壊疽
62歳男性．糖尿病の罹病期間30年，網膜症，腎症，神経障害を合併．
A 数日前に自転車から転倒．第3趾から出血するも自覚症状なく放置．
B 局麻下に切断するも，腱を伝い足背にかけて炎症が波及．
C Chopart 関節からの離断を余儀なくされた．

疾患の概説
- 糖尿病・代謝障害に伴う皮膚病変は多岐にわたる．
- 皮膚病変から耐糖能異常，糖尿病と診断できる場合もある．
- 神経障害を伴う糖尿病性潰瘍に細菌感染症を併発した場合は重症化しやすい．
- 糖尿病性壊疽は治療抵抗性で，肢切断を余儀なくされる場合もしばしば．

診断のポイント
- 糖尿病性潰瘍について述べる．
- 神経障害のため，知覚低下，足の変形により骨突出部が形成され，同部に潰瘍を形成する．
- 糖尿病の罹病期間が15年以上と長い患者に多い．
- 好発部位は神経障害に伴う潰瘍では足底，関節の変形部などの荷重部．その一方で，末梢循環障害に伴う虚血性潰瘍では趾尖端や足縁などに好発．
- 自律神経障害のため潰瘍周囲の皮膚は乾燥している．

必要な検査
- 足関節上腕血圧比において0.9以下で末梢動脈の狭窄，閉塞が疑われる．また1.4を超える場合でも末梢動脈の石灰化が疑われる．
- 皮膚組織灌流圧が40 mmHg以下で末梢の虚血が疑われる．
- 痛覚，振動覚，触圧覚などの感覚検査やアキレス腱反射などを行い，神経障害の有無について判定する．

治療
- 末梢動脈の閉塞が疑われる場合は，エコー，

表 ■ 糖尿病・代謝障害に関連する皮膚病変

糖尿病・耐糖能異常の発見につながる皮膚疾患	
汎発性環状肉芽腫	淡紅色の隆起性環状皮疹
澄明細胞汗管腫	女性の眼瞼周囲にみられる黄褐色丘疹
Dupuytren 拘縮	掌蹠にみられる皮下結節
リポイド類壊死症	下腿伸側にみられる浸潤を伴う紅褐色局面
痒疹	痒みを伴う充実性の丘疹
糖尿病の重症度を反映する皮膚疾患	
糖尿病性浮腫性硬化症	項部，上背部に生じる硬化性局面
verrucous skin lesions on the feet in diabetic neuropathy	荷重部に生じる角化性疣状局面
前脛骨部色素斑	類円形の褐色萎縮斑
後天性反応性穿孔性膠原線維症	体幹，四肢に多発する角栓を伴う丘疹
糖尿病性黄色腫	黄色の丘疹
糖尿病に伴い救急を要する場合がある皮膚疾患	
壊死性筋膜炎	発赤，腫脹，熱感で発症し，急速に拡大
糖尿病性潰瘍	真皮に及ぶ皮膚欠損
糖尿病性壊疽	黒色壊死を付着する
糖・タンパク・アミノ酸代謝異常と皮膚疾患	
皮膚アミロイドーシス	硬い丘疹
粘液水腫	圧痕を残さない浮腫
ムコ多糖症	皮膚の弾力性が低下，多毛，色素異常など
脂質代謝異常と皮膚疾患	
黄色腫	関節背面に好発する丘疹，結節
電解質代謝異常と皮膚疾患	
皮膚石灰沈着症	皮下の結節
ヘモクロマトーシス	青〜灰色のびまん性色素沈着
核酸代謝異常と皮膚疾患	
痛風	耳介や指趾関節部に生じる結節
ポルフィリン代謝異常と皮膚疾患	
ポルフィリン症	光線過敏症など

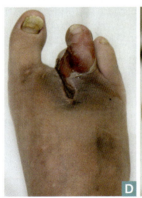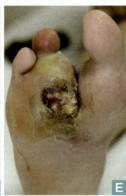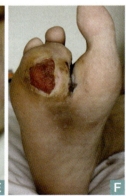

糖尿病性潰瘍
35歳男性．糖尿病の罹病期間15年，足趾の切断を繰り返している．網膜症，腎症，神経障害を合併．5日前から悪寒，数日前から右足の疼痛を自覚．
D，E 右第4趾は著明に発赤．足底に潰瘍があり周囲に尋常性疣贅を認める．
F 神経障害に伴う骨の変形により，骨突出部の潰瘍は難治性．装具の修正を依頼中．

CT，MRI，血管造影などを適宜追加し，血行再建術の必要性について検討する．
- 薬物療法としては，抗血小板薬の内服，プロスタグランジン E_1 製剤の点滴に加え，必要に応じて感受性のある抗菌薬の投与を行う．
- 同様に創部感染の有無を判断し外用薬を選択する．
- 足の変形が強い患者に対しては，足に適合した履物の指導や装具の作製なども考慮する．

COLUMN

糖尿病性潰瘍・壊疽診療ガイドライン

池上 隆太
Ryuta Ikegami

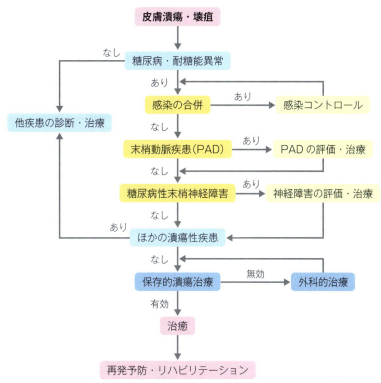

図 ■ 糖尿病性潰瘍・壊疽診療のアルゴリズム
（爲政大幾，安部正敏，中西健史他：創傷・熱傷ガイドライン委員会報告—3：糖尿病性潰瘍・壊疽ガイドライン．日皮会誌 2012；122：281-319 より引用，改変）

　糖尿病性潰瘍・壊疽とは，末梢動脈疾患（peripheral arterial disease; PAD）と糖尿病性末梢神経障害の一方，もしくは両方を有する糖尿病患者に生じた，慢性ないし進行性の潰瘍性・壊死性病変である．したがって糖尿病患者の潰瘍では，これらの合併症および潰瘍発症や進行に関わる感染の有無を評価し，治療することが重要である．

　中等～重症の感染では抗菌薬を全身投与する．感染コントロール目的の外科的デブリードマンは推奨されるが，PAD を有する場合は潰瘍が悪化することもあり慎重に判断する．PAD があれば血行再建術や抗血栓薬，血管拡張薬などを考慮する．神経障害性潰瘍では圧力分散のため免荷装具を検討し，血管拡張薬を考慮する．

　保存的治療において，感染徴候のない潰瘍には滲出液が少ない～適正であればトラフェルミン，プロスタグランジン E_1 製剤，トレチノイントコフェリルを，過剰もしくは浮腫が強ければブクラデシンナトリウムを外用する．ドレッシング材を用いてもよい．陰圧閉鎖療法も有用である．感染があればカデキソマー・ヨウ素，スルファジアジン銀，精製白糖/ポビドンヨード配合製剤などを外用する．

　治癒後も再発に留意する必要がある．

内分泌疾患と皮膚病変

Endocrinopathy and skin lesions

頻度 ★★★★★　緊急度 ★★★★★

濱﨑 洋一郎
Youichiro Hamasaki

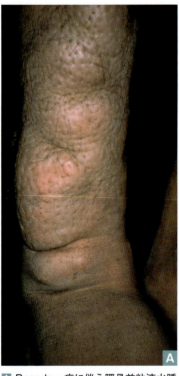

A Basedow病に伴う脛骨前粘液水腫．右下腿前面に淡紅色～褐色の結節を認め，表面はオレンジ皮様である．
[濱﨑洋一郎：ムチン沈着症看護学テキストシリーズ NiCE 疾病と治療Ⅳ，松田 暉，荻原俊男，難波光義他（編），南江堂，東京，2010；136 より引用]

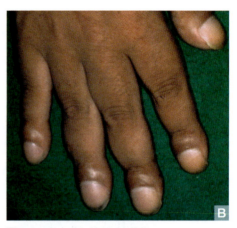

B Basedow病に伴うばち状指．

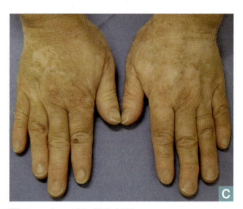

C Basedow病に伴う白斑．

疾患の概説

- 内分泌異常により各疾患に特徴的な皮膚病変，皮膚温，発汗および色調の変化，爪と毛髪の異常などさまざまな所見が出現する．
- **Basedow病に伴う脛骨前粘液水腫は，ヒアルロン酸沈着による下腿前面の対称性，褐色～暗紅色結節であり**，毛孔が開大してオレンジ皮（peau d'orange）様を呈する．
- **甲状腺機能低下症に伴う汎発性粘液水腫**の皮膚は**冷たく乾燥**し，指圧痕を残さない**浮腫**を認め，四肢伸側は魚鱗癬様となる．頭部と眉毛外側1/3の脱毛や巨舌を生じる．
- Cushing症候群は満月様顔貌，皮膚萎縮線条，多毛，痤瘡，紫斑，黒色表皮腫などを伴う．
- Addison病の色素沈着は全身性で，特に乳暈，陰股部などの生理的色素沈着部，顔面などの日光曝露部，手掌紋理に強く，口腔粘膜や舌，爪甲にも出現する．
- 褐色細胞腫は発作性の多汗，顔面蒼白，稀に網状皮斑を伴う．
- グルカゴノーマ症候群では，低アミノ酸血症による壊死性遊走性紅斑をみることがある．

診断のポイント

- 汎発性粘液水腫は筋症状，筋原性酵素の上昇を伴うため，皮膚筋炎との鑑別を要す．

必要な検査

- 各疾患に対応するホルモン値を測定する．

治療

- 各疾患に対応して薬物治療，外科的治療など行う．

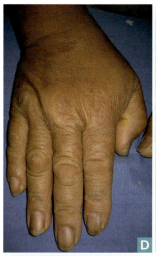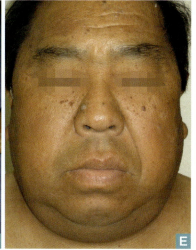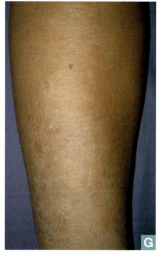

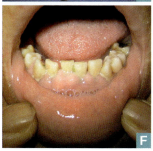

甲状腺機能低下症に伴う汎発性粘液水腫
D 手指の浮腫と乾燥，角化をみる．
E 顔面，眼瞼の浮腫，厚い口唇，眉外側の脱毛を認める．
F 歯肉に腫脹がある．
G 下腿の皮膚は乾燥，粗糙で，指圧痕を残さない浮腫がある．
[濱﨑洋一郎，簑持　淳：(Part5)特殊な皮膚筋炎と鑑別疾患 (case14) 皮膚筋炎との鑑別を要した粘液水腫．Visual Dermatol 2012；11：858 より引用]

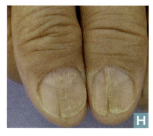

H 橋本病，甲状腺機能低下症にみられた匙状爪．縦溝を伴っている．

表 ■ 内分泌疾患と皮膚病変

内分泌疾患	特徴的病変	そのほかの主な病変	皮膚性状の変化
Basedow 病	脛骨前粘液水腫	ばち状指，手掌紅斑，脱毛，白斑，爪甲剥離 (Plummer's nail)	発汗亢進 温かく，湿潤 色素沈着
甲状腺機能低下症	汎発性粘液水腫	指圧痕のない浮腫，巨舌，脱毛，眉外側 1/3 脱毛 (Hertoghe 徴候)，匙状爪，爪甲の剥離・脆弱化・縦溝	発汗低下 冷たく，乾燥 毛孔角栓
Cushing 症候群		満月様顔貌，皮膚萎縮線条，多毛，痤瘡，紫斑，黒色表皮腫	萎縮，色素沈着
Addison 病	皮膚・粘膜色素沈着	爪甲色素線条，女性で腋毛減少	
先端巨大症	特徴的顔貌（浮腫状の眼瞼，下口唇・鼻の肥大，深い皺）	脳回転状皮膚，巨舌，多毛，黒色表皮腫，軟線維腫，爪甲肥厚，匙状爪	皮脂分泌亢進 発汗亢進，肥厚 色素沈着
副甲状腺機能亢進症		(腎不全に伴う二次性で皮膚・血管の石灰沈着症，calciphylaxis)	
副甲状腺機能低下症		脱毛，爪甲の脆弱化・縦溝・横溝	乾燥，毛孔角栓
褐色細胞腫		発作性多汗，顔面蒼白，網状皮斑	四肢の皮膚温低下
グルカゴノーマ症候群	壊死性遊走性紅斑	舌炎，口角炎，脱毛，爪甲の脆弱化	乾燥

各論 20 全身疾患に伴う皮膚病変

消化管疾患と皮膚病変
Gastrointestinal disease and skin lesion

頻度 ★★★★★　緊急度 ★★★★★

浅井 俊弥
Toshiya Asai

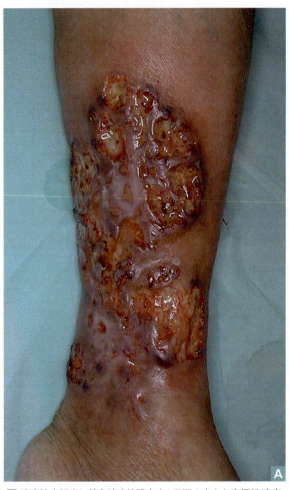

A 潰瘍性大腸炎に伴う壊疽性膿皮症．下腿の大きな穿掘性潰瘍．
（写真提供：北里大学病院）

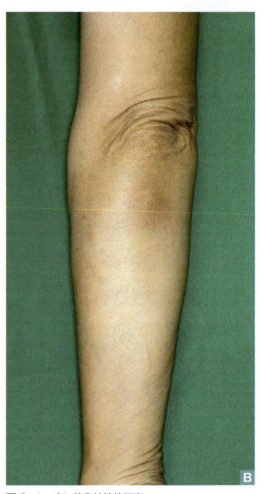

B Crohn病に伴う結節性紅斑．
（写真提供：北里大学病院）

　消化管疾患と関連する皮膚疾患・病変を表に示した．腸外病変としての皮膚疾患を伴う炎症性腸疾患(intestinal bowel disease；IBD)と，多彩な皮膚あるいは軟部組織の症状を示す遺伝性の大腸腺腫症が重要である．

1 壊疽性膿皮症　pyoderma gangrenosum

疾患の概説
- 下肢に好発するが臀部，体幹，上肢にも生じる．
- 大型で有痛性の皮膚潰瘍であるが，原因は血行障害ではなく，一種の好中球性皮膚症である．
- 半数以上で内科的基礎疾患を伴い，特にIBD(潰瘍性大腸炎やCrohn病)，骨髄異形成症候群(myelodysplastic syndrome；MDS)が多い．

診断のポイント
- 孤立性の膿疱，丘疹ないし結節から始まり，比較的急速に拡大し穿掘性の潰瘍となる．
- 発熱，関節痛を伴うことが少なくない．IBDをはじめとする併発する原疾患の増悪に伴って生じることが多い．

表 ■ 消化管疾患と関連する皮膚疾患・病変

分類	疾患	消化器病変・消化器症状	皮膚病変・症状
消化管疾患の消化管外症状	潰瘍性大腸炎		壊疽性膿皮症, 結節性紅斑
	Crohn 病		壊疽性膿皮症, 口腔内アフタ, 結節性紅斑, 肉芽腫性口唇炎
	消化管がん		黒色表皮腫などの腫瘍随伴皮膚疾患(デルマドローム)
皮膚と消化管を選択的に侵す疾患	Peutz-Jeghers 症候群	大腸ポリポーシス	口唇・手指の色素斑
	Cronkhite-Canada 症候群	大腸ポリポーシス	脱毛, 爪甲剥離症
	Muir-Torre 症候群	大腸がん, 直腸がん	毛包脂腺系腫瘍
	家族性大腸腺腫症(Gardner 症候群)	大腸ポリポーシス, 大腸がん	類上皮嚢腫
	Duhring 疱疹状皮膚炎	グルテン不耐症	水疱, 紅斑
	Degos 病	消化管出血	壊疽性丘疹, 穿掘性潰瘍
系統的疾患の部分症状として皮膚と消化管に症状をきたす疾患	亜鉛欠乏症	慢性の下痢	口囲・肛門の膿痂疹様病変
	ビタミン B 群欠乏症	慢性の下痢	ペラグラ(露光部位の湿疹様病変)
	IgA 血管炎(Henoch-Schönlein 紫斑)	消化管潰瘍	丘疹性紫斑
	全身性強皮症	嚥下障害, 逆流性食道炎	四肢の硬化, 色素沈着
	皮膚筋炎	嚥下障害	Gottron 徴候
	Behçet 病	消化管潰瘍(回盲部に多い)	口腔内アフタ, 結節性紅斑, にきび様発疹
	弾力線維性仮性黄色腫	消化管出血	間擦部の黄色腫様病変
	blue rubber bleb nevus 症候群	消化管出血	多発性血管腫

必要な検査
- 好中球増多, CRP 上昇, 赤沈亢進などの急性炎症所見.
- 好中球増多を伴う原因疾患の鑑別に必要な検査.
- 皮膚潰瘍をきたす感染症の鑑別のため, 局所の細菌培養や真菌培養.

治療
- 一般的にはステロイド内服(プレドニン 30 mg/日程度)が有効.
- 基礎疾患の治療(抗 TNF-α 阻害薬, 顆粒球除去療法)が有効な場合も多い.

2 結節性紅斑　erythema nodosum

疾患の概説
- 下肢, 特に下腿伸側に好発するが臀部, 上肢にも生じる.
- 境界不明瞭な暗紅色調のやや鶏卵大までの紅斑で, 圧痛を伴う.
- 上気道感染に続発することが多いが, 内科的基礎疾患, 特に IBD(Crohn 病や潰瘍性大腸炎), Behçet 病などに伴うことがある.

診断のポイント
- やや盛り上がった比較的大型の圧痛のある紅斑.
- 発熱, 関節痛を伴うことが少なくない. 併発する原疾患の初期や増悪時に伴って生じることが多い.

必要な検査
- 皮膚生検. Crohn 病では肉芽腫性変化を伴うことが特徴.
- 白血球増多, CRP 上昇, 赤沈亢進などの急性炎症所見.
- 原因疾患の鑑別に必要な検査.

治療
- 安静で軽快することが多いが, 難治例では基礎疾患の治療(ステロイド内服, 抗 TNF-α 阻害薬, 顆粒球除去療法).

肝・胆・膵疾患と皮膚病変
Liver gallbladder pancreas disease and skin lesions

小豆澤 宏明
Hiroaki Azukizawa

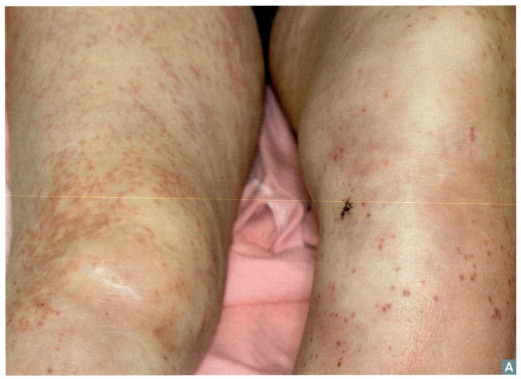

A 原発性胆汁性肝硬変に合併してみられた IgA 血管炎．両側下肢に浸潤を触れる紫斑が散在している．
（小紫雄貴，小豆澤宏明，小野慧美他：腎炎を伴う Henoch-Schoenlein 紫斑症と結節性多発動脈炎の合併例．皮病診療 2015；37：697-700 より引用）

疾患の概説
- 肝硬変および原発性胆汁性肝硬変との合併が報告された皮膚疾患を表に示す．
- 本項では原発性胆汁性肝硬変に合併した IgA 血管炎（Henoch-Schönlein 紫斑病）を取り上げる．
- 紫斑，関節痛・関節炎，腹痛，腎炎の 4 症状を認める．
- 小児〜高齢者まで幅広い年齢層にみられる．
- IgA 優位の免疫複合体の沈着による全身の細小血管の血管炎である．
- 稀ではあるが，原発性胆汁性肝硬変（primary biliary cirrhosis；PBC）との合併が知られる．

診断のポイント
- 主に両側下肢に対称性に浸潤を触れる数 mm 大の紫斑がみられる．

- 腹痛，嘔吐，下血などの消化器症状があれば，腸出血や穿孔などを疑う．

必要な検査
- 皮膚生検で真皮上層の血管周囲性に白血球破砕性血管炎を認め，皮膚・腎臓の蛍光抗体法直接法で IgA および C_3 が沈着する．
- 血清 IgA の上昇，第 XIII 因子活性低下がみられる．
- 尿検査では顕微鏡的血尿，タンパク尿がみられる．

治療
- 軽症例：安静，関節痛に非ステロイド系抗炎症薬，DDS（diaphenylsulfone）．
- 重症例（腎症）：入院加療でステロイドパルス療法を含めたステロイド投与，効果不十分であればミゾリビンなどの免疫抑制剤の併用も検討する．

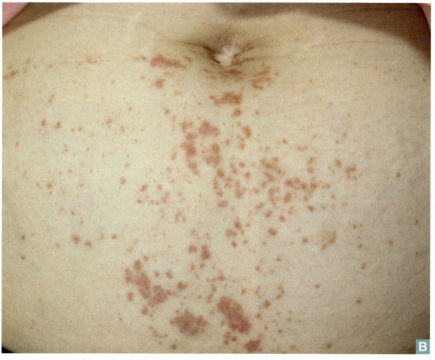

B 原発性胆汁性肝硬変に合併してみられた IgA 血管炎.下肢のみならず,下腹部にも浸潤を触れる紫斑がみられることもある.
(小紫雄貴,小豆澤宏明,小野慧美他:腎炎を伴う Henoch-Schoenlein 紫斑症と結節性多発動脈炎の合併例.皮病診療 2015;37:697-700 より引用)

表 ■ 肝硬変(PBC を除く)あるいは原発性胆汁性肝硬変との合併が報告された皮膚疾患(感染症を除く)

肝硬変(PBC を除く)	原発性胆汁性肝硬変
・壊死性遊走性紅斑 ・扁平苔癬 ・ペラグラ ・後天性反応性穿孔性膠原線維症 ・arteriovenous hemangioma ・クリオグロブリン血症性血管炎 ・好酸球性多発血管炎性肉芽腫症(Churg-Strauss 症候群) ・黄色蕁麻疹	・限局性強皮症 ・全身性強皮症 ・Sjögren 症候群 ・Behçet 病 ・壊疽性膿皮症 ・サルコイドーシス ・黄色腫 ・尋常性天疱瘡 ・扁平苔癬 ・乾癬 ・粘液水腫性苔癬 ・血小板減少性紫斑病 ・IgA 血管炎(Henoch-Schönlein 紫斑病) ・高ガンマグロブリン血症性紫斑病 ・皮膚色素沈着 ・多毛

①プレドニゾロン(プレドニン®) 1 mg/kg/日.
● 重症例(消化管症状):絶食,補液.消化管穿孔が疑われる場合はステロイド投与の適応を慎重に検討する.

血液疾患と皮膚病変
Blood disorder and skin lesion

小川 浩平・浅田 秀夫
Kohei Ogawa・Hideo Asada

頻度 ★☆☆☆☆　緊急度 ★★★☆☆

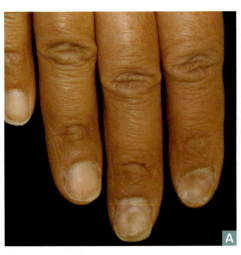

A 匙状爪の臨床像．右第2，3指の爪甲の中央が陥凹している．

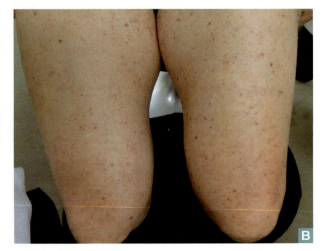

B 特発性血小板減少性紫斑病の症例．血小板数は来院時に2,000/μLであった．浸潤を触れない点状紫斑が大腿に散在性にみられる．

1 貧血に伴う皮膚症状　skin disorders related to anemia

疾患の概説
- 鉄欠乏性貧血：匙状爪，口角炎，脱毛など．
- 巨赤芽球性貧血（悪性貧血）：舌乳頭萎縮，色素脱失など．

診断のポイント
- 悪性貧血の際には白髪がみられることがある．
- 貧血に黄疸を合併する場合には溶血性貧血の可能性を疑う．

必要な検査
- 貧血の原因検索を進める．

治療
- 原疾患の治療に準じる．

2 血小板減少性紫斑　thrombocytopenic purpura

疾患の概説
- 紫斑は紫色〜鮮紅色を示す斑であり，主に真皮内での出血により生じる．
- 色調は経時的に変化し，紫色から褐色，黄色へと変化して消退する．

診断のポイント
- 通常は浸潤を触れない点状の紫斑を呈する．口腔粘膜の出血点も伴うことが多い．
- 関節内出血や深部出血は稀．

必要な検査
- 血小板減少の原因検索を進める．

治療
- 原疾患の治療に準じる．

3 皮膚白血病　leukemia cutis

疾患の概説
- 白血病における特異疹であり，白血病の腫瘍細胞の皮膚への浸潤・増殖を認める．

診断のポイント
- 臨床的には紅斑，丘疹，結節，腫瘤，紅皮症などを示す．
- 特徴的な分布はない．
- 個疹の境界はやや不明瞭な場合が多い．

必要な検査
- 皮膚生検で腫瘍細胞の浸潤を確認する．

治療
- 原疾患の治療に準じる．

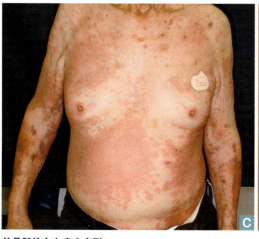
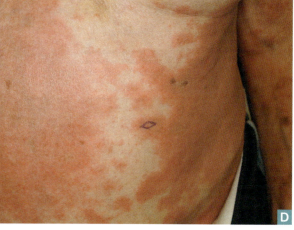

前骨髄性白血病の症例
C 体幹から上肢にかけて境界不明瞭で不整な浸潤性紅斑が多発融合している．
D 左側腹部からの皮膚生検で，白血病細胞の皮膚への浸潤を証明した．

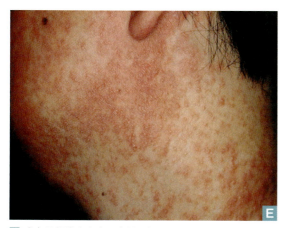
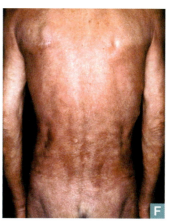

E 成人T細胞白血病の症例．顔面から側頸部にかけて半米粒大の紅色丘疹が多発集簇している．

F Sézary症候群の症例．紅皮症状態を呈している．表在のリンパ節は腫脹し，末梢血中には異型リンパ球が検出された．

表 ■ 血液疾患と代表的な皮膚病変

血液疾患	皮膚病変
1. 貧血	皮膚，眼瞼結膜，口腔粘膜，爪床の蒼白
鉄欠乏性貧血	匙状爪，脱毛
巨赤芽球性貧血(悪性貧血)	舌乳頭の萎縮，舌痛，白髪
溶血性貧血をきたす疾患	貧血症状に加え，軽度の黄疸を示すことがある
2. 血小板減少をきたす疾患(特発性，続発性)	点状紫斑，歯肉出血，鼻出血
3. 凝固因子・線溶系異常	
血友病	関節内出血，皮下血腫
播種性血管内凝固症候群(DIC)	点状紫斑，歯肉出血，鼻出血，下血，血尿など
4. 血液悪性腫瘍	
皮膚白血病	特異疹：紅斑，丘疹，結節，腫瘤，紅皮症 非特異疹：皮膚瘙痒症，紅皮症，壊疽性膿皮症，Sweet病，後天性魚鱗癬，帯状疱疹

各論 20 全身疾患に伴う皮膚病変

腎臓の障害による皮膚病変
Skin lesions related to renal disorder

頻度 ★★★★☆　緊急度 ★★★☆☆

沢田 泰之
Yasuyuki Sawada

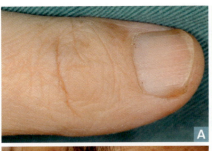
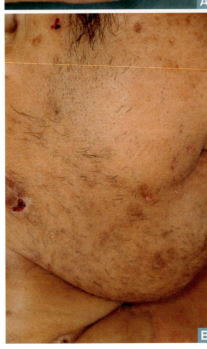
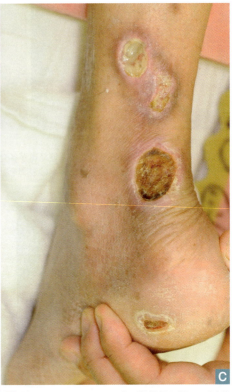

A Brown distal arc．爪甲遊離縁に沿って弧状の色素沈着を認める．
B 色素沈着と毛包炎．びまん性の色素沈着，毛包炎などが多くみられる．
C 腎性副甲状腺機能亢進症の潰瘍．圧迫などにより，容易に潰瘍形成をする．

疾患の概説
- 腎障害に伴う皮膚病変と慢性腎不全に対する透析に伴う皮膚病変がある（表）．
- 最も多いのはかゆみと乾燥したやや粗糙な皮膚である．
- 爪や全身に色素沈着を伴う場合が多い．
- 長期の透析後では，腎性副甲状腺機能亢進症により足趾の壊疽など重篤な病変を伴う場合がある．

診断のポイント
- かゆみのある乾燥した粗糙な皮膚．
- 爪の異常（brawn distal arc．爪甲辺縁に沿った色素沈着）．

必要な検査
- 血液検査（BUN，Cr，副甲状腺ホルモン），尿検査．

治療
- 尿素（ウレパール®クリーム軟膏）1日1〜2回．
- かゆみに関しては有効な治療はない．
- 壊疽や潰瘍については可能であれば血行再建．

表 ■ 腎障害と透析に伴う皮膚病変

腎障害に伴う皮膚病変	透析に伴う皮膚病変
乾燥性皮膚 かゆみ 色素沈着 爪の異常 毛包炎	晩発性ポルフィリン症 皮膚石灰沈着症 透析アミロイドーシス 腎性副甲状腺機能亢進症 反応性穿通性膠原症

各論 20 全身疾患に伴う皮膚病変

心疾患と皮膚病変
Heart disease and skin lesion

頻度 ★★★★★　緊急度 ★★★★★

浅井 俊弥
Toshiya Asai

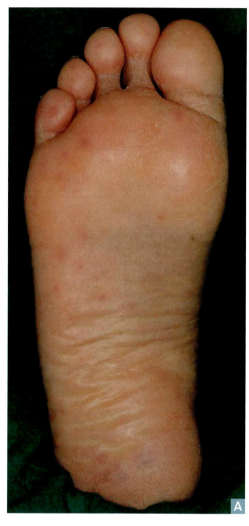

A 亜急性細菌性心内膜炎に伴う Osler 結節.
（写真提供：聖路加国際病院）

　心疾患と関連する皮膚疾患・病変を表に示した．血管の塞栓としての皮膚病変が重要で，いずれも四肢末梢に出現する傾向がある．

1 Osler 結節　Osler's node

疾患の概説
- 亜急性細菌性心内膜炎に特徴的な皮膚病変で，手指，足趾，足縁に生じる．
- 皮内の小結節で表面には軽い紅斑を伴い，圧痛がある．
- Osler 結節が皮内の小動脈に生じ，皮内の結節として触れるのに対し，毛細血管に塞栓を生じた場合は臨床的に紫斑や血疱を生じ，Janeway's lesion と呼ばれる．

診断のポイント
- 小血管の塞栓から心疾患を疑い，下記の検査を行って確定診断する．

必要な検査
- 好中球増多，CRP 上昇，赤沈亢進などの急性炎症所見．
- 皮膚生検による病理検査．
- 聴診，心エコー．

治療
- 亜急性細菌性心内膜炎に対する抗菌薬治療．

心疾患と皮膚病変

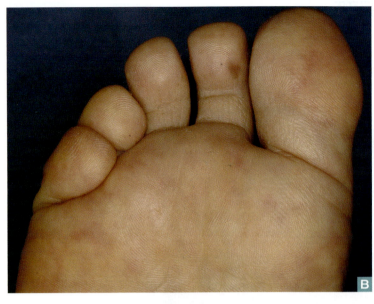

B PTCA後に生じた足趾の網状皮斑.

表 ■ 心疾患と関連する皮膚疾患・病変

分類	疾患	心病変・症状	皮膚疾患・病変
心疾患に伴う皮膚病変	亜急性心内膜炎		Osler結節，Janeway's lesion
	コレステロール結晶塞栓症		皮内結節，網状皮斑，アクロチアノーゼ，壊疽
	左房粘液腫		皮内結節，網状皮斑
	慢性心不全		下腿浮腫
系統的疾患の部分症状として皮膚と心臓に症状をきたす疾患	リウマチ熱	心筋炎	リウマチ性環状紅斑
	全身性エリテマトーデス	心膜炎	蝶形紅斑，手指の紅斑，網状皮斑
	新生児エリテマトーデス	房室ブロック	環状紅斑
	Basedow病	頻脈・動悸	多汗症，前脛骨部粘液水腫，脱毛症
	Ehlers-Danlos症候群	心奇形・弁膜症	皮膚弛緩症，関節過伸展
	Marfan症候群	大動脈瘤	下腿潰瘍
	サルコイドーシス	伝導障害	肉芽腫，結節性紅斑
	川崎病	冠動脈瘤	手指の紅斑，落屑

2 コレステロール結晶塞栓症
cholesterol crystal embolism

■ 疾患の概説
- 大血管内に存在する粥状硬化巣からコレステロール結晶が剝がれ，血流に乗り，末梢の小動脈が塞栓される病態．
- 血管内カテーテル操作やワルファリンカリウム，ヘパリンナトリウムなどの抗凝固療法後に生じる．
- 足趾や足縁にみられる網状皮斑（リベド）が初期症状で，慢性の経過をたどり，壊疽に至ることも稀でない．
- 塞栓が腎血管に及ぶと急性腎不全に陥る．

■ 診断のポイント
- 網状皮斑を見逃さないことと，経皮的冠血管形成術（percutaneous transluminal coronary angioplasty；PTCA）などの既往を聞くことが重要．

■ 必要な検査
- 皮膚生検で真皮皮下境界部あるいは真皮内のコレステロール結晶（とがった針状の結晶）を確認することが重要．
- 末梢血中好酸球増多を伴うことがある．

■ 治療
- プロスタグランジン製剤の静注ないし内服とスタチンの内服を行う．
- 軽快しない症例あるいは腎障害が進行する場合には，ステロイド内服やLDLアフェレーシスの適応を考慮する．

肺疾患と皮膚病変
Pulmonary disease and skin lesion

頻度 ★★★★★　緊急度 ★★★☆☆

浅井 俊弥
Toshiya Asai

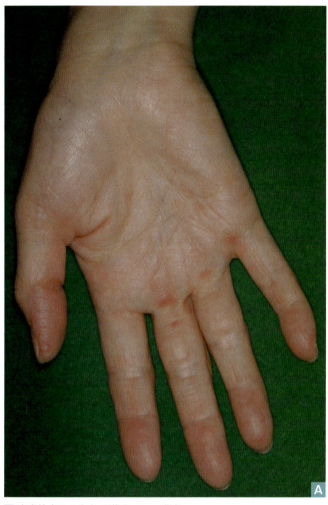

A 皮膚筋炎にみられる逆 Gottron 徴候．
（写真提供：聖路加国際病院）

　肺疾患と関連する皮膚疾患・病変を表に示す．急速に進行する肺病変をきたす**皮膚筋炎，腫瘍随伴性天疱瘡には注意が必要**である．

1 皮膚筋炎（抗 MDA5 抗体陽性例） dermatomyositis

疾患の概説
- 手掌，手指掌側に生じる紅斑（逆 Gottron 徴候）を特徴とする皮膚筋炎のサブタイプで，抗 MDA5 抗体陽性例に多い．
- 筋症状は少ないが，急速進行性間質性肺炎の合併があり，生命予後が不良である．
- そのほか紫斑，肘頭部の潰瘍など血管障害性の変化を伴う．

診断のポイント
- 逆 Gottron 徴候を見逃さないよう，注意深い観察が必要．

必要な検査
- 胸部 X 線，胸部 CT などで間質性肺炎のチェックを早急に行う．
- 皮膚生検による病理検査で，血管障害や血栓を確認する．
- 血清自己抗体検査．

肺疾患と皮膚病変

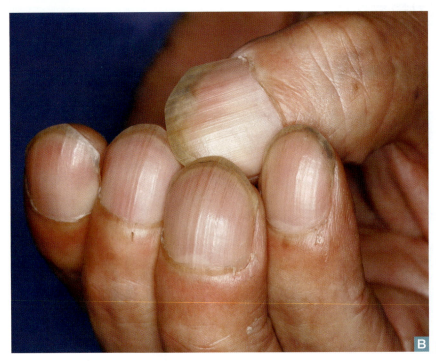

B COPDに伴うばち状指.

表 ■ 肺疾患と関連する皮膚疾患・病変

分類	疾患	肺病変・症状	皮膚疾患・病変
肺疾患に伴う皮膚病変	COPD		黄色爪症候群, ばち状指
	上大静脈症候群	肺がん	顔面浮腫, うっ血
	Bazex症候群	肺がん	四肢の角化
系統的疾患の部分症状として皮膚と肺に症状をきたす疾患	全身性強皮症	肺線維症, 肺高血圧症	四肢の硬化, 舌小帯短縮, 色素沈着
	皮膚筋炎	間質性肺炎	Gottron徴候など
	サルコイドーシス	BHL, びまん性小結節状陰影	肉芽腫・結節性紅斑
	microscopic polyarteritis (MPA)	肺出血	紫斑（壊死性血管炎）
	多発血管炎性肉芽腫症 (Wegener肉芽腫症)	肺陰影	紫斑, 血疱（肉芽腫性血管炎）
	肺結核	肺陰影	結節, 膿瘍, 潰瘍, 肉芽腫
	腫瘍随伴性天疱瘡	細気管支炎	水疱, びらん

■治療
- ステロイドパルス療法, 免疫抑制剤などの集学的治療を必要とする.

2 ばち状指, ヒポクラテス爪
clubbed finger, hippocratic nail

■疾患の概説
- 爪甲が丸くなる状態をヒポクラテス爪と称し, 手指末節の軟部組織が肥大したものをばち状指と呼ぶ.
- 後天性の症例は何らかの基礎疾患を有し, なかでも肺疾患が最も多い.

■診断のポイント
- 臨床症状から診断は可能. 基礎疾患の有無を検索する.

■必要な検査
- 低酸素症の有無（血液ガス）, 呼吸機能, 心疾患, 甲状腺機能亢進症の検索.

■治療
- 原疾患の治療.
- 局所的な治療は必要ない.

各論 20 全身疾患に伴う皮膚病変

妊娠と皮膚病変
Pregnancy and skin lesion

頻度 ★★★★★　緊急度 ★★☆☆☆

浅井 俊弥
Toshiya Asai

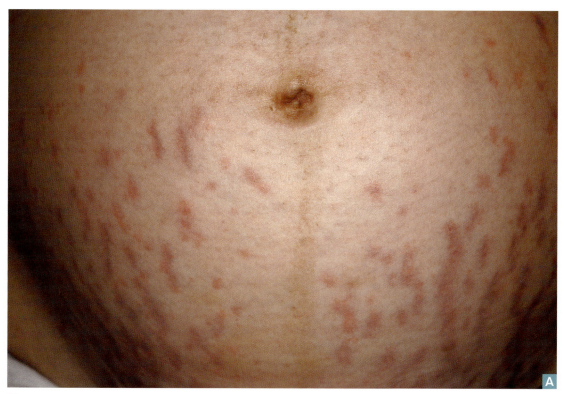

A 妊娠後期に生じた萎縮線条.

　妊娠は顕著な内分泌系,免疫系の変動があるため,生理的現象,妊娠によって生じる,あるいは増悪する皮膚疾患が知られている.妊娠と関連する皮膚のサイン,皮膚疾患を表に示す.

1 妊娠線(皮膚萎縮線条)
striation of pregnancy (striae atrophicae)
疾患の概説
- 胎児の成長に伴い,腹部皮膚が伸展して薄くなる.毛細血管の拡張があるため妊娠中は赤くみえることが多い.
- 自覚症状はないが,出産後にも萎縮が残り,美容的に問題となることがある.

診断のポイント
- 視診のみで問題ない.

必要な検査
- 特になし.

治療
- 無処置で問題ない.

2 pruritic urticarial papules and plaques of pregnancy (PUPPP)
疾患の概説
- 妊娠中期に生じるかゆみの強い発疹で膨疹様紅斑,痒疹性丘疹が混在する.
- 腹部や腰部から始まり,四肢に及ぶこともある.
- 妊娠性痒疹とほぼ同義だが,紅斑が主体の症例のほうが多いため,この病名が頻用されるようになった.
- 胎児への悪影響はない.

診断のポイント
- 視診と妊娠中期に生じること,ほかの炎症性皮膚疾患を除外することで診断する.

必要な検査
- 特になし.水疱の形成があれば妊娠性疱疹を考え,皮膚生検や抗BP180抗体の有無を検索.

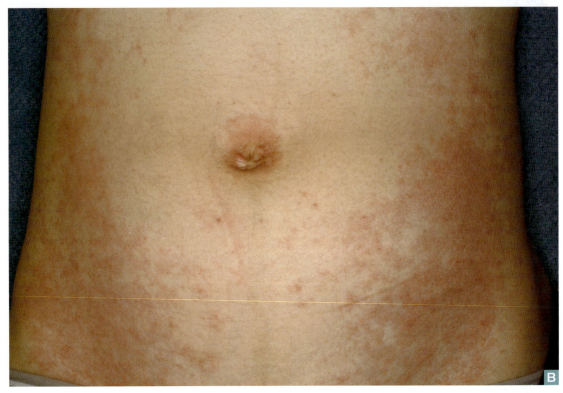

B 妊娠中期に生じた PUPPP.

表 ■ 妊娠と関連する皮膚疾患・病変

分類	疾患	皮膚疾患・病変
生理的皮膚変化		妊娠線(皮膚萎縮線条) 色素沈着 毛細血管拡張 多毛症
直接デルマドローム	妊娠性疱疹	水疱性類天疱瘡
	疱疹状膿痂疹	膿疱性乾癬
	妊娠性痒疹	痒疹丘疹,痒疹結節
	pruritic urticarial papules and plaques of pregnancy (PUPPP)	膨疹,丘疹
	妊娠腫瘍	血管腫

治療

- 妊娠中期のため抗ヒスタミン薬は使用しにくい.ステロイド軟膏および抗ヒスタミン薬の外用が主体となるが,比較的難治.
- 出産とともに急速に消退する.

各論 20 全身疾患に伴う皮膚病変

整形外科疾患と皮膚病変
Orthopedic disease and skin lesions

頻度 ★☆☆☆☆　緊急度 ★☆☆☆☆

林 美沙
Misa Hayashi

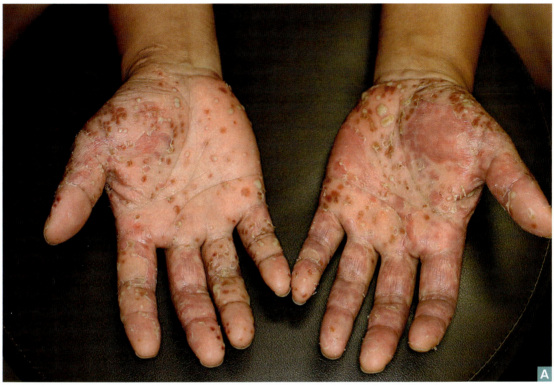

A 掌蹠膿疱症．両手に左右対称性に紅斑と膿疱を認める．

- 整形外科疾患に関連する皮膚病変を表に示す．
- 本項では SAPHO 症候群を取り上げる．

疾患の概説
- 滑膜炎（synovitis），痤瘡（acne），膿疱症（pustulosis），骨化症（hyperostosis），骨炎（osteitis）がみられる疾患群．
- 皮膚症状としては掌蹠膿疱症，痤瘡，化膿性汗腺炎などがある．
- 原因は不明である．
- 近年 Propionibacterium acne の関与が推測されている．

診断のポイント
- **掌蹠膿疱症**：掌蹠に対称性に生じる紅斑と多発する無菌性膿疱．膿疱は新旧のものが混在．
- **痤瘡**：顔面・体幹にも膿疱や結節が生じる重症のものが多い．
- **前胸部痛（胸肋鎖関節部）および腫脹**が最も多い（約 80％）．
- 仙腸関節，脊椎，下顎骨などさまざまな関節に痛みを生じる．
- 全症状が同時期に発症しないことも多い．

必要な検査
- **骨シンチグラフィー**：胸肋鎖関節炎の検出に有用．
- X 線写真，CT：骨融解，骨硬化像の検出．
- MRI（脂肪抑制 T2 強調像，または STIR 法）：骨髄浮腫や骨炎，付着部炎の検出．
- 生検（皮膚・骨）：診断が困難な場合に行う．急性期には好中球が浸潤．

治療
- 本疾患に確立した治療法はないが，以下の薬剤が処方される．
  ①非ステロイド性抗炎症薬（NSAIDs）．
  ②ステロイド（関節注射または内服）．
  ③抗リウマチ薬（DMARDs），メトトレキサート．

整形外科疾患と皮膚病変

表 ■ 整形外科疾患と皮膚病変

整形外科疾患	関節症状	皮膚病変
関節症性乾癬	ソーセージ様の指の腫脹，DIP関節炎，アキレス腱付着部炎，仙腸関節炎など，強直性脊椎炎様変化	乾癬：鱗屑を伴う紅斑，特に頭と爪（点状陥凹など）に好発
掌蹠膿疱症性骨関節症 (PAO)*	胸肋鎖骨間骨化症	掌蹠膿疱症：掌蹠の紅斑と無菌性膿疱
関節リウマチ	朝のこわばり，非化膿性関節炎，手足の小関節炎，末梢から中枢に関節炎は拡大	リウマトイド結節：可動性のない硬い無痛性の結節，肘関節に好発 リウマチ性丘疹：指背，指腹の丘疹
多中心性細網組織球症	手指の指節関節の破壊性多関節炎	顔面や上肢に 0.3〜2 cm 程度の黄褐色の丘疹または結節
Reiter 病	非化膿性多発性関節痛	膿漏性角化症：厚い痂皮で覆われた紅斑，掌蹠，四肢末端に好発
骨関節結核	脊椎の運動時痛など（脊椎カリエス），股関節や膝関節などの疼痛と可動制限	冷膿瘍：発赤腫脹熱感などの症状が乏しい膿瘍
偽痛風	膝関節，足関節など大関節の単関節炎	関節周囲の発赤腫脹，熱感など蜂窩織炎様症状

*掌蹠膿疱症に胸肋鎖関節炎症を伴った症例は"掌蹠膿疱症性骨関節症"といわれ SAPHO 症候群に含むかは議論されている．

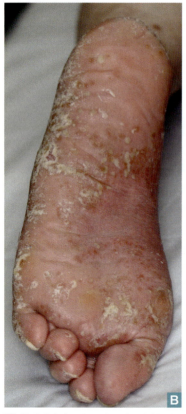

B 掌蹠膿疱症．左足底に鱗屑を伴う紅斑局面と膿疱を認める．

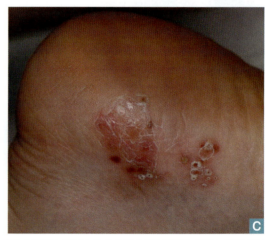

C 左踵部に鱗屑と痂皮を付す鮮紅色斑と新旧の膿疱が混在している．

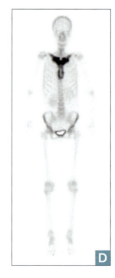

D 骨シンチグラフィー．胸鎖関節，胸骨柄，胸骨に特徴的な"bull's head sign"を認める．

④生物学的製剤：TNF-α阻害薬．
⑤マクロライド系抗菌薬：アジスロマイシン水和物．
⑥ビスホスホネート製剤：パミドロン酸二ナトリウム水和物，ゾレドロン酸水和物．

神経症状を伴う皮膚病変
Skin lesions related to neurological disease

金田 眞理
Mari Wataya-Kaneda

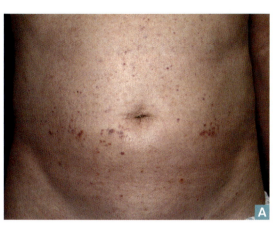

A 紫斑.

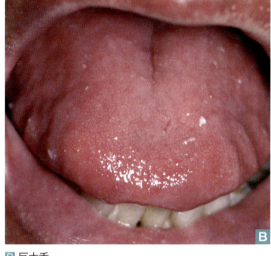

B 巨大舌.

神経疾患と関連する皮膚疾患・病変を表 1 に示す．

1 アミロイドーシス　amyloidosis

疾患の概説
- アミロイド前駆体タンパク質からできる線維構造をもつ不溶性タンパク質アミロイドが，全身臓器に沈着し，機能障害を起こす疾患の総称．
- 沈着器官により症状は種々．
- 全身性アミロイドーシス(表 2)と限局性アミロイドーシスがある．

診断のポイント
- 多発性ニューロパチー．
- 眼瞼，頸，頭，肛門周囲の丘疹，腫瘤，紫斑，ポイキロデルマ様，強皮症様皮膚硬化，水疱．
- 巨大舌．
- 肝脾腫，心・腎障害，下痢，便秘．
- 手根管症候群．

必要な検査
- 尿中 Bence-Jones タンパク，血中 M タンパクの証明．
- 皮膚生検で，アルカリコンゴー赤染色，ダイロン染色でアミロイドを検出．
- 心・腎・消化器疾患の検索．

治療
- メルファラン．
- プレドニゾロン(プレドニン®)，シクロホスファミド水和物．
- 自己末梢血幹細胞移植を併用した大量化学療法．

2 Crow-Fukase 症候群
Crow-Fukase (POEMS) syndrome

疾患の概説
- 形質細胞の単クローン性増殖とそれに伴う VEGF(血管内皮増殖因子)の上昇による．欧米では症状の頭文字をとって，POEMS (polyneuropathy, organomegaly, endocrinopathy, M-protein, and skin changes) 症候群と呼ばれる．

診断のポイント
- 多発性ニューロパチー．
- 皮膚色素沈着，剛毛，浮腫．
- 女性化乳房，無月経，勃起障害．

必要な検査
- アミロイドーシス参照．

治療
- 自己末梢血幹細胞移植を併用した大量化学療法．
- サリドマイド療法．
- 高 VEGF 抗体．

神経症状を伴う皮膚病変

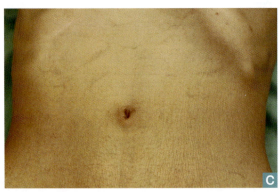

C さざ波様色素沈着.

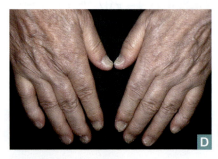

D 強皮症様手.

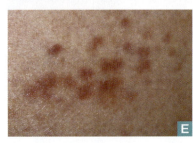

E 紫斑.

表1 ■ 神経疾患に関連する皮膚疾患・病変

	疾患	原因	症状
代謝	遺伝性コプロポルフィリン症, 異型ポルフィリン	肝障害	光線過敏, 露光部の色素沈着, 水疱, 瘢痕, 顔面多毛, 精神症状
	Wilson病	肝臓でのセルロプラスミンの合成障害	肝硬変, 錐体外路症状, 緑色調皮膚, Kayser-Fleischer輪
	全身性アミロイドーシス	多発性骨髄腫, 慢性炎症	紫斑, 丘疹, 結節, 板状高潔, 巨大舌, 網状さざ波状色素沈着, 心不全ニューロパチー
	Crow-Fukase症候群	形質細胞腫	多発性ニューロパチー. 皮膚色素沈着, 剛毛, 浮腫, 女性化乳房, 無月経, 勃起障害
神経疾患	ペラグラ	ニコチン酸アミド欠乏	皮膚炎, 下痢, 認知症状
	Fabry病	α-ガラクトシダーゼAの欠損活性低下	被角血管腫
	Sjögren-Larson症候群	脂肪アルデヒド脱水素酵素の欠損	魚鱗癬様皮膚, 四肢痙性麻痺, 発達遅滞
	Menkes症候群	(ATP7A遺伝子欠損) Cu2+-transporting ATPase alpha polypeptideの異常	捻転毛, 精神発達遅滞, 骨形成異常, 血清銅や血清セルロプラスミンの低値, 白皮症
	Netherton症候群	LEKT1 (serine protein kinase inhibitor)の異常	非水疱型先天性魚鱗癬様紅皮症, 結節性裂毛, てんかん, 精神発達遅滞
	フェニルケトン尿症	フェニルアラニン水酸化酵素の欠損	白皮, 白毛, 精神発達遅滞

表2 ■ 全身性アミロイドーシスの分類

	タイプ	原因	沈着アミロイドタンパク・前駆タンパク	そのほか
ALAアミロイドーシス	免疫グロブリン性アミロイドーシス	多発性骨髄腫や原発性マクログロブリン血症の免疫グロブリンL鎖(まれにH鎖)由来のアミロイドの沈着による	AL L鎖(κ, λ)	
	原発性アミロイドーシス			
反応性AAアミロイドーシス(続発性アミロイドーシス)	結核, 関節リウマチ, 家族性地中海熱, 血管炎症候群, Castleman病, Crohn病などの慢性炎症性疾患に合併して起こる	慢性炎症時に肝臓で算出される血清アミロイドAの代謝産物アミロイドAが腎臓や消化管, 脾臓, 副腎, リンパ節に沈着発症する	AA, SAA, アポSAAが前駆タンパク	IL-6, NF-kBp65, STAT3の活性化が関与
老人性TTRアミロイドーシス			ATTR. 野生型トランスサイレチンが前駆タンパク	心臓, 手関節
家族性アミロイドニューロパチー	Ⅰ・Ⅱ型	遺伝子異常	変異トランスサイレチン	わが国ではⅠ型
	Ⅲ型		変異アポリボタンパクAⅠ	
	Ⅳ型		変異ゲルソリン	
Aβ₂Mアミロイドーシス			β2ミクログロブリン由来アミロイド	長期透析患者にみられる

精神疾患と皮膚病変
Psychodermatoses (Psychocutaneous disorders)

頻度 ★★☆☆☆　緊急度 ★★★☆☆

羽白 誠
Makoto Hashiro

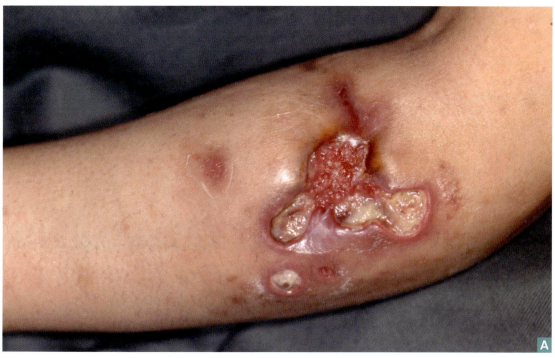

A 自ら皮膚を掘り下げて蜂巣炎を起こした症例．

疾患の概説
- 精神疾患と皮膚病変は密接な関係にある．
- 代表的なものは，ストレスによって悪化する心身症としてのアトピー性皮膚炎やアトピー性皮膚炎をもつためによるうつ病などである．
- そのほかに自傷性皮膚炎があり，そのなかに Münchausen 症候群がある．精神科的には作為症（虚偽性障害）に含まれる．
- 同疾患には他者に傷を負わせるという代理 Münchausen 症候群もある．

診断のポイント
- 身体的または心理的な症状のねつ造や，自傷による疾病の意図的な誘発．
- 自分自身が病気，障害や外傷を負っていると周囲に示す．
- 明らかな外的報酬がなくても，ごまかしの行動が確かである．
- その行動は妄想性障害やほかの精神疾患で説明できない．
- 代理型は他者（多くは子ども）に傷を負わせ，他者に疾病のねつ造を行う．
- 診断には詳細な問診と行動の観察，ねつ造でない疾患の除外が必要．

必要な検査
- 特になし．

治療
- （ねつ造した）疾病に罹患していることに共感しない．
- 症状を冷静に確認する．感情を出さないように対応する．
- 必要な処置があれば，冷静に行うのみとする．
- ねつ造が発覚すれば指摘する．

精神疾患と皮膚病変

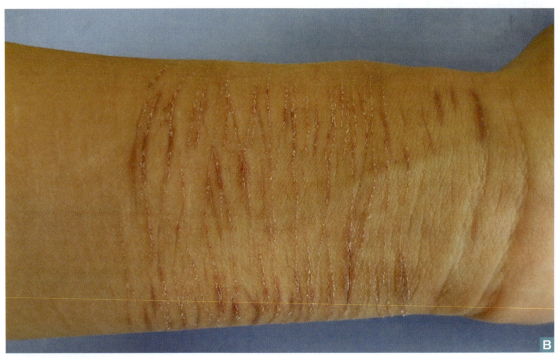

B リストカットの典型例.

表 ■ 精神疾患と皮膚病変の関係

	病態	主な疾患	対応
狭義の皮膚科心身症	心理社会的要因が皮膚疾患に影響している状態	アトピー性皮膚炎，蕁麻疹，乾癬，円形脱毛症，痤瘡など	ストレスとの関連を気づかせ，ストレスを緩和させる
一次性精神疾患	精神疾患であるが皮膚に症状がでるもの	皮膚寄生虫妄想，抜毛癖，自傷性皮膚炎など	精神科的な対応
二次性精神疾患	皮膚疾患による適応障害	皮膚疾患による抑うつ・不安状態	抗うつ薬，抗不安薬，認知行動療法など
皮膚粘膜感覚異常症	皮膚および粘膜の感覚の異常	皮膚感覚異常症，外陰部疼痛症など	抗精神病薬，抗てんかん薬など

【補足】「皮膚症状に対する向精神薬の利用」：かゆみや痛みなどを向精神薬で治療する

Koo(2000)の分類を著者が加筆して作成
(Koo JYM, Do JH, Lee CS：Psychodermatology. J Am Acad Dermatol 2000；43：848-853 より引用，改変)

索引

欧文

A

acne vulgaris 284
acrochordon 269
Addison 病 314
AIDS 249
Albright 症候群 176
alopecia areata 293
amyloidosis 220, 331
anaphylaxis caused by bees 136
anhidrosis 273
annular erythema 149
aphtha 20
aphthous stomatitis 307
Artz の基準 192
ASO（arteriosclerosis obliterans） 162, 199
asteatotic dermatitis 63
atheroma 245
atrophy 20
aurantiasis cutis 215
Auspitz 現象（Auspitz phenomenon） 20
autosensitization dermatitis 58

B

β-カロチン 215
basal cell carcinoma 252
Basedow 病 314
Bazex 症候群 309
Bazin 硬結性紅斑 146, 147
BCG 接種（BCG vaccination） 107
Behçet 病（Behçet disease） 146, 237, 308
black dot ringworm 90
blue nevus 182
Bowen がん 258
Bowen 病（Bowen disease） 258
Bowen 様丘疹症 104
brown distal arc 322
Buerger 病 199
bulla 19
bullous pemphigoid 241
burn 191

C

café au lait macule speckled with multiple nevi 176
candidiasis 92
candidosis 92
capillary malformation 185
carotenosis 215
carubuncle 77
caterpillar dermatitis 134
cellulitis 87
cheilitis 303
chilblains 193
chloasma 170
cholesterol crystal embolism 324
chronic pigmented purpura 153
Churg-Strauss 症候群（Churg-Strauss syndrome） 161
Clark 型母斑 177
clavus 190
clubbed finger 326
condyloma acuminatum 103
contact dermatitis 52
COPD 326
corn 190
creeping disease 137
Crohn 病 316
Crow-Fukase 症候群（Crow-Fukase syndrome） 331
crust 20
cryoglobulinemia 157
Cushing 症候群 314
cyst 19

D

Darier 徴候 20
deformity of the nail 287
dermatomyositis 233, 325
dermography 20, 69
dermoid cyst 245
diaper dermatitis 75
diascopy 20
DIC（disseminated intravascular coagulation） 155
DIHS（drug-induced hypersensitivity syndrome） 197

discoloration of the nail 289
diseases of the tongue 305
drug eruption 195
DTI（deep tissue injury） 201
dyshidrotic eczema 61

E

EEM（erythema exudativum multiforme） 141
endocrinopathy 314
eosinophilic granulomatosis with polyangiitis 161
ephelides 172
epidermal nevus 175
erosion 20
erysipelas 83
erythema 19
erythema anulare 149
erythema induratum (Bazin) 147
erythema infectiosum 117
erythema nodosum 108, 145, 317
erythroderma 151
exanthem subitum 119
excoriation 20
extramammary Paget's disease 265

F

Fabry 病（Fabry disease） 223
fissure 20
fissured tongue 305
follicular occlusion tetrad 81
follicular occlusion triad 81
folliculitis 77
Forchheimer 斑 123
Fournier 壊疽 86
Fox-Fordyce 病（Fox-Fordyce disease） 270
freckles 172
friction amyloidosis 214
friction melanosis 214
furuncle 77

G

geographic tongue 305

S 335

Gianotti（Gianotti-Crosti）症候群
　　［Gianotti（Gianotti-Crosti）
　　syndrome］）　124
Gianotti 病（Gianotti disease）　124
Gibert ばら色粃糠疹　213
glomus tumor　251
Gottron 徴候　233
granuloma annulare　227
granulomatosis with polyangitis
　　160

H

hairy tongue　305
halo nevus　179
hand eczema　55
hand-foot-mouth disease　118
hemangioma simplex　185
Henoch-Schönlein 紫斑病（Henoch-
　　Schönlein purpura）　164, 318
herald patch　213
Hermansky-Pudlak 症候群
　　（Hermansky-Pudlak syndrome；
　　HPS）　173
herpes simplex　96
herpes zoster　98
hippocratic nail　326
Hutchinson 徴候　99
hyper gamma globulinemia　156
hyperhidrosis　271
hypopyon　110

I

IBD（intestinal bowel disease）　316
id 疹　58
IgA 血管炎（IgA vasculitis）
　　164, 318
IM（infectious mononucleosis）　125
impetigo contagiosa　109
infantile hemangioma　184
ingrown nail　291
insect bite　132

K

Kaposi 水痘様発疹症　96
Kaposi 肉腫（Kaposi sarcoma）　249
Kawasaki disease　126

kearatosis pilaris　216
keratoacanthoma　260
Klippel-Trenaunay-Weber 症候群
　　189
Köbner 現象（Köbner phenomenon）
　　20, 165
KOH 所見
　　──，足白癬の　89
　　──，癜風の　91
Koplik 斑　121

L

labial melanotic macule　178
leg ulcer　199
Leser-Trélat 徴候　254
leucoderma senile　174
leukemia cutis　320
leukoderma　19
leukoplakia　20, 250
lichen amyloidosis　220
lichen pilaris　216
lichen planus　211
LMDF（lupus miliaris disseminatus
　　faciei）　281
low-temperature burn　191

M

macroglossia　305
macular amyloidosis　220
Majocchi 血管拡張性環状紫斑　153
malassezia falliculits　276
male pattern alopecia　297
malignant melanoma　263
mamushi bite　140
Manson 裂頭条虫　137
MDRPU（medical device related
　　pressure ulcer）　201
MDS（myelodysplastic syndrome）
　　316
measles　121
mechanic's hand　233
MED　20
median rhomboid glossitis　305
melanocytic nevus　177
melanonychia　289
melasma　170

metastatic skin cancer　267
MGUS（monoclonal gammopathy of
　　undetermined significance）　156
Miescher 型母斑　177
minimal erythema dose　20
mollscum contagiosum　113
molluscum 小体　113
mongolian spot　182
MR ワクチン　121
multiple sweat gland abscesses　79
Münchausen 症候群　333
MWH（moist wound healing）　201

N

necrobiosis lipoidica　221
necrotizing fasciitis　85
neonatal acne　282
neutrophilic dermatosis　148
nevus cell nevus　177
nevus flammeus　185
nevus of Ota　180
nevus sebaceus　181
nevus spilus　176
NF1（neurofibromatosis type1）　187
Nikolsky 現象（Nikolsky
　　phenomenon）　20, 110, 111, 197
nodule　19
nummular eczema　57
nylon towel melanosis　214

O

OCA（oculocutaneous albinism）　173
oral lichen planus　307
organoid nevus　181
Osler 結節（Osler's node）　323

P

PAD（peripheral arterial disease）
　　162, 199
palmoplantar keratoderma　204
palmoplantar pustulosis　243
PAO（pustulotic arthroostitis）　243
papule　19
Parks-Weber 症候群　185
paronychia　291
PBC（primary billary cirrhosis）　318

pediculosis pubis　128
pediculus capitis　127
pellagra　224
pemphigus foliaceus　241
pemphigus vulgaris　241
pernio　193
perniosis　193
PHN（postherpetic neuralgia）　98
pigmented macula　19
pityriasis rosea Gibert　213
pityriasis versicolor　91
PND（paraneoplastic dermatoses）　309
pneumococcal vaccine　108
POEMS syndrome　331
pompholyx　61, 275
porokeratosis　206
port wine stain　185
pressure ulcer　201
primary eruption　19
prurigo　68
pruritus cutaneous　70
psoriasis　208
PTCA（percutaneous transluminal coronary angioplasty）　324
PUPPP（pruritic urticarial papules and plaques of pregnancy）　327
purpura　19
pustule　19
pyoderma gangrenosum　316

■ R

Raynaud 現象　231
retronychia　291
rheumatoid arthritis　239
rheumatoid neutrophilic dermatitis　239
rheumatoid nodule　217
rheumatoid vasculitis　240
rosea　277
roseacea like dermatitis　279
rubella　123
rubeola　121
Rumpel-Leede 現象（Rumpel-Leede phenomenon）　20

■ S

salmon patch　185
SAPHO 症候群　329
sarcoidosis　225
scabies　129
scale　20
scar　20
Schamberg 病　153
scleroderma　231
seborrheic dermatitis　59
seborrheic keratosis　254
secondry eruption　20
senile purpura　166
severe cutaneous adverse drug reactions　197
Sézary 症候群　152, 321
Sjögren 症候群（Sjögren syndrome）　150, 156, 159, 194, 235
skin disorders
── related to cosmetics　56
── related to daily necessities　56
skin tag　269
SLE（systemic lupus erythematosus）　229
soft fibroma　269
solar keratosis　256
Spitz 型．母斑　177
sporotrichosis　94
squamous cell carcinoma　261
SSSS（staphylococcal scalded skin syndrome）　111
stasis dermatitis　76
Stevens-Johnson 症候群（Stevens-Johnson syndrome；SJS）　141, 143, 304
strawberry hemangioma　184
strawberry mark　184
striae atrophicae　327
striation of pregnancy　327
Sturge-Weber 症候群（Sturge-Weber syndrome）　188
Sutton 現象　179
Sutton 母斑（Sutton nevus）　179
Sweet 病（Sweet disease）　148

syphilis　105
systemic sclerosis　231

■ T

target lesion　141, 144, 150
TEN（toxic epidermal necrolysis）　197
thrombocytopenic purpura　320
tinea　89
tinea versicolor　91
tophi　218
toxicodermia　195
traumatic alopecia　299
TSC（tuberous sclerosis complex）　186
tumidus ループス　230
tylosis　20, 190
Tzanck 試験　20

■ U

ulcer　20
Unna 母斑　177, 185
urticaria　64
urticarial vasculitis　159

■ V

varicella　115
venous malformation　189
verruca vulgaris　101
verrucous skin lesions on the feet in diabetic neuropathy　190
vesicle　19
vitiligo vulgaris　167
Vogt-小柳-原田病（Vogt-Koyanagi-Harada disease）　171
von Recklinghausen 病（von Recklinghausen disease）　176, 187
Vörner 型掌蹠角化症　204
VZV（varicella zoster virus）　98

■ W・X

WBP（wound bed preparation）　201
Wegener 肉芽腫症（Wegener granulomatosis）　160
wheal　19
Wickham 線条　308

S 337

索引

Wood 灯検査　20
xanthoma　219

■ Y・Z

yellow nail syndrome　289
zinc deficiency　222

和文

■ あ

亜鉛欠乏症　222
亜急性細菌性心内膜炎　323
悪性黒色腫　263
　——，爪部病変　290
　——，表在拡大型　263
　——，末端黒子型　263
悪性腫瘍随伴性皮膚症　309
アクリル人工爪　292
アクロコルドン　269
アシナガバチ　136
足白癬　89
あせも　275
あせものより　79
アタマジラミ虫　127
アトピー性皮膚炎　72, 151
　—— 診断治療アルゴリズム　74
　—— 診療ガイドライン　74
アブ　132
アフタ　20
アフタ性潰瘍　307
アミロイドーシス　214, 220, 331
アミロイド苔癬　220
アレルギー性接触皮膚炎　303

■ い

異汗性湿疹　61
萎縮　20
異所性乳房外 Paget 病　266
異所性蒙古斑　182
イチゴ状血管腫　183
イチゴ舌　126
遺伝性無汗症　273
イボ剥ぎ法　102
イミキモド　104, 256
イラガ　134

■ う

うおのめ　190
うっ滞性脂肪織炎　146
うっ滞性皮膚炎　76, 199
ウンバチイソギンチャク　139

■ え

エキシマランプ　168
壊死性筋膜炎　85
壊死性遊走性紅斑　150
壊疽性膿皮症　240, 316
エナメルピッティング　186
円形脱毛症　293
　—— 診療ガイドライン　295
　—— 治療のアルゴリズム　295
炎症性線状疣贅状表皮母斑　175
炎症性腸疾患　316
炎症性粉瘤　245
遠心性環状紅斑　149
円板状エリテマトーデス　304

■ お

黄色腫　219
黄色爪症候群　289
欧米での扁平母斑　176
太田母斑　180
おでき　77
オニオコゼ　139
おむつ皮膚炎　75
おむつ部カンジダ症　75

■ か

カ　132
外陰部潰瘍　238
外傷性脱毛　299
疥癬　129
　—— 診療ガイドライン　131
　—— 治療のアルゴリズム　131
疥癬トンネル　129
外胚葉形成異常症　273
解放面皰　284
潰瘍　20
潰瘍性口内炎　307

潰瘍性大腸炎　316
海洋生物　138
火炎状母斑　185
角化型疥癬　129
顎口虫　137
角質増殖型足白癬　90
仮性腸性肢端皮膚炎　222
下腿潰瘍　199, 240
褐色細胞腫　314
化膿性汗腺炎　81
痂皮　20
痂皮性膿痂疹　109
カフェオレ斑　176, 187
かぶれ　52
貨幣状湿疹　57
川崎病　126
眼球メラノーシス　180
眼瞼黄色腫　219
汗孔角化症　206
汗孔周囲炎　80
カンジダ症　92
カンジダ性間擦疹　92
カンジダ性口唇炎　304
カンジダ性指間びらん症　92
カンジダ性爪囲爪炎　92
肝疾患　318
環状紅斑　149
環状肉芽腫　227
汗疹　275
関節症性乾癬　208
関節リウマチ　239
乾癬　150, 208
乾癬性紅皮症　208
陥入爪　291
肝斑　170
柑皮症　215
眼皮膚白皮症　173
汗疱　61
顔面播種状粟粒性狼瘡　281

■ き

機械工の手　233
基底細胞がん　252
逆 Gottron 徴候　325
丘疹　19
丘疹状結核疹　107

丘疹性梅毒疹　105
急性細菌性爪郭炎　291
急性蕁麻疹　64
急性皮膚エリテマトーデス　229
急性皮膚ループス　229
強皮症　231
強皮症様手　332
亀裂　20
菌状息肉症　247

■く

クモ　132
クリオグロブリン血症　157
クリスマスツリー様配列　213
グルカゴノーマ症候群　314
グロームス腫瘍　251
黒なまず　91

■け

鶏眼　190
脛骨前粘液水腫　314
経皮的冠血管形成術　324
化粧品による皮膚障害　56
ケジラミ　128
ケジラミ症　128
血液疾患　320
結核　156
血管線維腫　186
結節　19
結節性黄色腫　219
結節性硬化症　186
結節性紅斑　108, 145, 238, 317
結節性痒疹　68
ケラトアカントーマ　260
限局性瘙痒症　70
原発疹　18
原発性腋窩局所多汗症の診療アルゴリズム　272
原発性局所多汗症診療ガイドライン　272
原発性胆汁性肝硬変　318
原発性マクログロブリン血症　156

■こ

口囲皮膚炎　279
口蓋メラノーシス　180

高ガンマグロブリン血症　156
抗菌デスクマット　56
口腔粘膜アフタ　307
口腔粘膜苔癬　308
虹彩毛様体炎　238
好酸球性多発血管炎性肉芽腫症　161
溝状舌　305, 306
甲状腺機能低下症　314
紅色汗疹　275
紅色癜風　91
口唇炎　303
口唇ヘルペス　96
硬性下疳　105
光線過敏型薬疹　195
後爪郭部爪刺し　291
鉤虫　137
好中球性皮膚症　148
後天性掌蹠角化症　204
後天性母斑細胞母斑　177
後天性無汗症　274
後天的亜鉛欠乏症　222
紅斑　19
紅斑性酒皶　277
紅皮症　151
黒色癜風　91
黒色面皰　284
黒毛舌　305, 306
骨髄異形成症候群　316
固定薬疹　195
股部白癬　89
コリン性蕁麻疹　65, 274
コレステロール結晶塞栓症　324
コレステロール塞栓症　199

■さ

サーモンパッチ　185
再発性水疱型手湿疹　61
細胞診　20
さざ波様色素沈着　332
匙状爪　287, 315
サルコイドーシス　156, 225
散布疹　58

■し

自家感作性皮膚炎　58

趾間型足白癬　89
指間カンジダ症　240
色素細胞母斑　177
色素斑　19
糸状疣贅　101
脂腺母斑　181
紫斑　19
紫斑性色素性苔癬様皮膚炎　153
しみ　170
若年性黒色腫　177
雀卵斑　172
雀卵斑様色素斑　187
シャグリンパッチ　186
ジャパニーズスタンダードシリーズ2015　52
重症薬疹　197
集簇性痤瘡　81
酒皶　277
酒皶性痤瘡　277
酒皶様皮膚炎　279
腫瘍随伴性肢端角化症　309
小 Recklinghausen 斑　187
消化管疾患　316
硝子圧診　20
小水疱　19
小水疱型足白癬　89
掌蹠角化症　204
掌蹠膿疱症　243, 329
掌蹠膿疱症性関節症　243
静脈形成異常　189
褥瘡　201
　──診療ガイドライン　203
　──診療アルゴリズム　203
シラミ症　127
痔瘻孔　82
脂漏性角化症　254
脂漏性皮膚炎　59
真菌培養所見，スポロトリコーシスの　95
神経疾患　331
神経線維腫（症）　187
　──1型　176, 187
深在性汗疹　275
心疾患　323
尋常性乾癬　208
尋常性痤瘡　284

索引

尋常性痤瘡治療ガイドライン 286
尋常性天疱瘡 241
　―― 粘膜型 241
　―― 粘膜皮膚型 241
尋常性白斑 167
　―― 診療ガイドライン 169
尋常性疣贅 101
新生児エリテマトーデス 150
新生児痤瘡 282
腎性副甲状腺機能亢進症 322
腎臓 322
深部損傷褥瘡 201
蕁麻疹 64, 150
　―― 診療ガイドライン 66
蕁麻疹様血管炎 159

■す

膵疾患 318
水晶様汗疹 275
水痘 115
水道水イオントフォレーシス療法 62
水痘帯状疱疹ウイルス 98
水疱 19
水疱性膿痂疹 109
水疱性類天疱瘡 150, 240, 241
スズメバチ 136
ステロイド痤瘡 279
スポロトリコーシス 94
　――, 固定型 94
　――, リンパ管型 94

■せ

性器ヘルペス 96
整形外科疾患 329
青色母斑 182
成人T細胞白血病 321
成人期脂漏性皮膚炎 59
精神疾患 333
正中菱形舌炎 305
癤 77
癤腫症 77
接触皮膚炎 52
　―― 診療ガイドライン 54
　―― 治療アルゴリズム 54
舌の疾患 305

尖圭コンジローマ 103
前骨髄性白血病 321
全身性エリテマトーデス 229, 307
全身性強皮症 194
先天性掌蹠角化症 204
先天性風疹症候群 123
先天性母斑細胞母斑 177
先天性無汗症 273
先天的亜鉛欠乏症 222
旋尾線虫 137
染毛剤 56

■そ

爪郭炎 291
爪甲横溝 287
爪甲色素線条 289
爪甲点状凹窩 287
爪甲剥離症 287
爪上皮出血 233
爪線維腫 186
続発疹 18
そばかす 172

■た

ダーモスコピー所見
　――, Sutton 母斑の 179
　――, 疥癬の 129
　――, グロームス腫瘍の 251
　――, 脂腺母斑の 181
　――, 雀卵斑の 172
　――, 脂漏性皮膚炎の 60
　――, 尋常性疣贅の 101
　――, 青色母斑の 183
　――, 男性型脱毛症 298
　――, 日光角化症の 256
　――, 被角血管腫の 223
　――, 母斑細胞母斑の 177
　――, リポイド類壊死症の 221
第1期梅毒 105
帯状疱疹 98
帯状疱疹後神経痛 98
大舌症 305, 306
第2期梅毒 105
体部白癬 89
代理 Münchausen 症候群 333
多汗症 271

多形紅斑型中毒疹 195
多形滲出性紅斑 141, 150
多形慢性痒疹 68
たこ 190
脱毛症
　――, 膠原病による 301
　――, 内分泌・代謝障害による 301
ダニ 132
多発血管炎性肉芽腫症 160
多発性汗腺膿瘍 79
多発性骨髄腫 156
たむし 89
胆疾患 318
単純性血管腫 185
単純疱疹 96
男性型脱毛症 297
丹毒 83

■ち

知覚検査 20
地図状舌 305, 306
チャドクガ 134
虫刺症 132
中毒疹 195
中毒性表皮壊死症 197
腸性肢端皮膚炎 222

■つ

通常疥癬 129
痛風結節 218
爪
　―― の形態異常 287
　―― の色調の変化 289
爪乾癬 288
爪白癬 89

■て

手足口病 118
低温熱傷 191
低汗症 273
手湿疹 55
手白癬 90
転移性皮膚がん 267
点状集簇性母斑 176
伝染性紅斑 117
伝染性単核症 125

索引

伝染性単球症　125
伝染性軟属腫　113
伝染性膿痂疹　109, 150
癜風　91
臀部ヘルペス　96
臀部慢性膿皮症　81

■と
凍瘡　193
凍瘡様紅斑　194, 236
糖尿病　311
糖尿病性壊疽　311
糖尿病性潰瘍　311
糖尿病性潰瘍・壊疽診療ガイドライン　313
糖尿病性潰瘍・壊疽診療のアルゴリズム　313
頭部乳頭状皮膚炎　81
頭部白癬　90
ドクガ　134
特発性血小板減少性紫斑病　320
特発性後天性全身性無汗症　274
特発性蕁麻疹　64
時計皿爪　287
トコジラミ　132
突発性発疹　119
とびひ　109
トリコチロマニア　299

■な
内臓悪性腫瘍　152
内分泌疾患　314
長島型掌蹠角化症　205
なめまわし皮膚炎　303
軟疣　113

■に
肉芽腫性口唇炎　304
日用品による皮膚障害　56
日光角化症　256, 262
日光口唇炎　304
乳児寄生菌性紅斑　75, 92
乳児脂漏性皮膚炎　59
乳房外 Paget 病　265
妊娠　327
妊娠性痒疹　327

妊娠線　327

■ね
熱傷　191
粘膜疹　20
粘膜苔癬　307

■の
囊腫　19
膿半月　110
膿疱　19
膿疱性乾癬（汎発型）　208
　── 診療ガイドライン　210
　── 治療アルゴリズム　210
ノミ　132
ノルウェー疥癬　129

■は
肺炎球菌ワクチン　108
肺疾患　325
梅毒　105, 156
梅毒性乾癬　105
梅毒性爪囲肉芽　106
梅毒性バラ疹　105
白暈母斑　179
白色癜風　91
白色面皰　284
白癬　89, 150
白斑　19
　── 治療のアルゴリズム　169
白板症　20, 250
橋本病　315
播種性血管内凝固症候群　155
ハチ　132
ハチアナフィラキシー　136
ハチ刺症　136
ばち状指　287, 314, 326
パッチテスト　52
抜毛症　300
ハブクラゲ　138
針反応　20
瘢痕　20
斑状アミロイドーシス　220
パンチグラフト　168
汎発性瘙痒症　70
汎発性帯状疱疹　99

汎発性粘液水腫　314
汎発性皮膚瘙痒症
　── 診療ガイドライン　71
　── 治療アルゴリズム　71

■ひ
被角血管腫　223
皮下結節性脂肪壊死症　310
皮脂欠乏性皮膚炎　63
皮疹　18
ヒゼンダニ　129
皮膚萎縮線条　327
皮膚潰瘍　234
皮膚筋炎　233, 325
皮膚瘙痒症　70
皮膚爬行症　137
皮膚白血病　320
皮膚描記法　20
皮膚リンパ腫　247
ヒポクラテス爪　326
標的状病変　141
皮様囊腫　245
表皮剥離　20
表皮母斑　175
びらん　20
鼻瘤　277
ヒロヘリアオイラガ　134
貧血に伴う皮膚症状　320

■ふ
風疹　123
物理性蕁麻疹　64
ブドウ球菌性熱傷様皮膚症候群
　　　　　111
ブユ　132
プランクトン皮膚炎　138
プロアクティブ療法　73
糞線虫　137
粉瘤　245

■へ
閉鎖面皰　284
閉塞性動脈硬化症　162, 199
ペラグラ　224
ヘラルドパッチ　213
ヘリオトロープ紅斑　233

S 341

索引

ヘルペス診療ガイドライン　100
ヘルペス性口唇炎　304
ヘルペス性歯肉口内炎　96
ヘルペス性瘭疽　96
胼胝　20, 190, 240
扁平コンジローマ　105
扁平苔癬　211, 303
扁平母斑　176

ほ

ポイキロデルマ　234
蜂窩織炎　87
膨疹　19
ポートワイン母斑　185
匍行性迂回状紅斑　150
発疹　18
母斑細胞母斑　177

ま

摩擦黒皮症　214
麻疹　121
麻疹・水痘混合ワクチン　121
マツカレハ　134
末梢性動脈疾患　162, 199
マムシ咬症　140
マラセチア毛包炎　276
マルベリー小体　223
慢性色素性紫斑　153
慢性腎不全　322
慢性蕁麻疹　64
慢性爪郭炎　291
慢性膿皮症　81

慢性皮膚ループス　230
慢性遊走性紅斑　149

み

ミズイボ　113
水着皮膚炎　138
みずむし　89
ミツバチ　136

む・め

ムカデ　132
無汗症　273
無痛性横痃　105
メタボリックシンドローム　162

も

毛孔性角化症　216
蒙古斑　182
毛細血管奇形　185
毛舌　305
毛虫皮膚炎　134
毛包炎　77
モザイク疣贅　101

や

薬剤過敏症症候群　197
薬剤性脱毛症　301
薬疹　151, 195

ゆ

有棘細胞がん　261
疣状母斑　175

よ

癰　77
葉状白斑　186
痒疹　68

ら

ライム病　149
落葉状天疱瘡　241

り

リウマチ結節　217
リウマトイド丘疹　239
リストカット　334
リベド　158
リポイド類壊死症　221
粒起革様皮　186
リンゴ病　117
鱗屑　20

る・れ

類器官母斑　181
列序性母斑　175

ろ

老人性いぼ　254
老人性紫斑　166
老人性白斑　174
老人性疣贅　254
ロドデノール　56

| 日本医師会生涯教育シリーズ |

皮膚疾患ペディア

本書は日本医師会生涯教育シリーズ—91［日本医師会雑誌 第145巻・特別号（2）／平成28年10月15日刊］をそのまま単行本化したものです．

2016年11月1日発行　第1版第1刷

- ◆ 監　修　　片山一朗
- ◆ 編　集　　浅井俊弥・岩月啓氏・横関博雄
- ◆ 発　行　　日本医師会
　　　　　　　〒113-8621　東京都文京区本駒込 2-28-16
　　　　　　　電話（03）3946-2121（代表）

　　　　　　　会　長／横倉義武
　　　　　　　学術・生涯教育担当
　　　　　　　常任理事／羽鳥　裕
　　　　　　　事務局長／滝澤秀次郎

- ◆ 編集・制作　　日本医師会生涯教育課　編集企画室
- ◆ 制作協力　　株式会社 医学書院
- ◆ 発　売　　株式会社 医学書院　代表取締役　金原　優
　　　　　　　〒113-8719　東京都文京区本郷 1-28-23
　　　　　　　電話（03）3817-5600（社内案内）
- ◆ 印刷・製本　　大日本印刷株式会社

- ●日本医師会の生涯教育シリーズは，生涯教育用テキストとして各方面から高い評価を得ております．
- ●継続してご購読いただくためには，ぜひ日本医師会への加入をお勧めします．

© 日本医師会 2016（転載・複製の際はあらかじめ許諾をお求めください）
乱丁・落丁の場合はお取り替えいたします．
ISBN 978-4-260-02784-0